# Mach mir’n Kind

Melanie Amélie Opalka



neobooks

**Impressum**



Coverdesign: Die Bücherfee - Lektorat & Coverdesign
Karina Reiß
Bildquelle: Pixabay.com und depositphotos.com
Fotos von: Noedelhap und OpenClipart-Vectors
Lektorat: Petra Krumme
Marketing: Buchvermarktung Helen Schmidt

Herausgeber im Selfpublishing Melanie Amélie Pump
Auf der Heide, 38, 22393 Hamburg
mao@melanieamelieopalka.de

Druck: epubli, ein Service der neopubli GmbH, Berlin
Printed in Germany

**Für Sunny**

# Bevor es richtig ernst wurde

Eigentlich konnte ich mir eigene Kinder nie vorstellen. Eigentlich. Dann traf ich diese Frau.

Nach nur drei Monaten eröffnete sie mir bei einem Spaziergang am Strand, dass für sie eine Beziehung ohne das Ziel „Familie“ nicht infrage käme. Da stand ich also – irgendwo an der Ostsee blinzelnd in der Sonne. Etwas sprachlos, aber was sollte ich machen, ich fand sie toll. Und zwar so richtig. Also tat ich das einzig Mögliche und sagte: „Mit dir kann ich mir alles vorstellen.“

Und so begann das Projekt „Vater werden“.

Die erste Zeit hatten wir Spaß. Spaß an uns, Spaß am Sex, Spaß an der Idee, eine Familie zu gründen.

Wir sagten uns, man dürfe das Thema einfach nicht zu verkrampft angehen, und wir wären auch nicht so die Typen, die nach Terminplan Sex haben etc. Wir wollten das mit dem Kinderkriegen einfach auf uns zukommen lassen.

Gern erinnere ich mich an die Weltmeisterschaft in dem Jahr … also nicht an die Spiele … mehr an die Halbzeiten. Allerdings waren wir im Juni dann doch auch schon sechs Monate dabei, und es hatte einfach noch nicht geklappt. Machte ich mir Gedanken? Nein. Hatte ich das Gefühl, dass meine Liebste sich zu sehr auf das Thema einschoss? Nun, ehrlich gesagt, zu diesem Zeitpunkt habe ich die Zeichen noch nicht so recht erkannt. Aber dass sie nicht glücklich wirkte, wenn sie beim Einkaufen mal wieder ein Päckchen Tampons in den Einkaufswagen warf – natürlich mit betont gleichgültiger Miene, wofür ich sie nur umso mehr liebte –, fiel sogar mir auf.

Um sie etwas abzulenken, machte ich ihr kurzerhand einen Heiratsantrag, und ohne das Ziel „Baby“ aus den Augen zu verlieren, begann sie eine Traumhochzeit zu planen. Um ihr noch informelles „Ja“ zu feiern, fuhren wir ein paar Tage ans Meer.

„Weißt du“, sagte die nunmehr süßeste Bald-Ehefrau der Welt, „das hatte ich mir wirklich gewünscht. Nun werden wir von Anfang an eine richtige Familie sein, mit einem Familiennamen, wenn das Baby kommt. Jetzt klappt es bestimmt.“ Sie schmiegte sich an mich, und ich wusste, jetzt würde es auf jeden Fall klappen, denn die letzte psychologische Hürde war genommen. Also lehnte ich mich zurück und genoss.

Denn was sollte schon passieren? Jeder kriegte doch Kinder, oder? Manche sogar versehentlich oder gegen ihren Willen. Auch ich hatte mich genau genommen seit meiner ersten Freundin immer nur mit der Frage beschäftigt: „Wie kann ich den Spaß haben, OHNE hinterher mit schreienden, sabbernden und schieternden Konsequenzen leben zu müssen?“ Aber nie mit dem Gedanken, was wäre, wenn ich eben nie Vater würde. Wozu auch? Hat doch bisher immer alles gepasst.

# Fehlstart

„Ich bin drüber."

Ich hebe den Blick von meinem Müsli, verdränge den Gedanken an die bevorstehende Betriebsratssitzung, für die ich noch die Tagesordnung ausarbeiten muss, und versuche, auf den erwartungsvollen Blick der süßesten Verlobten der Welt angemessen zu reagieren: Ich kaue langsamer und lasse mir den Satz noch mal durch den Kopf gehen.

Während ihre Anspannung schon einen ärgerlichen Zug bekommt, schaltet mein Gehirn lieber auf Leerlauf, also heißt es Zeit schinden: „Du bist drüber?"

„Ja." Sie strahlt mich an und rutscht auf dem Stuhl hin und her. Auch für mich als Unwissenden ist ihre offensichtliche Aufregung ansteckend.

„Wie lange?", frage ich und vergesse kurz das Müsli und die Betriebsratssitzung.

„Zwei Tage." Sie strahlt noch mehr.

„Das ist ja noch nicht sehr lange."

Das war eindeutig nicht, was sie von mir hören wollte. Ihre Mundwinkel zucken nach unten und in ihren Augen funkelt es. Verflixt, mein Taktgefühl scheint heute Morgen verpennt zu haben.

Okay, jetzt schnell das Richtige sagen. Meine pragmatische Seite ruft innerlich sämtliche Statistiken ab, wie hoch die Wahrscheinlichkeit ist, dass eine zweitägige Verzögerung ihrer Periode wirklich von einer Schwangerschaft herrührt. Listenweise fallen mir Gründe ein, warum dieser Fall auch ganz ohne die gewünschte Ursache eintreten könnte. Sag das bloß nicht! Vor meinem inneren Auge dreht sich ein übergroßes Blaulicht wie in einem Comic.

Langsam lege ich den Löffel zurück und spiele so auf Zeit, um meine Antwort sorgfältig zu erwägen. Sie sieht mich gespannt und so erwartungsvoll an, dass mir alle Zweifel, Bedenken und Gegenargumente direkt im Hals stecken bleiben. Ich schlucke.

„Und hast du schon einen Test gemacht?“, frage ich stattdessen. Wollen wir doch nicht gleich jeden Realismus über Bord werfen.

„Nein, noch nicht“, sagt sie und rutscht schon wieder auf ihrem Stuhl herum, „aber ich war auch extra noch nicht auf der Toilette.“ Was eindeutig das Hin- und Hergerutsche auf dem Stuhl, mir allerdings nicht ihren intensiven Blick und den angehaltenen Atem erklärt.

„Hm“, mache ich und versuche, es besonders bedeutungsschwanger klingen zu lassen, ohne dabei meine komplette Ahnungslosigkeit preiszugeben.

„Edeka hat aber welche.“

Jetzt hat sie mich endgültig abgehängt. Was fange ich am frühen Morgen mit der Information an, dass der Supermarkt unten im Haus Schwangerschaftstests im Sortiment hat? Verzweifelt greife ich zu meinem Glas Orangensaft. Ich hasse es, wenn ich einfach nicht dahinterkomme, was sie mir sagen will. Die Sekunden verrinnen, auf meiner Stirn bildet sich eine Schweißperle, aber die Lösung für ihr Rätsel will mir einfach nicht einfallen. Schließlich gebe ich auf und meine Ahnungslosigkeit zu. „Und?“

„Na ja, wenn du eben runterspringst und einen kaufst, können wir ihn gleich machen.“

Wie elektrisiert springe ich auf. Eine klare Handlungsanweisung! Das kann ich, und noch dazu mit der Aussicht auf ein echtes Ergebnis. Super! Ein kurzer Blick auf die Uhr verrät mir, dass der Supermarkt tatsächlich vor fünf Minuten geöffnet hat. Also greife ich Portemonnaie, Schlüssel und meine Jacke und sprinte die Treppen hinunter. Mit jedem Schritt fällt auch bei mir der Groschen, dass wir gleich eine sehr reale Gewissheit darüber haben werden, ob wir schwanger sind. Mir läuft es heiß und kalt über den Rücken. Der Tragweite dieser Erkenntnis kann auch ich mich nicht entziehen. Kurz wird mir schwindelig, und ich halte mich am Treppenlauf fest. Dann gewinnt allerdings mein angeborener Realismus wieder die Oberhand, und mit jeder weiteren Stufe kehrt mein inneres „Schaun mer mal" zurück. Ein Hauch Aufregung bleibt.

Im Supermarkt ist noch nichts los. Die Verkäuferin wirkt müde und nicht besonders beeindruckt, dass ich um 7.07 Uhr nur einen Schwangerschaftstest kaufe. Gut so, denn mir will auch gerade überhaupt kein flotter Spruch als mögliche Replik einfallen. Ich schnappe mir nur das Wechselgeld und den Test und sprinte wieder in den zweiten Stock hinauf.

Die süßeste Verlobte erwartet mich bereits mit geröteten Wangen an der Tür, gibt mir noch einen Kuss und verschwindet dann ins Bad.

Nach einer gefühlten Ewigkeit – ungefähr genauso lange, wie wenn man mit Frühstückshunger auf ein Drei-Minuten-Ei wartet – kommt sie mit dem Test in der Hand zurück und setzt sich wieder zu mir an den Tisch.

Ich starre auf die beiden Felder, von denen sich das linke langsam hellblau verfärbt. „Und jetzt?"

„… müssen wir warten“, erklärt sie flüsternd und starrt den Test an, als könne sie kraft ihrer Gedanken dessen Ergebnis beeinflussen.

Ich tue es ihr gleich und behalte aufmerksam die beiden Felder im Auge.

Auch das zweite Feld wird hellblau, und langsam zeichnet sich ein dunkelblauer Strich darin ab.

„Ha“, entfährt es mir, und ich will schon aufspringen und meinen Heldensamen feiern. Doch sie legt mir eine Hand auf den Arm.

„Warte.“ Sie flüstert immer noch. „Das ist nur das Kontrollfeld. In dem anderen muss auch ein Strich auftauchen, damit der Test positiv ist.“ Ich blicke noch mal auf das linke Feld.

„Das kann ein paar Minuten dauern“, fügt sie hinzu. Wir starren. Wir warten. Und wir warten noch etwas länger. Nach einer halben Stunde – das hellblaue Feld ist unverändert linienfrei – sitzen wir beide mit hängenden Schultern da. Wir sind nicht schwanger.

Tapfer lächelt mich die süßeste Ehefrau an: „Egal, dann klappt es halt nächstes Mal.“

„Genau“, sage ich und bemühe mich um einen leichten Tonfall, „und nachher üben wir noch mal.“ Sie nickt nur abwesend, und ich entsorge den unglücklichen Test zusammen mit den Resten unseres Frühstücks.

Komisch, obwohl ich nach wie vor davon überzeugt bin, dass es auf jeden Fall klappen wird, ist meine Stimmung erstaunlich gedämpft, da es noch nicht so weit ist. Zum ersten Mal blitzt in meinem Kopf bewusst die Frage auf, was es eigentlich bedeuten würde, Vater zu sein – oder eben nicht sein zu können.

Auf dem Fuße folgt ihr: Leere. Spontan fällt mir weder auf den einen noch auf den anderen Teil der Frage eine Antwort ein. Tief in meinem Innern muss ich mir aber eingestehen, dass ich nicht uneingeschränkt unglücklich über die Aussicht bin, dass es noch etwas dauern wird. Ein nicht ganz kleiner Teil von mir verharrt wohl noch in dem „ein Glück, fürs Erste ändert sich nix". Doch noch ein Gedanke mischt sich ein: Es hat nicht geklappt – du Lusche! Und plötzlich bekommt die eben noch propagierte Leichtigkeit, mit der ich dem Kindermachen und -kriegen gegenüberstehen möchte, einen kaum wahrnehmbaren Knacks.

Und was wollte ich noch auf die Agenda für den Betriebsrat setzen?

# Schwimmerqualitäten

„Vielleicht sollten wir uns beide mal untersuchen lassen."

Ich hebe die müden Augen von meinen Spaghetti Carbonara und sehe die beste Verlobte der Welt an. Sie hält den Blick gesenkt und dreht konzentriert Spaghetti auf ihrer Gabel auf.

„Hm", mache ich und kaue langsam weiter. Mehr geht einfach nicht. Es war ein langer Tag, und mir stecken die drei Meetings noch in den Knochen, die ich heute Nachmittag in einem wahren Marathon hinter mich gebracht habe. Der Stau auf der Autobahn nach einem Lkw-Unfall hat mir dann den Rest gegeben. Nun bin ich seit einer knappen halben Stunde zu Hause, und meine Gedanken drehen sich nur noch ums Schlafen. Mein letztes bisschen Haltung geht dafür drauf, nicht mit dem Kopf in die Pasta zu fallen.

„Also ich meine, du solltest dich auch untersuchen lassen."

Der Nachdruck in ihrer Stimme lässt mich aufhorchen. Ich blicke sie noch einmal von unten an, und siehe da, plötzlich ist da schon wieder dieser entschlossene Blick. Den hat sie neuerdings öfter – vor allem, wenn es um das Babythema geht. Mittlerweile kenne ich die beste Verlobte der Welt schon sehr genau: Der Blick sagt klar, hier ist ihr etwas wirklich wichtig.

Ich bin total überwältigt von meiner Beobachtungsgabe und will mir gerade innerlich für diese übermenschliche Leistung auf die Schulter klopfen, als es mir dämmert: Mein verschlafenes Gehirn hat vergessen, was sie gesagt hat. Jetzt werde ich plötzlich sehr schnell noch mal wach, aber ihre Aussage fällt mir trotzdem nicht wieder ein. Oder war es gar eine Frage?

„Entschuldige mal, wie bitte?"

Offensichtlich ist jetzt irgendwas gehörig schiefgegangen, denn sie schiebt sichtbar die Unterlippe vor, und auf ihrer Stirn bildet sich auch gleich wieder diese steile, kleine Falte zwischen den Augenbrauen.

„Wieso, oder meinst du, es kann nur an mir liegen, dass wir noch nicht schwanger sind?" Sie schiebt mit Schwung ihren Teller weg und lehnt sich mit verschränkten Armen zurück.

O Gott, na, da habe ich ja was Schönes angerichtet. Hektisch suche ich nach der richtigen Rechtfertigung. „Nein, so hab ich das natürlich gar nicht gemeint."

„Ach nein?"

„Nein …"

„Na, dann ist ja gut, dann kannst du dich ja auch untersuchen lassen, ich hab schon einen Termin für dich bei Dr. Sandkol gemacht."

Ich schlucke. Beim Urologen? Ich? Wieso denn? Ich will gerade ansetzen etwas zu sagen, als sie aufsteht und Anstalten macht, mir meinen noch halbvollen Teller wegzuziehen.

„Am Dienstag um 17 Uhr."

„Okay", erwidere ich schnell und halte den Teller fest. Besänftigt lässt sie los und ich glaube, sie bei einem Lächeln zu erwischen, als sie mit ihrem Geschirr in die Küche verschwindet.

Habe ich hier etwa irgendwas nicht mitbekommen?

Natürlich gibt es keine weitere Diskussion zu dem Thema, also finde ich mich am Dienstag um 17 Uhr wie verabredet bei Dr. Sandkol ein. Ich kann mich nicht daran erinnern, wann ich das letzte Mal hier gewesen bin. Dann fällt es mir doch wieder ein, die Harnwegsinfektion. Autsch, das hat wehgetan, ist aber auch mindestens sieben Jahre her. Das Wartezimmer hat sich nicht verändert. Ich glaube, die Wände waren damals schon hellblau. An die Sprechstundenhilfe hingegen erinnere ich mich nicht. Eine burschikose Endvierzigerin mit kurzen roten Locken und einem sehr pinken Lippenstift.

„Ja, bitte?“, strahlt sie mich an.

„Ähm, ich hab einen Termin zur Untersuchung …“, ich blicke mich um und senke, obwohl wir allein im Vorraum sind, die Stimme eine Nuance, „na, wegen der … ähm … Fruchtbarkeitsuntersuchung.“

Ihr Lächeln wird noch etwas breiter, und in ihre Augen tritt etwas … ja, was mag es wohl sein? „Mitleid“ schießt es mir durch den Kopf, und seit Jahren bekomme ich das erste Mal wieder rote Ohren. Sie lehnt sich verschwörerisch vor und senkt ebenfalls die Stimme.

„Na, dann wollen wir mal schauen, wie es um ihre kleinen Kerle so bestellt ist. Füllen Sie bitte diesen Fragebogen aus und nehmen Sie schon mal im Wartezimmer Platz. Der Doktor ruft Sie dann rein. Und nicht den Urintest vergessen!“ Sie wedelt mit einem Becher.

Schnell ergreife ich den Bogen, den dargebotenen Kugelschreiber und den Becher und ziehe mich in die äußerste Ecke des Wartezimmers zurück.

„Wie es um meine kleinen Kerle bestellt ist?“ Na, das kann ich ihr sagen: Bestens! Ich grummele stumm vor mich hin und werfe unauffällige Blicke in die Runde. Bei den anderen Wartenden erscheint mir die Frage viel vordringlicher, aber bei mir?

Schräg gegenüber sind zwei Türen, auf der einen steht Labor, die andere ist mit einem kleinen „besetzt"-Schild markiert. Ich versuche krampfhaft, nicht darüber nachzudenken, was in einer Urologischen Praxis im Raum neben dem Labor so abgeht – oder wem da gerade … und schon habe ich das schlimmste Kopfkino.

„O Gott", durchzuckt mich ein Gedanke, „hoffentlich muss ich nicht gleich hier und jetzt eine Probe abgeben." So spontan kann ich garantiert nicht. Also nicht, dass ich nicht auch super spontan könnte – wenn ich wollte. Aber hier und jetzt mit einem Becherchen im Raum neben dem Labor … Ich schließe die Augen. Eine feine Schweißschicht bildet sich auf meiner Stirn. „Hallo mal? Realismus an Panik: Maul halten! Wir können immer, und unser Motto lautet: Allzeit bereit."

Kurze Zeit später werde ich von Dr. Sandkol hereingerufen. Hatte der letztes Mal nicht auch noch mehr Haare? Egal, dass mir aber auch immer so Unwichtigkeiten durch den Kopf gehen müssen, wenn es ernst wird. Wir setzen uns, und er beginnt sofort eifrig auf der Tastatur seines PCs herumzutippen.

„So, Sie wollen ein Spermiogramm machen lassen?"

Ich sehe ihn stumm an.

„Eine Fruchtbarkeitsuntersuchung?", hakt er nach.

Ich räuspere mich. „Also, genau genommen will meine Frau, dass …"

Er wirft mir einen Blick zu, der sagt: „Ja, das sagen sie alle."

Ich schlucke. „Ja", knirsche ich durch die Zähne.

Ohne Umschweife legt er los: „Die wichtigsten Gründe für die männliche Unfruchtbarkeit sind: erstens Fehlfunktionen im Genitalbereich, die es unmöglich machen, dass der Samen während des Geschlechtsverkehrs tief genug in die Vagina gelangt, zweitens Errektionsstörungen, drittens Alterationen der Samenproduktion – also die Abnahme der Quantität und der Qualität des Samens – und nicht zuletzt durch das Alter des Mannes …“, bilde ich mir das ein, oder schaut er mich jetzt besonders intensiv an? „… Viertens eine anormale Lage der Harnröhre zum Beispiel durch eine stark ausgeprägte Krümmung des Penis oder nicht zuletzt starkes Übergewicht.“

Er nimmt eine rahmenlose Lesebrille zur Hand, poliert sie und setzt sie auf, um mich über ihren fehlenden Rand hinweg anzusehen.

„Na, zumindest Letzteres habe ich auf keinen Fall“, ich grinse den Arzt an, der teilnahmslos dreinblickt. Ich hüstele. „Und so alt bin ich ja ein Glück auch noch nicht.“

Wieder sieht der Arzt erst mich kurz an und wirft dann noch einen Blick in die Akte: „38, oder?“

Ich nicke.

„Nun ja, damit gehören Sie schon zu den älteren Vätern.“

Schlagartig fühle ich mich wie Methusalem und werde etwas kleiner auf meinem Stuhl. Er fährt fort: „In etwa 30 Prozent der Fälle ist der Mann für eine ausbleibende Schwangerschaft verantwortlich. In 30 Prozent ist es die Frau, und in weiteren 20 Prozent eine Verkettung von beiden. Bei den letzten 20 Prozent findet man die Ursachen leider nie.“

Ich nicke nur und denke: „Spaßbremse.“

Wieder fährt Dr. Sandkol ungerührt fort: „Zur Untersuchung der männlichen Fruchtbarkeit wird also wie erwähnt das sogenannte Spermiogramm angefertigt. Eine Analyse, bei der wir die Anzahl, Aktivität und Form der Spermien testen. Ein Ergebnis, das schnell und einfach zur Befruchtung führen würde, wäre eine Spermienzahl von mehr als 39 Millionen im Ejakulat mit mindestens 32 Prozent progressiver Beweglichkeit und mindestens 4 Prozent mit normaler Form. Bei einer geringeren Anzahl nimmt die Wahrscheinlichkeit einer Schwangerschaft hingegen beträchtlich ab."

Ich frage mich, ob es zu einem späteren Zeitpunkt einen Test geben wird, zu dem ich diese Zahlen parat haben sollte, habe sie allerdings schon vergessen, ehe ich die Frage in meinem Kopf fertig formuliert habe. Der Doktor redet immer noch: „Ursachen für Anomalien in den Spermien können unter anderem Diabetes, Schilddrüsenerkrankungen, Nieren- und Leberinsuffizienz, aber auch die Einnahme bestimmter Medikamente sowie Drogen, Tabak und Stresssituationen sein."

Stress? Mein Hals ist wie zugeschnürt. Meint er etwa solchen wie jetzt gerade?

„Hm", mache ich.

„Gut, dann bekommen Sie vorn gleich ein Einmalset ausgehändigt, um Ihre Probe zur Untersuchung einzureichen. Vor der Entnahme legen Sie bitte eine dreitägige Pause vom Geschlechtsverkehr ein. Und bitte beachten Sie unbedingt, dass die Probe nicht älter als eine Stunde sein darf, bis sie hier in der Praxis zur Analyse vorliegt. Dann muss ich Sie nur noch darauf hinweisen, dass es sich bei der Untersuchung in Ihrem Fall noch um eine freiwillige Leistung handelt, die Sie leider selbst bezahlen müssen, da Ihre Frau und Sie es ja noch nicht über ein Jahr probieren."

Zum ersten Mal verzieht sich sein Mund kurz zu einem kleinen Lächeln.

Ich lausche angespannt und warte auf den magischen Moment, wo er mich einlädt, mich in die Pornoecke mit Durchreiche zu begeben, und bin erleichtert, als besagte Einladung ausbleibt. Tatsächlich bekomme ich beim Gehen ein eher unauffälliges Plastikgefäß, das mich an eine alte Filmdose erinnert, ausgehändigt. Das breite Lächeln der Sprechstundenhilfe lässt mir meinen Kommentar über die Größe im Halse stecken bleiben. Wäre wohl auch eher etwas unreif rübergekommen.

Drei Tage später also heißt es „selbst ist der Mann". Darin, bei mir selbst Hand anzulegen, bin ich nicht mehr so geübt, seit ich meine Verlobte kenne. Aber da ich keinen Zweifel daran aufkommen lassen will, dass ich die Situation voll und ganz im Griff habe, mache ich mich lässig mit dem Döschen spielend auf Richtung Bad.

Und dann trifft er mich, hinterrücks und hinterhältig, der Gedanke: „Und was, wenn's nun doch an mir liegt?" Ich greife in der Luft daneben, und das Döschen rollt auf den Boden. Ich will den Gedanken einfach wegwischen, doch meine Stimmung ist im Keller. Ja, was ist denn, wenn ich wirklich derjenige bin, an dem es gerade scheitert? Shit, noch nie hab ich mir diese Fragen stellen müssen, und das hier ist ja wohl jetzt auch nicht gerade der passendste Moment, um über derart tiefgründige Dinge wie eine Vaterschaft nachzudenken. Trotzdem rattern die Rädchen in meinem Kopf weiter, während ich verzweifelt nach der kleinen Dose fische, die jetzt auch noch unter das

Sideboard gerollt ist. Kann es sein, dass das Universum hier gerade auf fiese Weise eingreift und für einen gesunden Weiterbestand der Menschheit stimmt, indem es mich einfach von der Fortpflanzung ausschließt? „Hey, so verkehrt bin ich gar nicht", will ich ihm zurufen, während ich auf Händen und Knien nach der kleinen Dose angele.

Schließlich habe ich sie erwischt und richte mich wieder auf. Mein Herz klopft, und schon wieder hat sich eine kleine Schweißperle auf meiner Stirn gebildet. Jetzt kann ich garantiert nicht mehr.

Zum Glück habe ich jedoch die beste Verlobte der Welt. Sie hat mich nicht aus den Augen gelassen und den Braten natürlich gerochen. Mit einem süßen Lächeln verstellt sie mir den Weg und nimmt mich wieder mit ins Bett, um mir an diesem wichtigen Morgen etwas zur Hand zu gehen. Schwups hab ich auch völlig vergessen, was dabei rauskommen soll, kann, könnte oder was auch immer.

Am Ende können wir beide herzhaft darüber lachen, als sie mich nach nur zwanzig Minuten mit meinem mehr als gut gefüllten Döschen aus der Tür scheucht.

Vor der Praxis zögere ich dann doch noch einmal kurz. Der Stolz ist verflogen, ebenso wie das gute Gefühl, als mir siedend heiß einfällt, dass ich jetzt möglicherweise gleich in einen vollen Wartebereich marschiere mit meiner noch körperwarmen Spermaprobe. Ich schlucke und schließe die Augen. Ich bin eben doch ein Weichei und das ist mir gerade extrem peinlich. Am Ende hilft es aber nichts. Ich atme tief ein und betrete die Praxis. Zu meiner großen Erleichterung ist der Eingangsbereich wieder komplett leer. Nur die rothaarige Sprechstundenhilfe sitzt schon auf ihrem Platz und strahlt mich an. Mit dem Daumen weist sie Richtung Labor: „Stellen Sie's einfach um die Ecke auf das kleine Tablett." Ich beeile mich, ihrer Anweisung Folge zu leisten.

Hinter der Tür neben dem Labor ist tatsächlich nur ein WC, und das unauffällige Schild neben der Tür war mir nur beim ersten Mal nicht aufgefallen. Ich wasche mir noch die Hände und streiche mir durch mein Haar. Übermütig zwinkere ich dem gut aussehenden, erfolgreichen Typen im Spiegel zu und geben ihm ein „Daumen hoch": Natürlich bin ich zeugungsfähig. Mit einem letzten Blick auf mein Döschen – die Dinger sind eben doch ziemlich klein –, öffne ich gut gelaunt die Tür ... und pralle zurück.

Die Tür wird zeitgleich von außen aufgerissen, und ich finde mich Nase an Nase mit Niels wieder. Shit, ich hatte nicht abgeschlossen, weil ich ja nur kurz etwas abstellen wollte.

„Niels?" Ich starre ihn an. Er schiebt instinktiv seine Hand hinter den Rücken und versucht wieder Haltung anzunehmen, aber ich habe das Döschen in seiner Hand schon gesehen.

„Hey, cool, dich zu sehen …" Er beweist eindeutig mehr Haltung als ich, der ihn nur mit offenem Mund anstarrt und verzweifelt versucht, ihm die Sicht auf das Döschen mit meinem Namen in der offenen Durchreiche zu versperren. Es ist aussichtslos, und ich gebe schließlich auf und den Weg frei. Er tritt an mir vorbei, erfasst die Situation mit einem Blick und stellt sein Döschen ordentlich neben meines.

Als er sich wieder umdreht, steht ihm klar ins Gesicht geschrieben: Das hier bleibt unter uns oder ich müsste dich töten.

Ich senke den Blick. Eine gefühlte Ewigkeit starren wir mühsam aneinander vorbei.

„Und fährst du noch regelmäßig?“, frage ich schließlich betont cool.

„Nein“, er schüttelt den Kopf, „Meniskus, hab das Rennrad verkauft. Und du?“

„Nein“, erwidere ich, „keine Zeit mehr.“ Das Gespräch erstirbt. Wir starren beide angestrengt auf unsere Füße.

Ich reiße mich als Erster los. „Du, ich muss …“

„Ja, ich auch …“, fällt er mir ins Wort. Wieder Schweigen und Scharren mit den Füßen. Dann räuspern wir uns und schleichen hintereinander aus der Praxis. An der Tür nicken wir uns noch kurz stumm zu, immer noch den Augenkontakt vermeidend. Die Rothaarige sitzt hinter dem Tresen und winkt uns nach.

Meine Euphorie ist weg. Was denn, der auch? Und der ist sogar jünger als ich …

## Spermatest bestanden – von mir aus kann's losgehen

Die Tage vergehen. Im Grunde weiß ich ja, dass alles in Ordnung ist. Also ich meine, prinzipiell besteht daran kein Zweifel. Natürlich bin auch ich nur ein Mensch, und im Bereich des Möglichen läge schon auch die Option, dass … aber nein, quatsch, bei mir ist auf jeden Fall alles im grünen Bereich. Okay, vielleicht nicht supergreen, aber doch zumindest ein quietschiges Zitronengrün-Gelb. Definitiv mehr grün als gelb. Oder?

Meine Güte! Ich stehe vor dem Spiegel im Bad. In der einen Hand noch die Zahnbürste, die ich irgendwann während dieser dramatischen Gedankenschleife habe sinken lassen, stütze ich mich auf das Waschbecken.

Dem Typ, der mich aus dem Spiegel anblickt, tropft Zahnpasta aus dem Mundwinkel. Ich wische sie mit dem Handrücken weg.

Worüber mache ich mir eigentlich Gedanken? Ich bin gesund, noch weit unter 40 … na ja, gut, knapp unter 40, aber deutlich drunter halt, ich treibe Sport, wir ernähren uns gesund … also meistens. Entschlossen drehe ich den Hahn auf und nehme einen großen Schluck Wasser zum Ausspülen.

Natürlich bin ich zeugungsfähig! Prompt verschlucke ich mich und fange an zu husten.

Als der Anfall vorüber ist, blicke ich dem Typen fest in die Augen: „Du bist auf jeden Fall zeugungsfähig."

Ich wünschte, es hätte etwas überzeugender geklungen, aber gut, man tut, was man kann. Ich trockne mein Gesicht ab und verlasse das Bad. Auf dem Weg in die Firma fahre ich in der Praxis vorbei, um meine

Testergebnisse abzuholen und mit dem Doktor zu besprechen.

Was zunächst so harmlos klang, als mich die Sprechstundenhilfe anrief, hat sich mittlerweile in meinem Kopf zu einem Endzeitszenario entwickelt. Was gibt es denn da zu besprechen? Können die einem nicht einfach am Telefon sagen, dass alles gut ist? Können sie offensichtlich nicht.

Also mal wieder von dem rothaarigen Lockenkopf begrüßt worden und im hellblauen Wartezimmer Platz genommen. Die Zeit schleicht dahin, und binnen fünf Minuten schaffe ich 45,5 Blicke auf die Uhr. Der halbe kommt auch nur zustande, weil mich der Doktor gerade in dem Moment aufruft, als ich zum letzten Mal auf die Uhr schiele. Wieso lächelt er mich am frühen Morgen schon an? Hat er Mitleid, will er mir eine schlechte Nachricht schmackhaft machen? Meine Fantasie geht schon wieder mit mir durch, und mir wird heiß und kalt zugleich. Ich zwinge mich auszuatmen.

Der Doktor hat seine halbe Brille abgenommen und putzt sie, während er meinen Bericht durchliest.

„Wozu hat der Mann eine Lesebrille?“, durchzuckt es mich, und ich unterdrücke den Impuls, das Kribbeln in den Fingerspitzen mit Trommeln zu bekämpfen.

Schließlich besinnt er sich darauf, dass er mich ja schon hereingebeten hat. Er blickt mich an und räuspert sich, dann setzt er seine Brille auf und schiebt mir den Bericht rüber. Über die randlosen Gläser fixiert er mich.

„Wie ich Ihnen letztes Mal erklärt habe, wären für einen Mann Ihres Altes Werte im Bereich von …“

„Ein Mann meines Alters“? Was zum Geier soll denn das jetzt schon wieder heißen? Das kann ja gar nichts Gutes heißen, wenn er schon so anfängt. Und kann er mir nicht diese ganzen Zahlen jetzt ersparen und einfach auf den Punkt kommen? In meiner Aufregung verpasse ich fast den Moment, wo es tatsächlich so weit ist.

„… und das heißt in Ihrem Fall ist die Quantität gut, die Qualität altersgemäß, und insgesamt sind Sie damit immer noch voll zeugungsfähig.“

Jetzt schießen mir doch tatsächlich vor Erleichterung Tränen in die Augen, und ich kann mir ein Lächeln nicht verkneifen. Mensch, diese Nerven, und alles umsonst. Wusste ich's doch.

Der Arzt murmelt noch irgendetwas von weiteren Schritten, falls es auch zukünftig nicht klappt, aber davon bekomme ich schon wieder nichts mehr mit. Natürlich wird es klappen, ich bin ein Hengst!

Von der Firma aus rufe ich als Erstes die beste Verlobte der Welt an und verkünde ihr die frohe Botschaft. Sie klingt gar nicht überrascht – ha, sie wusste es auch!

„Was hat der Frauenarzt gesagt?“, erkundige ich mich. Denn zeitgleich mit mir war sie heute früh dort, um ihre Werte abzuholen.

Sie druckst herum.

„Was ist denn?“, hake ich nach, weil ich ihr Ausweichen nicht verstehe und noch ganz getragen bin von den Flügeln meines Erfolges.

„Na ja, hormonell ist alles okay. Wie eine 28-Jährige, hat er gesagt …“, gibt sie schließlich zu.

„Na, siehst du, ist doch großartig“, freue ich mich für uns beide.

„Aber er sagte eben auch, dass die schwere Blinddarmentzündung vor fünf Jahren möglicherweise einen oder auch beide Eileiter in Mitleidenschaft gezogen haben könnte und diese verklebt sein könnten.“ Sie schweigt.

„Papperlapapp“, sage ich, „wir sind gesund, alles fit, und es besteht überhaupt kein Zweifel, dass es ganz bald klappt.“

„Bist du dir da wirklich ganz sicher?“

„Absolut“, antworte ich im Brustton der Überzeugung.

„Okay“, erwidert sie zurückhaltend.

„Okay?“, frage ich, „aber hallo, so was von OKAY!“

Ich höre sie am Telefon kichern und bin froh, dass es mir gelungen ist, für einen Moment alle Zweifel auszuräumen.

„Okay“, sagt sie und klingt überzeugt.

„Machen wir also ein Baby.“

Das wäre doch gelacht.

# Schwanger, nicht schwanger, scheinschwanger?

Wieder einmal sitzen wir beim Frühstück, und die süßeste Verlobte sieht nicht glücklich aus. Es ist mir aufgefallen, obwohl ich wie immer um die Tageszeit noch todmüde bin. Aber dass sie keine Müslischale vor sich stehen hat und nur lustlos in ihrem Tee rumrührt, bemerke sogar ich.

„Alles klar bei dir?"

„Nein."

Ich gucke erwartungsvoll, denn „wortkarg" fällt normalerweise niemandem ein, um sie zu beschreiben, aber es kommt einfach nichts mehr. Also muss ich aktiv werden. Ich mustere sie aufmerksamer.

In der Vergangenheit ist es durchaus vorgekommen, dass sie sauer auf mich war, weil mir ein Friseurbesuch, ein neues Kleid oder Ähnliches entgangen sind, aber nein, sie sitzt da in meinem ausgewaschenen Nirvana-Shirt mit dem üblichen zusammengeknüllten Nest auf dem Kopf. So sieht sie morgens meistens aus – nur, dass sie nie Tee trinkt und schon gar nicht nur darin herumrührt. Und sauer sieht sie auch gar nicht aus, sondern eher in Gedanken versunken.

Meiner Sache sicher und mir keiner Schuld bewusst, lege ich meine Hand auf ihre. „Du hast doch was."

Sie blickt mich an und kaut an ihrer Unterlippe. „Ich hab immer noch keine Tage."

Wir sehen uns an. Ich rechne zurück, wann wir dieses Mal den letzten Test gemacht haben, und konstatiere: „14 Tage."

„Ja, genau, schon 14 Tage." Pure Verzweiflung schaut mich an, gepaart mit einem Hauch Trotz.

„Und was, wenn ich doch schwanger bin?"

„Aber der Test war doch negativ."

„Ja, aber die können ja auch mal falsch liegen."

„Bei einem Prozent der Fälle", denke ich – glücklicherweise nicht laut.

„Oder was, wenn ich womöglich schon in den Wechseljahren bin?"

Ich lache kurz auf und will einen Witz reißen, den mir erst kürzlich ein Kollege zum Thema „aufsteigende Hitze" erzählt hat, als mir gerade noch rechtzeitig auffällt, dass sie jetzt irgendwie doch sauer aussieht. Ich beherrsche mich. „Quatsch, dafür bist du noch viel zu jung."

Sie sieht nicht überzeugt aus und rührt schon wieder in ihrem Tee herum. Ich versuche also eine Spur optimistischer zu klingen: „Und wenn wir noch mal einen Test machen?"

In ihre Augen kommt augenblicklich wieder etwas Leben. „Ja, meinst du?"

Ich muss schlucken. Mein Herz geht meinem rationalen Gehirn so sehr an die Gurgel, dass mir nichts übrig bleibt, als emphatisch zu antworten: „Ja, sicher, wir müssen es auf jeden Fall noch mal versuchen."

Sie setzt den Hundeblick ein: „Gehst du dann noch mal runter und kaufst schnell noch einen Test?"

Na klar, bald begrüßt mich der halbe Edeka mit Handschlag.

Eine andere Verkäuferin, aber noch genauso wenig Interesse um die Tageszeit. Gut so, mir würde auch immer noch keine passende Entgegnung einfallen. Mir geht auf, dass, sollte ich demnächst hier ein regelmäßiger Kunde werden, ich mir früher oder später eine passende Entgegnung einfallen lassen muss für etwaig lustig gemeinte Kommentare. Ich hasse es, wenn Witze auf meine Kosten gehen.

Wieder zurück am Frühstückstisch, geht die Zeit auch dieses Mal kein bisschen schneller rum – im Gegenteil. Sie sitzt und knabbert an ihren Nägeln, während ich pragmatisch noch eine zweite Portion Müsli in mich hineinschaufele.

Als der Timer vom Handy schrillt, springen wir auf und starren beide gebannt auf den Test. Wieder sind beide Felder hellblau geworden, jedoch ist nur im rechten Feld ein Strich zu erkennen. In den Augen der besten zukünftigen Ehefrau sammelt sich Feuchtigkeit.

Ich will etwas Kluges sagen, aber es kommt einfach nichts. Also öffne und schließe ich nur ein paar Mal meinen Mund wie ein Goldfisch, der aus dem Glas geworfen wurde – und sage nichts.

Sie räumt derweil den Tisch ab und schlurft mit hängenden Schultern zum Geschirrspüler hinüber. Ich muss etwas tun, die Zeit drängt, ich muss zur Arbeit, der Verkehr wird von Minute zu Minute dichter auf der Autobahn. So kann ich sie jedoch nicht allein lassen. „Vielleicht solltest du trotzdem noch mal zum Arzt gehen … man weiß ja nie."

Ein Funke Hoffnung taucht in ihrem Blick auf und mischt sich zu dem Rest von etwas anderem, etwas, das auch ich tief in meinem Innern spüre: eine gewisse Unruhe, dass da etwas nicht stimmt.

Als ich abends nach Hause komme, brennt kein Licht in der Wohnung. Ich bekomme fast einen Herzinfarkt, als ich das Wohnzimmer betrete und sich im Halbdunkel etwas auf der Couch bewegt. Sie.

„Herrgott Sakra, willst du mich umbringen oder was?" Ich mache das Licht an und blicke sie vorwurfsvoll an. Sie hat die Knie unters Kinn gezogen, umklammert ein Taschentuch und sieht aus wie das heulende Elend in Person.

Sofort schmilzt mein Zorn und die Retterbrust schwillt. „Herzblatt, was ist denn los?" (Oder anders ausgedrückt: „Welchen Drachen soll ich erlegen?")

„Gar nichts." Sie kriecht noch etwas mehr in sich zusammen. Ich setze mich zu ihr auf die Couch und lege ihr einen Arm um die Schultern. Einer unerklärlichen brillanten Fügung folgend erinnere ich mich an ihren Termin heute und frage: „Warst du beim Arzt?"

Sie nickt nur stumm. Okay, das kann jetzt alles bedeuten, und offensichtlich ist keine der Möglichkeiten positiv. Meine Gedanken überschlagen sich:

Wir sind nicht schwanger.

Wir waren schwanger, haben es nicht rechtzeitig gemerkt und jetzt es ist schon wieder vorbei.

Wir können nicht schwanger sein.

Wir können nicht mehr schwanger werden.

Wir konnten nie schwanger gewesen sein …

An dieser Stelle gibt mein Gehirn ob der Fünf in deutscher Grammatik, die ich nie richtig verdaut habe, auf.

„Und was hat er gesagt?"

Sie hebt den Kopf gerade genug, damit ich es unter ihrem Pony murmeln höre: „Wir sind nicht schwanger."

Na toll, so weit war ich auch schon. „Und?"

„Und nichts." Wieder will sie nicht weitersprechen, meine Finger krampfen sich unbewusst in ihre Schultern – die Aufregung.

„Autsch", entfährt es ihr und ich lasse sie schuldbewusst los.

„Er kann auch nicht erklären, warum ich keine Periode habe. Er hat einen Ultraschall gemacht und meinte, da wäre ein Ei kurz vor dem Eisprung, also ist vielleicht alles nur etwas aus dem Takt."

Mir poltert ein halbes Gebirge vom Herzen vor Erleichterung. „Aber das ist doch gut."

Böser Blick.

„Also ich meine, es könnte schlimmer …"

Noch böserer Blick.

„Okay, aber …"

Sie hat den Kopf wieder auf die Knie gesenkt. Dann ist das wohl jetzt nicht der beste Moment, um vorzuschlagen, dass wir es dann vielleicht spontan jetzt machen sollten – also nur wegen des Eis in der Pipeline natürlich …

Die Tage vergehen, und keine Periode in Sicht. Wir haben tatsächlich noch mal miteinander geschlafen, damit das Ei auch möglichst in bester Gesellschaft springt, und nun heißt es wieder warten. Mittlerweile sind wir sieben Wochen jenseits der letzten Regelblutung und zugegeben, ich hab's zwischendurch immer wieder vergessen. Wie gesagt, wird schon klappen.

Allerdings werde ich immer wieder an das mit Spannung erwartete Ereignis erinnert, da die beste Verlobte regelmäßig unauffällig den Kalender konsultiert und heimlich mit den Fingern nachzählt. Ich versuche, mich davon nicht unter Druck setzen zu lassen, kann mich aber einer gewissen Unruhe auch nicht ganz entziehen.

Die Feiertage stehen vor der Tür, die Familie reist an und wieder ab, und wir genießen die freien Tage zwischen den Jahren.

Die beste Verlobte der Welt steht in der Küche und will uns gerade Kaffee machen, als plötzlich ein Schrei durch die Wohnung gellt.

Auf der Skala von eins bis zehn, wo eins für einen eingerissenen Nagel und zehn für den mit dem Brotmesser halb amputierten Daumen steht, klingt dieser hier nach zwölf, und sofort sprinte ich adrenalingedopt in die Küche.

Auf den ersten Blick ist klar, das hier ist ernst – sehr ernst. Die beste Verlobte der Welt liegt leichenblass auf dem Boden und krümmt sich vor Schmerzen. Ich unterziehe sie einer blitzartigen unfachkundigen Untersuchung und kann keine Quelle für sprudelndes Blut entdecken. Da meine medizinischen Kenntnisse nur für eine Notversorgung mit einem Pflaster gereicht hätten, tritt mir sogleich kalter Schweiß auf die Stirn.

„Was ist passiert?" Ich knie neben ihr und versuche sie aufzurichten, doch sie krümmt sich nur weiter zusammen und beißt stöhnend die Zähne aufeinander.

„Wo tut es weh? Was hast du gemacht? Wie …?" Mir geht auf, dass ich in Panik verfalle und brabbele, anstatt zu helfen. Ich schüttele den ersten Schreck ab und sehe sie genau an. Sie hält sich den Bauch. Blinddarm kann es nicht sein, der ruht seit zehn Jahren friedlich in einem Glas irgendwo im Sondermüll. Es durchzuckt mich: Da ist doch irgendetwas nicht in Ordnung damit, dass sie noch keine Periode hatte.

„Soll ich dich ins Krankenhaus fahren oder gleich einen Notarzt rufen?“ Mit zusammengepressten Zähnen schüttelt sie den Kopf. Auch auf ihrer Stirn steht kalter Schweiß. Sanft streiche ich ihr eine feuchte Strähne aus den Augen. „Komm, ich bring dich zur Couch.“

Sie sagt nichts, schmiegt sich aber an meine Brust, als ich sie vom Boden aufhebe. Endlich erfüllt das widersinnige Stemmen von Gewichten im Studio doch mal einen Zweck. Ich lege sie behutsam hin und versuche mich nützlich zu machen. Aber sie will nichts: keinen Arzt, keine Wärmflasche, kein Eis, keinen Tee, gar nichts.

Mir bleibt nichts übrig, als für die nächsten Stunden wie ein treuer Wachhund um sie herum zu schleichen und zu beobachten, wie das Wimmern und Stöhnen langsam leiser wird.

Am Abend schleppen wir sie gemeinsam ins Bett, wo sie erschlagen von den Schmerzen ohne Abendessen einschläft. Ich googele bis spät in die Nacht mögliche Ursachen für schlagartige Bauchschmerzen. Immer wieder stoße ich auf den Begriff „Eileiterschwangerschaft“ und fange an, mir ernsthaft Sorgen zu machen. Verständlicherweise mache ich die Nacht über kein Auge zu, sondern wache nur über den sehr unruhigen Schlaf meiner Liebsten.

In den frühen Morgenstunden geht es ihr etwas besser. Die Schmerzen haben nachgelassen und sind zu einem dumpfen Pochen im Unterleib zusammengeschrumpft. Tapfer sitzt die süßeste Ehefrau mit mir am Frühstückstisch und trinkt Tee.

„Wir sollten doch zum Arzt.“

„Wozu?“, fragt sie und schiebt trotzig die Unterlippe vor.

„Wegen der Schmerzen."

„Die sind schon besser."

Dass meine Liebste stur ist, wusste ich ja schon, masochistisch hingegen ist neu. „Liebling, das ist doch nicht normal ..."

„Nein, ist es nicht, und dass ich meine Tage immer noch nicht habe, auch nicht!" Sie klingt wütend und ausnahmsweise weiß ich auf Anhieb, dass sie nicht mich meint.

Ich versuche es noch einmal. „Okay, aber wir müssen dringend herausfinden, wie dieses neue Symptom einzuordnen ist."

Sie stutzt, guckt mich erst überrascht und dann nur umso bockiger an.

„Ich will nicht zum Arzt."

Ich überlege angestrengt, wie ich sie vom Ernst der Situation überzeuge, ohne sie unnötig in Panik zu versetzen. Sie kommt mir zuvor. „Vielleicht sollte ich noch mal einen Test machen ..."

Wir sehen uns an. Unausgesprochen sehe ich meine Sorge auch in ihrem Blick. Ich brauche gar nichts mehr zu sagen, sie weiß selbst am besten um den Ernst der Situation.

„Ich geh dann mal wieder einen kaufen."

Dieses Mal ist die Verkäuferin aufmerksamer. Der erste Blick ist nur flüchtig, der zweite verhalten, als wäre sie nicht sicher, und beim dritten sieht man mit Sicherheit: Sie hat mich wiedererkannt. Unter ihrer schlecht sitzenden Frisur mustert sie mich von oben bis unten, und ich sehe genau, dass ihr eine Frage auf den Lippen brennt. Ich werfe ihr einen möglichst unbeteiligten Blick zu und schüttele nur den Kopf, als sie mir den Kassenzettel zum Wechselgeld anbietet. Ich bin durch die Schiebetür, ehe sie sich entschließen kann, den Mund aufzumachen.

Wieder oben, Runde … ja, die wie vielte eigentlich? Pipi, warten, warten und noch mal warten. Ich habe nicht viel Hoffnung. Umso überraschter bin ich, als die süßeste Ehefrau plötzlich losquietscht. Ich blicke sie an. Sie hat vor Schreck die Hand vor den Mund geschlagen und starrt mich mit weit aufgerissenen Augen an.

„Was ist?"

Sie hält mir den Test hin. Ich nehme ihn entgegen und schaue darauf: Beide Felder sind hellblau – und in beiden Feldern ist ein Strich. Ich blinzele, schaue noch einmal zu ihr hinüber, sie sieht genauso ungläubig aus wie ich, und starre wieder auf den Test. Ich schüttele ihn. Drehe ihn um und schaue auf die Rückseite – sieht regulär aus. Drehe ihn zurück und schüttele noch mal. Am Ergebnis ändert sich nichts. Zwei Felder, zweimal hellblau mit Strich. Positiv. Der Test ist positiv. Wir sind schwanger.

Wieder blicke ich zu meiner Frau und muss mich setzen. Sie ist blass, und ich erkenne ohne Weiteres, dass ihr genauso viele Gedanken durch den Kopf tanzen wie mir. Wir kommen zum gleichen Ergebnis, und sie spricht es als Erste aus. „Kann das überhaupt noch ein positives Ergebnis sein nach all den Schmerzen?"

Eine knappe Stunde später sitze ich statt im Büro mit der besten Verlobten der Welt in der Praxis ihres Frauenarztes. Sie kaut auf ihren Fingernägeln, und ich bin versucht, es ihr gleichzutun. Die dezenten sonnengelben Wände sollen sicher aufmunternd wirken, aber mich grellen sie gerade an. Wir sind die Ersten – und die

Einzigen um diese Tageszeit. Überhaupt sind wir nur reingekommen, weil eine frühe Seele unter den Arzthelferinnen uns gnädigerweise eingelassen hat. Selbige sah schlecht gelaunt aus – vermutlich hatte sie gestern beim Steichhölzerziehen den Kürzeren gezogen und musste heut früh nicht nur aufschließen, sondern auch Kaffee kochen und Blumen gießen. Da wäre ich auch missgelaunt. Vor allem zwischen den Jahren, wenn alle anderen ihre Feiertagswampen zwischen Couch und Bett hin und her schubsen.

Eine Viertelstunde später sieht sie jedenfalls noch genauso unentspannt aus, bittet uns aber dennoch zum Doktor rein.

Wir sitzen also in Behandlungszimmer eins und warten – schon wieder. Schließlich kommt der Arzt, der auch noch müde aussieht.

„Na, junge Frau, wo drückt denn der Schuh?", fragt er betont gut gelaunt. Ich weiß noch nicht einmal seinen Namen und möchte ihn jetzt schon schlagen. Stattdessen halte ich mich an der Lehne meines Stuhls fest und beiße die Zähne zusammen.

Die beste Verlobte der Welt erklärt dem Doc mit einer Engelsgeduld ihren vorangegangenen Besuch, die immer noch ausbleibenden Tage, die furchtbaren Schmerzen und die drei Tests mit unterschiedlichen Ergebnissen. Ich bewundere sie, wie sie unglaublich gefasst dasitzt und ruhig und strukturiert erklärt. Ich kann nicht anders, ich bin schon wieder in sie verliebt.

Der Doc hört ihr zu – zumindest hoffe ich, dass sein etwas abwesender Gesichtsausdruck ein Zeichen für seine ungeteilte Aufmerksamkeit ist und nicht für seinen Grad an Müdigkeit. Plötzlich erscheint mir der Gedanke, im früheren Leben einmal nuklearer Strahlung ausgesetzt gewesen zu sein, unglaublich verführerisch, denn dann könnte ich jetzt uneingeschränkt meinen inneren Hulk ausleben – wobei ich auf die Farbe Grün gut verzichten könnte.

Endlich kommt der Arzt in Schwung. Er tastet den Unterleib meiner Verlobten ab und macht einen Ultraschall. Mit einem Mal sieht er auch gar nicht mehr so müde aus. Dafür tritt eine steile Falte zwischen seine Augenbrauen, und er rudert mit dem Ultraschall wild herum, um auch die äußersten Winkel ihrer Bauchhöhle ausleuchten zu können.

Schließlich hält er inne und wirft erst ihr und dann mir einen beschwichtigenden Blick zu.

„Also ich kann überhaupt nichts erkennen. Die Kollegin vorn am Empfang nimmt Ihnen gleich vorsichtshalber noch mal Blut ab, aber soweit ich sehen kann, ist alles okay."

Mein Mund steht offen, und ich starre ihn an. Die beste Verlobte der Welt sieht noch etwas blasser aus, nickt aber schon wieder gefasst.

Kaum aus der Praxis, platzt es aus mir heraus: „Was für ein Penner, der hat ja wohl weder Ahnung noch Einfühlungsvermögen …"

Sie legt ihre Hand auf meinen Arm. „Lass gut sein."

Wie zerbrechlich sie aussieht, erschöpft und entmutigt. Wir steigen ins Auto. Mein Herz pumpt wild, und ich kralle meine Hände ums Lenkrad. Ich bin hilflos, völlig hilflos. Was um Gottes Willen soll ich nur tun? Ich fahre sie heim, führe sie wieder zur Couch und koche Tee. Den ganzen Tag schleiche ich um sie herum, flöße ihr Obst und

Hühnerbrühe ein, und es gelingt mir sogar, dass sie noch mal etwas schläft. Abends um 19 Uhr klingelt plötzlich ihr Handy. Die Arztpraxis.

Gespannt folge ich ihren Gesprächsfetzen und versuche mir einen Reim daraus zu machen. Das Gespräch dauert kaum eine Minute.

„Was hat er …?"

„Ich bin schwanger."

Sprachlos starre ich sie an. Sie sieht nicht glücklich aus.

„Aber wie …?"

„Sie haben HCG nachgewiesen, und zwar ziemlich hoch. Zu hoch, als dass man nichts im Ultraschall hätte erkennen können. Aber eben auch nicht so hoch, wie eine gut entwickelte Schwangerschaft sein sollte. Ich muss morgen früh noch mal hin." Sie reibt sich über die Augen. „Ich geh ins Bett."

Ich will noch einen ganzen Satz erwidern, aber wieder einmal will mir nichts Vernünftiges einfallen.

Im Bett hat sie sich auf ihrer Hälfte zusammengerollt und knabbert, von mir abgewandt, schon wieder an ihren Nägeln. Ich krabbele wieder näher an sie heran. Kurz zögert sie, dann lässt sie sich doch in den Arm nehmen.

„Wir kriegen das hin. Alles wird gut."

Sie rollt sich nur noch mehr in sich ein.

Am nächsten Morgen ein Déjà-vu: Die gleiche schlecht gelaunte Arzthelferin (anscheinend hat sie nur diesen einen unzufriedenen Gesichtsausdruck) und das leere, gelbe Wartezimmer. Der Arzt jedoch ist heute hellwach und bittet uns sogar persönlich ins Sprechzimmer hinüber. Ohne ein weiteres Wort zu verlieren, untersucht er meine Verlobte noch einmal. Am Ende schüttelt er den Kopf, und wieder ist da diese Falte zwischen seinen Augenbrauen. „Ich kann einfach nichts erkennen. Da ist zwar so eine kleine Blase am linken Eileiter, aber ich bin mir einfach nicht sicher.“ Er hält inne, reibt sich das Kinn und fügt dann hinzu: „Ich möchte Sie sicherheitshalber ins Krankenhaus schicken. Vielleicht können die da mehr sehen.“

Wir setzen uns an den Schreibtisch, und der Doc beginnt mit dem bösen Wort, das seit der ersten Begegnung bei Google in lauernder Wartestellung in meinem Hinterkopf verharrt hat: Eileiterschwangerschaft. Er erklärt die möglichen Stadien und verschiedene Vorgehensweisen, und mir wird immer elender. Vielleicht hätte ich vorhin zum Kaffee doch lieber etwas Konsistenteres frühstücken sollen, dann wäre mir jetzt weniger schlecht.

Als er bei den Nadeln und einer Laparoskopie anfängt, wird mir schwindelig. „Ähm … ich müsste mich, glaube ich, mal hinlegen.“

Die beiden sehen mich kurz an und setzen dann das Gespräch einfach fort. Ich schleiche hinter den Paravent und lege mich hin, während der Doc weiter den eventuell notwendigen Eingriff erklärt. Ich warte darauf, dass mein Kreislauf sich fängt, und bin gleichzeitig wütend, dass ich nicht bei der besten Verlobten sitzen und ihre Hand halten kann. Sie ist so unsagbar tapfer. Ich versuche nicht hinzuhören und kann es doch nicht vermeiden, mitzubekommen, wie der Doc uns routiniert erklärt, wie man ein nicht lebensfähiges Baby wieder loswird. In meinem Kopf dreht sich alles. Ich schließe kurz die Augen und konzentriere mich.

Das alles erscheint mir so überhaupt nicht richtig. Ich atme noch zweimal tief durch und setze mich dann langsam wieder auf. Ein bisschen flau ist mir ja immer noch, aber ich muss jetzt wieder in die Aufrechte, und zwar dringend! Sonst leidet hier gleich meine Männlichkeit und nicht mehr nur mein Ego.

Auf dem Heimweg sind wir beide schweigsam. Die beste Verlobte ist so blass wie noch nie, und ich bin wie immer sprachlos – wie ich das hasse. Schließlich finde ich die Worte: „Sollen wir direkt ins Krankenhaus fahren?"

Sie schüttelt stumm den Kopf.

„Willst du noch mal nach Hause?"

Sie blickt nur aus dem Fenster, und aus dem Augenwinkel sehe ich, dass eine Träne über ihre Wange rinnt.

Zu Hause angekommen, beginnt sie wortlos ihre Tasche zu packen. Ich bin einfach an der Tür stehen geblieben und hantiere mit dem Autoschlüssel.

Sie geht ins Bad und packt mit ein paar routinierten Handgriffen ihren Kulturbeutel. Als wäre es nichts. Als würde sie das täglich tun. Nicht, als müsste sie gerade mit einer unbestimmten Diagnose ins Krankenhaus.

Ich wechsle den Schlüsselbund von der linken in die rechte Hand, und das Klirren der Schlüssel muss sie aus ihrer Trance geweckt haben, denn plötzlich bleibt sie vor mir stehen. Ich halte den Atem an, sie scheint es mir gleichzutun. Wir stehen da und sehen uns sekundenlang an. Ihre Unterlippe beginnt zu zittern, und wieder treten Tränen in ihre Augen. Mir fällt der Schlüssel aus der Hand, und ehe ich mich versehe, liegt sie an meiner Brust und weint bitterlich. Ausnahmsweise bin ich mir sicher, es gibt absolut nichts, was ich sagen könnte. Also halte ich sie einfach nur im Arm und streiche ihr über den Kopf, bis ihr Weinen zu einem leisen Wimmern verklingt. Sie löst sich aus meinem Arm, drückt noch einmal meine Hand und ergreift ihre Tasche. Mit dem Handrücken streift sie die letzte Träne weg und sieht mich an: „Lass uns gehen."

Ich nehme ihre Hand und drücke sie. Sanft fällt die Tür hinter uns ins Schloss. Ein Klang von Endgültigkeit.

Im Krankenhaus geht alles ganz schnell. Ein weiterer Ultraschall, ernste Gesichter um uns herum und eine schnelle und ganz klare Diagnose: durchgebrochene Eileiterschwangerschaft im rechten Eileiter.

„Wir müssen Sie operieren", sagt die junge Gynäkologin, „jetzt gleich. Wann haben Sie das letzte Mal gegessen?"

Meine geliebte Verlobte ist ganz ruhig. Gefasst nickt sie und erwidert: „Vor sechs Stunden."

Auch die Gynäkologin nickt. „Dann bringen wir Sie jetzt in ein Zimmer, und ich schicke Ihnen sobald wie möglich den Anästhesisten." Noch ein Nicken, und wir werden in ein Zimmer gebracht und allein gelassen.

Sie sitzt auf dem Bett, faltet und entfaltet ihre Finger und starrt dabei auf ihre Hände. Ich setze mich zu ihr und nehme sie wieder in den Arm. Widerstandslos lehnt sie sich an mich. Keiner von uns spricht, dafür hängen wir beide unseren Gedanken nach. Der Anästhesist kommt und führt das vorbereitende Gespräch, nach dessen Abschluss er ihr sofort ein Mittel gibt.

Ich halte ihre Hand, bis sie abgeholt und in den OP gefahren wird. An der Tür sehen wir uns ein letztes Mal an.

„Ich liebe dich", sage ich.

Sie sieht mich an und lächelt matt: „Und ich liebe dich."

Ich sitze da und warte. Die Minuten verstreichen so langsam, dass ich schreien möchte. Stattdessen sitze ich nur schweigend in diesem Krankenhausflur und warte weiter. Unsere erste Begegnung kommt mir in den Sinn, unser erster Urlaub und der Spaziergang am Strand. Wie sicher sie sich war, dass sie eine Familie wollte – mit mir. Ich schlucke hart. So weit sind wir gekommen, und wofür? Ist es das wert? Ist es ein Baby wert, ihre Gesundheit aufs Spiel zu setzen? Meine Gedanken wandern vor und zurück und kommen dann doch immer wieder an den gleichen Punkt: Was, wenn sie den Eingriff nicht übersteht? Ich dränge den Gedanken so weit wie möglich zurück, rufe mir ins Gedächtnis, wie tapfer sie ist. Ich muss mich zusammenreißen.

Eine Schwester geht an mir vorbei und wirft mir ein aufmunterndes Lächeln zu. Ich sehe auf die Uhr. Beinahe drei Stunden sind vergangen, seit sie in den OP gefahren wurde. Ich knete meine Finger und stütze schließlich meinen Kopf in den Händen ab. Ich will mir ihren Geruch in Erinnerung rufen, und es will mir nicht gelingen. Wieder muss ich schwer schlucken. Jetzt nur nicht in Panik geraten.

Eine andere Schwester kommt aus dem Fahrstuhl, und bevor ich sie richtig wahrgenommen habe, bleibt sie vor mir stehen. Auch sie lächelt mich freundlich an. Ich blicke erwartungsvoll zu ihr herauf.

„Wenn Sie möchten, führe ich Sie in den Aufwachraum, dann können Sie bei Ihrer Frau sein, wenn sie zu sich kommt."

Ich bin so dankbar, dass ich ihr am liebsten um den Hals fallen möchte. Ich habe tausend Fragen, aber mein Hals ist wie zugeschnürt. Stumm trotte ich hinter ihr in den Fahrstuhl.

Der Aufwachraum ist klein, kein Bett, nur ein Monitor und andere Geräte zur Überwachung der Vitalfunktionen. An der Wand ein Stuhl.

„Nehmen Sie ruhig Platz, sie wird gleich hier sein." Die Schwester nickt mir beruhigend zu und zieht die Tür hinter sich ins Schloss.

Ich habe mich kaum hingesetzt, als sie wieder geöffnet und ein Bett hereingeschoben wird. Sie schieben es an den richtigen Platz und nicken mir wieder mit professioneller Miene zu. Beim Hinausgehen weist mich die letzte Schwester an, dass ich darauf achten soll, dass sie nach dem Aufwachen genug trinkt.

Wieder allein, setze ich mich zu der besten Verlobten der Welt und nehme ihre Hand. Ihre Augenlider flattern, aber die Augen bleiben dann doch geschlossen. Ohne dass ich den konkreten Grund dafür nennen könnte, werden meine Augen feucht. Wenn ich darüber nachdenke, ist es vielleicht Dankbarkeit – eine tiefe Dankbarkeit, dass sie überhaupt noch da ist. Alles andere ist in diesem Moment völlig unwichtig.

Ich nehme kaum wahr, wie die Zeit vergeht, bis die beste Verlobte endlich die Augen aufschlägt. Aber mir fällt sogleich der nächste Stein vom Herzen. Sie lächelt – matt, aber sie lächelt. Ich drücke ihre Hand fest und höre mich selbst murmeln, dass alles gut sei. Sie nickt und schließt die Augen wieder.

Kurze Zeit darauf kommt ein Pfleger und überführt uns in ein Zweibettzimmer auf der Gynäkologischen. Meine geliebte Verlobte ist schlapp, aber sie lächelt mir immer wieder tapfer zu. Die andere Frau schläft bereits, und so unterhalten wir uns nur flüsternd miteinander.

Obwohl es nur noch wenige Stunden sind, bis das neue Jahr beginnt, kommt die Oberärztin persönlich noch einmal herein und bestätigt, was ich mir so sehr gewünscht habe. „Es ist alles okay." Sie lächelt nicht professionell, sondern herzlich. In wenigen Sätzen erklärt sie, dass der Eingriff erfolgreich war, dass der Eileiter zwar wie befürchtet geplatzt ist, aber gerettet werden konnte, und dass meine Frau zwar viel Blut verloren hat, aber nicht so viel, dass ihr Körper es nicht ohne Infusion schaffen könnte. Ich hänge an ihren Lippen und suche nach Anzeichen von Unaufrichtigkeit – nicht, dass sie uns nur beschwichtigen will. Aber ich sehe nur ihre Augen, die vor Freude strahlen. Ich möchte ihr glauben und linse zur besten zukünftigen Ehefrau hinüber, um zu sehen, wie sie das sieht. Sie wirkt erleichtert. Also lasse ich mich ein, und die Anspannung fällt endlich ab.

„Sie werden sehen, es wird alles gut, und nächstes Jahr sehen wir Sie drüben auf der Entbindungsstation. Aber geben Sie sich ruhig zwei Monate, ehe Sie es wieder versuchen." Die Ärztin wirft uns einen letzten aufmunternden Blick zu und lässt uns dann allein.

Still sitze ich noch eine Weile am Bett der besten Verlobte der Welt. Sie schläft immer wieder ein und schreckt ebenso oft wieder hoch. Schlaftrunken blickt sie mich an.

„Bitte geh nach Haus. Mir geht's gut. Schlaf ein bisschen." Sie ist blass, aber weiß wie immer, was sie will. An dieser Stelle spare ich mir also jeden sinnlosen Widerspruch und setze mich nur noch einmal zu ihr aufs Bett. Sie krabbelt an mich heran und schmiegt sich in meinen Arm.

Ich streiche ihr übers Haar. Und endlich fällt mir mal etwas wirklich Sinnvolles ein: „Ich liebe dich so sehr."

Sie öffnet noch einmal die Augen und lächelt, dann schläft sie endgültig ein. Ich schleiche mich raus und nach Hause. Wieder ein Knacks für die Leichtigkeit.

Was für ein Tag – ein Glück wenigstens mit einem kleinen Happy End …

## Die technische Seite – eine Eisprung-App

Also heißt es: neues Jahr, neues Spiel, neues Glück. Und zu einem neuen Spiel gehören auch eindeutig neue Spielzeuge. Zumindest scheint die beste Verlobte der Welt dieser Meinung zu sein. Seit Stunden sitzt sie mit ihrem Smartphone in der Ecke und kaut konzentriert an ihrer Unterlippe. Ich ordne nichts ahnend Steuerunterlagen für den Lohnsteuerverein und finde mich gerad in meinem eigenen Wust auf dem Esstisch nicht mehr zurecht. Mit anderen Worten, ich bin nicht gesprächsbereit.

„Liebling?“

„Hm.“

„Schatz?“

„Hm.“

„Hallo?“

„Hm.“

„Sag mal, hörst du mir jetzt auch mal zu?“

Endlich sieht sie auf und mich mit krauser Stirn an. „Was denn?“

„Was machst du?“

Sie guckt auf ihr Handy und dann wieder zu mir. „Ich recherchiere.“ Schweigen.

„Und was?“

Keine Reaktion. Sie ist schon wieder in das Display ihres Smartphones vertieft.

„Und was?“, frage ich noch einmal, eine Spur lauter.

Sie sieht mich erneut mit gekrauster Stirn an. „Eine Eisprung-App.“

Mit offenem Mund starre ich sie an. „Was soll denn das sein?“

Sie sieht mich an, als wäre ich ein Idiot – dabei kann ich bei meiner Frage beim besten Willen nichts Idiotisches finden. Ich hebe Schultern und Augenbrauen im universellen Ausdruck für Unverständnis. „Na, was?"

Sie verdreht die Augen. „Das ist eine App, die mich über den Monat begleitet, und ich kann damit den Zeitpunkt meines Eisprungs besser im Auge behalten. Wusstest du, dass es wichtiger ist, an den drei Tagen vor dem Eisprung Sex zu haben, als am Tag des eigentlichen Eisprungs?"

Ich schlucke. Wusste ich natürlich nicht. Woher auch. Der Biologieunterricht der sechsten Klasse ist mir zugegebenermaßen nicht mehr ganz so präsent. Und was mir davon im Gedächtnis geblieben ist, ist auch nicht wirklich themenrelevant, sondern mehr ein tiefsitzendes Gefühl von Peinlichkeit und daraus resultierend haufenweise unreife Spiele mit aufgeblasenen Kondomen, Kondomen auf Bananen, Kondomen voll Wasser ... Mein gedankliches Abwandern hat mich ihre Frage schon wieder vergessen lassen und zwingt mich so dazu, wieder nur ein unbestimmtes „Hm" von mir zu geben. Pause. Schweigen.

„Und jetzt machst du gerade was genau?"

„Ich suche die passende für uns."

„Da gibt es auch noch mehrere?" Ich bereue die Frage, ehe ich sie ganz ausgesprochen habe. Sie wirft mir nur einen schiefen Blick zu und liest weiter.

Ich ziehe den Kopf ein und lasse sie wieder zufrieden.

Kurze Zeit später richtet sie sich auf. „Fertig."

Neugierig setze ich mich zu ihr auf die Couch. „Und zeigst du's mir?"

Als ob sie nur darauf gewartet hätte, ruft sie die rosa App mit dem lustigen Schmetterling auf.

„Sollte da nicht was mit Blumen oder Bienchen drauf sein?“, witzele ich und hebe sofort die Hände, denn meine Liebste ist nicht erfreut. Ich imitiere mit den Fingern eine Schließbewegung am Mundwinkel und signalisiere so, dass ich die Klappe halte.

„Guck, hier trage ich meine letzte Periode ein und die durchschnittliche Länge meines Zyklus.“ Da ich irgendwie ahnungslos aussehe, fügt sie hinzu: „In meinem Fall also 29 Tage.“ Ich nicke eifrig und halte den Blick fest auf den kleinen Kalender mit den roten und blauen Pünktchen gerichtet.

„Das da“, sie tippt auf ein Icon, das aussieht wie unsere Schwangerschaftstests, „ist der Zeitpunkt für einen möglichen Test.“

Strike, ich bin ein Eisprung-App-Profi! Mein Lächeln erstirbt, als ich ihre hochgezogene Augenbraue bemerke. Okay, Zeit, wieder aufmerksam zu sein.

„Das Tröpfchen steht für den Zeitpunkt, wenn ich meine Tage bekomme, und das Herzchen …“, sie macht eine Kunstpause und wirft mir einen zuckersüßen Augenaufschlag zu, „das markiert, wann wir Sex hatten.“

Jetzt hat sie mein Interesse tatsächlich geweckt! Ich gucke mir gespannt ihren Kalender an und stelle fest, dass diese Woche noch gar kein Herzchen zu sehen ist. Ich schiebe mich etwas dichter an sie heran und küsse sie hinter dem Ohr. „Wir sollten mal an einem weiteren Herzchen arbeiten.“

Sie knufft mich, aber ihrem Lächeln entnehme ich, dass meine Chancen nicht komplett schlecht stehen.

„Was denn noch?“, necke ich sie und knabbere an ihrem Ohrläppchen.

„Na ja, wir sollten lieber bis morgen warten.“

„Wieso?“, murmele ich und versuche sie weiter auf den Hals zu küssen und gleichzeitig meinen Arm um ihre Schultern zu schieben.

„Der Ovulationstest heute früh war negativ.“

„Was?“ Ich setzte mich auf und gucke sie irritiert an.

Sie sieht mich immer noch süß an und gibt mir einen Kuss auf die Nasenspitze. „Das heißt, mein Eisprung ist spät dran, und du willst doch keinen Frühstart hinlegen, oder?“

Mir ist bereits auffallend heiß geworden, aber sie steht auf und verlässt das Zimmer.

„Wie, und jetzt lässt du mich hier einfach sitzen? Und von was für einem Test sprichst du eigentlich jetzt schon wieder?“

Sie kommt aus dem Bad zurück und wirft mir die Packung Ovulationstests zu. Das kommt einer kalten Dusche gleich. Also nehme ich mir den Beipackzettel und schließe widerwillig eine meiner zahllosen Bildungslücken.

15 Minuten später ist mir klar: Hiermit sind wir offiziell im Zeitalter des technischen Fortschritts in Sachen „Babys machen“ angekommen.

„Was ist bloß aus den Blumen und den Bienchen geworden …“, murmele ich.

„Hast du was gesagt?“

„Nein, nein“, brummele ich, lege den Test beiseite und verschränke die Arme vor der Brust. Na dann eben morgen – aufgeschoben ist nicht aufgehoben.

## Der kleine Tod, die roten Tage

Das erste Jahr ist um, die Leichtigkeit hat diverse Dämpfer bekommen und – geben wir dem Kind ruhig einen Namen: Unser Baby-Projekt hat einen empfindlichen Lackschaden.

Doch wenn ich gehofft hatte, dass das unser größtes Problem sei – zu früh gefreut.

Wenn es meiner geliebten Verlobten bis hierhin gelungen ist, zumindest meistens gute Miene zum bösen Spiel zu machen, wird der Wind jetzt rauer.

Die Monate drehen sich zunehmend nur noch um diesen einen ganz speziellen Tag, und alle Planung richtet sich nach ihm. Wir unternehmen an diesem Tag nichts außerhalb der Wohnung. Wir haben Sex – wenn man das so nennen möchte –, aber nicht so oft, nicht zu früh, nur in der richtigen Position und dann besser auch zweimal – und der Spaß leidet zusehends.

Plötzlich sind wir zu einem dieser Paare geworden, die nur säuerlich lächeln, wenn ihnen Bekannte von ihrer „überraschenden, spontanen und/oder völlig ungeplanten" Schwangerschaft erzählen. Wir selbst führen Buch über jeden Teil unseres Projektes. Im Badezimmer stapeln sich Ovulations-, Früh- und Schwangerschaftstests, und alles scheint sich nur noch ums richtige Timing zu drehen.

Am schlimmsten jedoch ist es jeden Monat wieder, wenn wider alle Hoffnung, alle Mühe und alles Daumenhalten ihre Periode doch kommt.

Am Anfang ist sie dann nur besonders still. Das kann ich so gerade irgendwie ertragen, doch von Mal zu Mal wird meine zukünftige bessere Hälfte immer unglücklicher. Bald sind es nicht mehr nur ein paar verdrückte Tränen, die ich mit etwas Quatsch und Ablenkung vertreiben kann. Die Selbstzweifel und -vorwürfe nehmen zu, und die Stimmung ist mittlerweile die gesamte Woche um den Eintritt ihrer Periode herum am Tiefpunkt.

Vorher geht sie mir vor Anspannung fast an die Gurgel, wenn ich auch nur irgendetwas sage, was im Entferntesten mit Fruchtbarkeit, Empfängnis oder gar Baby zu tun hat. Also meide ich vorsichtshalber sogar Worte wie „Frucht"-Smoothie, „Baby"-Spinat oder spezielle christliche Feiertage.

Danach muss ich den Moment genau abpassen, ab dem wir wieder in hoffnungsfroher Erwartung auf unsere nächste „sportliche" Einlage hinarbeiten.

Der Tag selbst? Eine Sonnenfinsternis am Tag des Weltuntergangs in dem Jahr, in dem Weihnachten, Ostern, Nikolaus und dein Geburtstag ausgefallen sind, zusammen mit einer Steuerprüfung und einer kaputten Waschmaschine im Quadrat – das trifft es noch nicht einmal annähernd.

Noch nie in meinem Leben bin ich mir als ein solch unzulänglicher Mann und Versager vorgekommen wie an diesem Tag – jeden Monat wieder. Dann liegt diese wundervolle Frau, die ich schwöre, zu lieben und glücklich zu machen bis an das Ende unseres Lebens, in meinen Armen und weint. Nein, sie schluchzt und heult so sehr, dass ich manchmal fürchte, es zerreißt sie. Mir jedenfalls geht ihr Schmerz so durch Mark und Bein, dass ich mir auf der Stelle jede Gliedmaße amputieren lassen würde, wenn ich ihr nur damit helfen könnte.

Es ist wahrlich unerträglich. Und nein, ich bin kein solches Weichei, dass ich sie das mit sich allein ausmachen ließe. Jeden Monat sitze ich da, halte sie, streichle ihr über den Kopf und beruhige ihren aufgewühlten Geist. Jeden Monat finde ich irgendwie die Kraft für uns beide, Hoffnung in meinen Sätzen immer neu zu verpacken, und dabei dresche ich doch nur immer die gleichen Phrasen. Sie weiß das und ich weiß das, und trotzdem scheint es am Ende irgendwie zu helfen.

Zeitweise frage ich mich, wie lange wir das noch durchhalten können, diesen Nervenkrieg, und insgeheim stelle ich mir immer öfter die Frage, ob es das Ganze eigentlich wert ist.

„Und wenn wir adoptieren würden?"

Ihre Frage trifft mich von links außen wie ein abgefälschter Elfmeter aus dem Abseits – deckungslos und ohne jede Vorwarnung. Ich blicke auf ihr tränenverquollenes Gesicht in meinem Schoß, das zur Seite gewandt ist. Ihr Blick starrt ins Leere, während ihre Lippen selbst zusammengepresst beben und sie am ganzen Körper zittert. Ich streiche ihr sanft und betont langsam eine Strähne aus der Stirn.

„Adoption", rast es durch meinen Kopf, und ich versuche, meine sich überschlagenden Gedanken und Gefühle so zu sortieren, dass ich sie in einem Satz ausdrücken könnte.

Einerseits habe ich darüber noch nie nachgedacht. Andererseits wollte ich eigentlich gar keine Kinder, nun hab ich mich zu eigenen durchgerungen und bin ganz stolz auf mich, und nun plötzlich ein fremdes? Klar, die haben es auch verdient, in einer Familie aufzuwachsen und geliebt zu werden, aber wieso denn von mir? Plötzlich und mit eindringlicher Kraft wird mir klar, dass Adoption für mich bislang nicht nur kein Thema war, sondern dass ich das jetzt und zukünftig auch auf gar keinen Fall will.

Wieder blicke ich auf dieses über alles geliebte Gesicht in meinem Schoß, sehe die Tränen, die nicht aufhören wollen zu fließen, und den tiefen Schmerz, der ihre sonst so wundervollen Züge verzerrt. Ich schlucke. Ich würde alles für sie tun. Aber das?

Sie wendet den Kopf, und ich muss feststellen, dass sie nicht vorhat, mich mit meinem Schweigen davonkommen zu lassen. Ich schlucke noch mal, und mir bricht der Schweiß aus. Das ist weder der Moment noch ist sie in der Verfassung für ein vernünftiges Gespräch, aber ein fremdes Kind adoptieren? – Ein Schauer läuft mir über den Rücken.

Ich nehme allen Mut zusammen, streiche ihr noch mal mit aller mir möglichen Sanftheit über das Haupt und sage behutsam: „Liebste – darüber habe ich noch nicht nachgedacht!“

O Gott, was bin ich für ein jämmerlicher Feigling! Waschlappen! Warmduscher! Vollversager! Ich könnte mich selbst in den Hintern beißen, dass ich einer Diskussion über dieses Thema nicht jetzt, bei der ersten sich bietenden Gelegenheit Einhalt geboten habe. Nicht einmal bei etwas, das mich so in den Grundfesten erschüttert wie die Vorstellung, ein fremdes Kind großzuziehen, kann ich den Mund aufmachen. Ein Glück sieht sie nicht, wie ich die Augen verdrehe und innerlich fluche.

In meinem Schoß seufzt es.

„Na ja, wahrscheinlich ist der Gedanke für dich eher abwegig, denn schließlich war es für dich ja schon ein riesiges Zugeständnis, dass wir ein eigenes bekommen."

Mein Kiefer ist aufgeklappt, und ich starre sprachlos auf dieses vollkommene Geschöpf herab. Sie ist wirklich der Inbegriff der perfekten Frau, sie kennt mich besser als ich selbst, und das Beste: Sie ist nicht einmal böse.

Ihre Stimme war ganz ruhig, der Ton sachlich. Traurig, natürlich, heute ohnehin, aber ich spüre auch sofort, dass in ihren Worten keinerlei Vorwurf steckt.

„Schlimm?", frage ich kleinlaut.

Sie schüttelt den Kopf und setzt sich auf, um mir ins Gesicht blicken zu können. Mit dem Handrücken wischt sie sich die letzten Tränen aus den Augen. „Nein", sagt sie, „aber wenn es mit den eigenen nicht klappt, wäre es für mich durchaus eine Alternative gewesen, zu adoptieren. Wenn das für dich nicht infrage kommt, dann müssen wir darüber sprechen, wie lange wir diese Tortur hier noch durchziehen wollen."

Ich blicke sie an und schlucke noch mal, auch wenn längst kein Speichel mehr übrig ist. Ihre mit einem Mal so kühle und klare Sachlichkeit ist fast noch schwerer zu ertragen als ihre Tränen davor.

„Was meinst du?", frage ich.

Noch einmal wischt sie eine Träne, die sich im Augenwinkel gebildet hat, weg und schnieft, ehe sie ganz leise antwortet: „Ich kann nicht mehr. Ich hab keine Kraft mehr, es so weiter zu versuchen. Ich zerbreche an jedem Mal, wenn es nicht geklappt hat, etwas mehr, und ich habe Angst, dass dieser Wunsch, diese Obsession, ein eigenes Kind zu bekommen, früher oder später unsere Beziehung zerstört."

Ich blicke sie fassungslos an. Ja, die letzte Zeit war schlimm, und nein, so können wir natürlich nicht ewig weitermachen, aber die Flinte ins Korn schmeißen, weil unser Wir in Gefahr ist? Das sind schon wieder zwei Dinge auf einmal und damit eins mehr, als mein Hirn verarbeiten könnte, und ich kann sie nur entsetzt ansehen.

„Ich kann nicht mehr", wiederholt sie, „und ich will auch nicht mehr." Sie rollt sich wieder auf meinem Oberschenkel zusammen und beginnt erneut leise vor sich hin zu weinen.

Meine Gedanken rasen, das Adrenalin pumpt durch meine Adern und mein Herz schlägt mir bis in die Schläfen. Hier liegt meine Herzkönigin und ist kurz davor, sich selbst aus ihrem Märchentraum zu schreiben. Das kann ich auf keinen Fall zulassen. Das darf ich einfach nicht zulassen.

Das Gespräch mit dem Urologen kommt mir wieder in den Sinn und einige von den Gesprächsfetzen, die ich vorsorglich ausgeblendet und unterbewusst anscheinend doch irgendwie abgespeichert habe. Was hat er noch über Mittel und Wege gesagt, für den Fall, dass mit meinem Sperma irgendetwas nicht wie gewünscht sein sollte?

„Und wenn wir uns mal einen Termin bei einem Spezialisten geben lassen? Also einem richtigen, meine ich." Ich suche verzweifelt nach dem richtigen Wort. „Du weißt schon, so 'ne Praxis, wo sie darauf spezialisiert sind, Kinder zu zeugen, so im Glas und so."

Meine Liebste dreht sich auf den Rücken und blickt mich durch einen Tränenschleier mit gerunzelter Stirn an. „Eine Kinderwunschpraxis, meinst du?"

Und wieso weiß sie den Begriff und mir fällt er wieder nicht ein? – Na, egal. „Genau."

Ich sehe, wie sie mich mustert, um herauszufinden, ob es mir ernst ist, und ich versuche entsprechend auszusehen, als wäre ich mir meiner Sache sehr sicher. In Wirklichkeit habe ich keine Ahnung, ob ich vielleicht gerade die Büchse der Pandora geöffnet habe. Mache ich uns jetzt noch mal aufs Neue völlig falsche Hoffnungen? Macht es das vielleicht am Ende erst richtig schlimm, und dann bin ich gar schuld, wenn unsere Beziehung zerbricht? Mein Kopf hat schon wieder das Kino angeworfen und galoppiert mit Überschallgeschwindigkeit auf die schlimmstmögliche Vorstellung zu.

Sie stützt sich auf die Ellbogen und legt den Kopf schief. Noch immer völlig verquollen, verschwollen, mit roten Augen und laufender Nase blickt sie mich an, und ein zaghaftes Lächeln erobert ihre Lippen. „Den Weg wärst du bereit mit mir zu gehen?"

Mein Herz schlägt schneller, und mir wird schon wieder warm, aber dieses Mal ist es mir egal, denn es fühlt sich richtig an. Ich nehme ihr Gesicht in meine Hände und sage aus tiefster Überzeugung: „Du weißt doch, mit dir kann ich mir alles vorstellen."

Und damit haben wir die Schwelle überschritten. Wir sind nicht länger Patienten bei Frauenarzt und Urologe, wir sind vielmehr die neu angetretenen Versuchskaninchen einer Kinderwunschpraxis.

# Von Wünschen und Wirklichkeit

Schon am nächsten Tag sitzt die beste Verlobte der Welt abends neben mir auf der Couch, und ihre Augen leuchten vor neu erwachtem Elan. Vor uns ausgebreitet liegen vier verschiedene Stapel mit Broschüren und Ausdrucken aus dem Internet, die an vielen Stellen mit handschriftlichen Vermerken und bunten Klebezetteln versehen sind.

„Das ist natürlich nur eine Auswahl, aber ich denke, wir müssen uns ja auch nicht jede Kinderwunschpraxis in ganz Norddeutschland anschauen, um uns für eine zu entscheiden", sagt die beste zukünftige Ehefrau der Welt und sieht mich stolz an.

„Hm", mache ich – genau danach sieht das hier nämlich aus. Wie viele von diesen Brutstätten gibt es denn bitte noch?

Ich greife wahllos nach der Broschüre, die mir am nächsten liegt, und blättere etwas darin herum, ohne sie wirklich zu lesen, während sie weiterspricht. Fröhliche Babys strahlen mich an, runde Bäuche und viele Bilder über den technischen Teil der Angelegenheit prangen auf den Seiten.

„Ja", lobt sie meine Wahl, „die Praxis hat mir auch gleich gut gefallen. Sie liegt zentral, hat allein im Kinderwunschbereich 15 Ärzte und kommt bei den Bewertungen auf diversen Portalen wirklich gut weg. Ich habe einige Erfahrungsberichte hier ausgedruckt." Sie deutet auf einen Stapel Papier. Ich versuche wertschätzend zu nicken und gleichzeitig weiter nur halb zuzuhören. Insgeheim frage ich mich, ob hier wirklich meine Expertise gefragt ist. Ich kaschiere meine Ahnungslosigkeit geschickt, indem ich wenigstens Interesse heuchle. Um so schneller ist wieder Frieden und Ruhe auf der Couch.

„Außerdem mag ich ihren Internetauftritt. Wirklich eine hervorragende Präsenz, und der nächste Info-Abend ist bereits kommenden Mittwoch.“

Damit bekommt sie auch meinen Zuschlag. Während ich mich noch frage, was das Design der Website wohl mit der Qualität der Ärzteschaft und dem Laden zu tun haben könnte, nicke ich immer noch, was offensichtlich als Zustimmung gedeutet wird. Nächsten Mittwoch ist mir recht, nur nicht mehr lange rumhampeln, sondern jetzt mal Butter bei die Fische und los.

„Super", sage ich, „dann sollten wir die Gelegenheit beim Schopfe packen und die als Erstes ansehen – und den Rest lese ich dann durch, wenn uns die nicht gefallen sollte.“

Ich ziehe den Kopf ein, ehe der böse Blick mich trifft – war klar, dass sie meinen Pragmatismus wieder nicht so richtig zu würdigen weiß. Ich knuffe sie leicht, und im nächsten Moment fliegt sie mir von der Seite um den Hals. Ihre Erleichterung, dass es vorangeht und es wieder Hoffnung gibt, entlädt sich spontan, und wir können ein ganz umplanmäßiges Herzchen in die App machen.

„Zentral gelegen“ ist nicht untertrieben, als wie wir die Treppe in dem altehrwürdigen Gebäude mitten in der City hochsteigen. 150 Meter vom Hauptbahnhof entfernt, wird man hier aus dem Trubel der Innenstadt direkt in geschmackvoll eingerichtete Räume geführt. Die Einrichtung ist modern und steht sogar für mich in einem angenehm professionellen Kontrast zu den weißen Stuckdecken und dunklen Holzböden. Ich verkneife mir ein Grinsen, denn es ist kein Geheimnis, dass ich keinerlei Gefühl für derlei Dinge habe. Irgendwie färbt die erste Verlobte der Welt doch auf mich ab.

In dem Raum herrscht angespannte Stille. Obwohl Stühle für etwa 40 Personen vorhanden sind, haben erst drei Paare Platz genommen. Ich mustere sie nacheinander so unauffällig wie möglich und versuche mir die Gründe ihres Erscheinens hier vorzustellen. Blickkontakt wird vermieden. Hier ist man nicht unter Gleichgesinnten, sondern unter Menschen mit den gleichen Makeln, und das ist offensichtlich unangenehm für alle Beteiligten. Auch wir setzen uns schweigend so weit wie möglich von allen anderen weg. Die beste zukünftige Ehefrau der Welt ist offensichtlich aufgeregt. Sie knabbert an ihren Fingernägeln, spielt mit ihrem Schal und greift immer wieder nach meiner Hand.

Mit dem letzten Gongschlag vom Kirchturm um die Ecke erscheint wie aus dem Nichts ein Typ Mitte vierzig mit der Statur eines Athleten und baut sich neben dem bereits laufenden Beamer auf. Locker auf den Fußballen federnd, als würde er sich auf ein Sparring vorbereiten, begrüßt er uns: „Moin zusammen, mein Name ist Professor Tom Braun, und ich bin heute Abend der Kapitän auf Ihrem Flug." Er grinst und zwinkert uns zu.

Alle starren ihn an. Ich schaue mich vorsichtig um und gewahre Erstaunen und Skepsis auf den Gesichtern. Vermutlich sehe ich nicht anders aus. Na, das geht ja gut los mit Major Tom. Ich lehne mich zurück und verschränke die Arme. Allerdings nicht für lange.

Schon in den nächsten Sätzen beweist Major Tom, dass er mehr als kompetent ist, und mit seiner direkten Art und seinem trockenen Humor liegt mir seine Art auf Anhieb.

In kurzen, knappen Ausführungen klärt er uns über mögliche Diagnosen und deren Behandlungsmöglichkeiten auf, verschweigt aber weder die wenig rosigen Statistiken noch Risiken, Nebenwirkungen oder Nebensächlichkeiten wie zum Beispiel die nicht ganz unmaßgeblichen Kosten, die die verschiedenen Formen von künstlicher Befruchtung mit sich bringen können. Und hey, hat er wie nebenbei erwähnt, dass unsere Krankenkasse so wenig dazuzahlt wie kaum eine andere? Mir gefällt, wie er, ohne lange um den heißen Brei herumzureden, die harten Fakten präsentiert und es dabei doch immer wieder schafft, positiv zu klingen und die Anwesenden hoffnungsvoll an den gewünschten Ausgang glauben zu lassen. Offensichtlich geht das nicht nur mir so, denn nach ungefähr der Hälfte seines Vortrages drückt meine Liebste fest meine Hand und nickt mir aufgeregt zu.

Ich erwidere ihren Blick und das Nicken, und wir sind uns einig, mit Major Tom wollen wir es auf jeden Fall noch mal versuchen.

Obwohl das Thema ja nun wirklich alles andere als angenehm ist, fühle ich mich am Ende der anderthalb Stunden erstaunlich entspannt. Während die anderen Paare den Professor noch mit Fragen löchern, tragen wir uns schon mal auf der Liste für die erbetenen Rückrufe ein und kreuzen an, dass wir bei ihm einen persönlichen Beratungstermin wünschen.

Gut gelaunt schlendern wir später Hand in Hand Richtung Hauptbahnhof. So ausgelassen habe ich meine Liebste schon lange nicht mehr gesehen.

Ich blicke sie an und lächle und versuche noch, meine Beobachtung in Worte zu fassen, als sie mir wieder einmal zuvorkommt. „Das hat gut getan, ich bin sehr froh, dass wir da waren."

Ich lächle sie an. „Ja, ich auch."

„Endlich können wir etwas tun." Sie strahlt.

Ich nicke.

„Und endlich können wir die Verantwortung an jemand anderen abgeben, das macht es mir wirklich leichter", fügt sie hinzu und schmiegt sich an meinen Arm. Ich entziehe ihn ihr, um ihn um sie legen und sie an mich ziehen zu können. Im Weitergehen erwäge ich, was sie gesagt hat. Genau das ist es. Wir geben jetzt die Verantwortung ab und überlassen das „Kindermachen" jemand anderem. Eine komische Vorstellung – und doch fühlt sie sich auch für mich gut an. Nur das mit der Krankenkasse muss ich dringend klären.

## Krankenkasse – Bäumchen wechsel dich

Zu Hause schaue ich mir die Kosten für die Behandlungen noch mal an und beginne wie immer mit meinem besten Kumpel Google eine Recherche in Bezug auf Krankenkassen, die Paare wie uns etwas besser unterstützen. Derer gibt es einige, wie ich feststelle.

Nun bin ich aber auch kein Unmensch, und jeder, und sei es eine Krankenkasse, verdient schließlich eine zweite Chance – zudem scheue ich mich intuitiv vor dem Aufwand, den ein Krankenkassenwechsel mit Sicherheit bedeutet. Also rufe ich erst mal in der nächstbesten Geschäftsstelle an.

Die klingelnde, jazzige Warteschleife macht mich etwas kribbelig, aber es dauert glücklicherweise nicht allzu lange, bis mich eine junge Frau am anderen Ende der Leitung in Empfang nimmt. „Wie kann ich Ihnen helfen?"

„Ähm … nun ja, also, ich versuche ein Kind zu bekommen."

„Das könnte schwierig werden."

„Wie jetzt?"

„Na ja, sind Sie nicht ein Mann?"

„Ja?"

„Mann? Schwanger? Nein? Okay, kein Problem, war nur ein Spaß. Was kann ich für Sie tun?"

Ich zögere kurz und sortiere meine Gedanken, aber dann lasse ich es lieber und komme einfach wieder auf den Punkt. „Also, meine Frau und ich versuchen ein Kind zu bekommen und sind jetzt in so einer Kinderwunschklinik. Na ja, und ich müsste mal wissen, wie viel Sie da dazubezahlen."

„Haben Sie das nicht auf unserer Website nachgelesen?"

„Doch."

„Und ist doch super, oder? Wir unterstützen Sie."

„Schon, aber das ist ja nur die Hälfte."

„Immerhin."

„Immerhin? Da bleibt aber noch ordentlich was übrig."

„Echt?" Sie klingt ehrlich ahnungslos, und ich frage mich, wer hier gerade wen informiert.

Ich nehme mir die Kostenkalkulation von der Website der Kinderwunschpraxis vor und fange an, die junge Unwissende am anderen Ende mit Zahlen zu füttern.

„Wow, das ist echt viel Geld."

„Ja", antworte ich, „eben, und da sind 50 Prozent Zuschuss einfach nicht genug."

„Tja, aber mehr geht nicht."

„Aber warum denn nicht?"

„Ist halt so, da kann ich nichts machen."

„Hm, und nun?"

„Na, das haben Sie nicht von mir, aber Sie haben ja das Recht, die Kasse jederzeit zu wechseln. Lassen Sie mich kurz schauen … genau, Sie und Ihre Partnerin sind ja beide schon über ein Jahr bei uns, also dürfen Sie rein theoretisch bis Ende nächsten Monats kündigen."

„Einfach so?"

„Genau."

„Aber ist das nicht kompliziert?"

„Nein, gar nicht. Kündigung schreiben, neue Kasse suchen, Arbeitgeber informieren, fertig."

„Sie sind ein Schatz."

Sie kichert. „Ich hab nix gesagt."

„Meine Lippen sind versiegelt."

„Danke."

„Nein, ich danke."

Erleichtert tippe ich schnell unsere Kündigungen und melde uns bei der anderen Kasse an, die viel mehr zuzahlen wird.

Dann sende ich einen Stoßseufzer zum Himmel. Das war ja jetzt mal wirklich leicht.

# Auf los geht's los – mit noch mehr Untersuchungen

Zum ersten Termin einen knappen Monat später treten wir natürlich gemeinsam an. Schließlich müssen wir ja wissen, was da so auf uns zukommt – vor allem auch finanziell. Die Praxis macht auch auf den zweiten Blick einen guten Eindruck. Freundliche Helferinnen legen erst eine Akte für uns an und geleiten uns dann durch den langen Flur zu einem der diversen dezentralisierten Wartebereiche, die einem ein Gefühl von Exklusivität geben, auch wenn man nur ein schnöder Kassenpatient ist. Wir werden gebeten zu warten und nehmen auf den üblichen Schwingstühlen Platz, die irgendwie in jedem Wartezimmer zur Grundausstattung gehören.

Sofort frage ich mich, ob es wohl ähnlich wie für Büromöbel auch einen Markt für Praxis-Wartebereichs-Ausstatter gibt. Alleine der Begriff belustigt mich, gleichzeitig bin ich auch total beeindruckt, zu welcher Art von Nichtigkeiten mein Hirn zu dieser frühen Stunde schon wieder fähig ist.

Ich blicke mich neugierig um. In diesem Teil der Praxis sind wir tatsächlich die einzigen Patienten, und es ist erstaunlich ruhig, obwohl hin und wieder die eine oder andere hellblau gekleidete Dame über den Flur von einem Zimmer ins nächste huscht. In meinem Kopf spielen sie heimlich fangen. Aber ich muss aufhören, so albern zu sein. Zu meiner Überraschung muss ich mir eingestehen, dass ich total aufgeregt bin. Dabei bin ich mir verhältnismäßig sicher, dass heute gar nichts gemacht wird und vor allem keiner was von mir will – schon gar nicht irgendwas, was mit kleinen Plastikbehältern und

Pornoheften zu tun hat. Und trotzdem sind meine Hände feucht und meine Beine kribbeln.

„Kannst du nicht mal still sitzen?“ Offensichtlich habe ich auch rumgezappelt, ohne es zu merken, denn die beste Verlobte der Welt ergreift fest mein Knie und drückt es so auf den Boden, dass ich nicht mehr mit der Ferse wippen kann. Ich umfasse ihre Finger – kalt. Ha! Sie ist auch aufgeregt.

In dem Moment schwingt lautlos die Tür zum Sprechzimmer von Professor Braun auf und der Typ, der immer noch aussieht wie Major Tom, winkt uns locker herein.

„Ach, Sie waren doch bei dem Info-Abend letzte Woche, nicht wahr?“, eröffnet er das Gespräch.

Wir nicken. Ertappt. Wieso sind wir ihm aufgefallen? Wirken wir so verzweifelt? Oder ist er nur gut vorbereitet und hat die Teilnehmerliste an dem Abend gelesen? Ich versuche ruhig auszuatmen.

Er sieht uns abwechselnd an und lächelt. „Und was kann ich denn wohl für Sie tun?“

Wir sehen uns an. Langsam fängt meine Liebste an zu erzählen. Von unserem letzten Jahr, von den vielen choreografierten Versuchen, von der Eileiterschwangerschaft und der OP, vom vielen Hoffen und Bangen, und dass wir – sie wirft mir einen Seitenblick zu, und ich drücke ihre Hand, die ich die ganze Zeit nicht losgelassen habe – so einfach nicht mehr weitermachen können.

Major Tom hat ruhig dagesessen und aufmerksam zugehört. Ein paar Mal hat er genickt, sich Notizen gemacht oder einen Blick auf die Unterlagen geworfen, die wir ihm gegeben haben. Jetzt lehnt er sich vor und sieht uns eindringlich an. „Der Eileiter konnte gerettet werden?"

Wir nicken unisono.

„Nun gut, mit ziemlicher Wahrscheinlichkeit ist er trotzdem nicht richtig durchlässig, und in Ihrem Alter und mit nur einem intakten Eileiter – wobei der auch genauso verklebt sein kann wie der erste – liegt die Wahrscheinlichkeit, auf natürlichem Wege schwanger zu werden, vermutlich noch ungefähr bei sechs Prozent."

Wir schlucken beide. Obwohl er nicht besonders teilnahmsvoll klingt, sondern eher sachlich und ziemlich auf den Punkt, wirkt er nicht unsympathisch. Ich schaue die beste Verlobte der Welt von der Seite an und drücke noch einmal aufmunternd ihre Hand.

Major Tom fährt fort: „Ist also gut, dass Sie jetzt kommen, damit wir aktiv werden können." Er lächelt uns zu. Dann erklärt er zügig, wie die nächsten Schritte aussehen könnten: einmal die Basisuntersuchungen wie Blut und Ultraschall, dann Hormonstimulation mit Eisprungspritze und noch mal Sex auf Kommando; wenn das in Kürze, sprich in zwei bis drei Zyklen nicht zum gewünschten Ergebnis führt, müssten wir weitersehen und gegebenenfalls über eine In-vitro-Fertilisation, kurz IVF, nachdenken.

Wieder wirft er einen prüfenden Blick in die Akte und nickt dann mir zu. „Zu dem Zeitpunkt müssen wir dann eventuell auch Ihre Spermien noch mal untersuchen, ob sich da etwas verändert hat, nicht dass ansonsten eine ICSE – die intrazytoplasmatische Spermieninjektion – notwendig wird."

Vor lauter Abkürzungen schwirrt mir der Kopf, und ich komme mir vor wie bei Mission Impossible, also nicke ich nur und versuche nicht allzu ahnungslos auszusehen. Offensichtlich war das aber irgendwie nicht positiv für mich, denn jetzt ist es an meiner Frau, mir die Hand zu drücken. Ich hebe die Augenbrauen und probiere, meine Überraschung hinter einem schiefen Grinsen zu verbergen.

Major Tom klappt die Akte zu, lehnt sich darüber und sieht uns beide wieder auf diese direkte Art an: „Über eines müssen Sie sich aber auch in jedem Fall klar sein. Sie können schwanger werden, und wir werden alles dafür tun. Aber das Risiko für die Geburt eines Kindes mit einer Trisomie 21, sprich dem Down-Syndrom, liegt bei einer 38-Jährigen bei 1 zu 167. Und das einer Fehlgeburt bei rund 30 Prozent." Er macht eine Pause, um die Zahlen wirken zu lassen.

Dieses Mal zucken wir allerdings nicht mehr, sondern sehen ihn einfach weiter gespannt an. Er quittiert das offenbar als Entschlossenheit und schließt seinen Monolog mit einer kurzen Auffrischung der finanziellen Rahmenbedingungen und was wir von der Kasse an Unterstützung zu erwarten haben. Plötzlich stockt er, schaut noch einmal in die Akte und sieht mich dann direkt an: „Sie sind doch verheiratet, oder?"

Die beste Verlobte und ich sehen uns an und schütteln die Köpfe. „Nein, noch nicht", antworte ich ausweichend, füge aber hastig hinzu, „aber ja gesagt hat sie schon." Klang das jetzt irgendwie trotzig?

Jetzt ist es an Major Tom, die Stirn zu runzeln, und er lehnt sich zurück, während er leise durch die Zähne pfeift.

„Nun, dann sollten Sie das mal schnell amtlich machen, denn sonst ist so eine künstliche Befruchtung Ihr Privatvergnügen, und Sie werden zum Selbstzahler." Er greift in das Schubfach eines Rollwagens und holt eine

Preisliste hervor. Er platziert sie vor mir auf dem Tisch, und wir lehnen uns vor, um ihm zu folgen, während er mit der Spitze des Kugelschreibers diverse Posten durchgeht.

Am Ende ist es an mir, durch die Zähne zu pfeifen. Satte Preise. Ich habe ja schon gehört, dass Kinder einen Haufen Geld kosten, aber dass es so teuer ist, welche zu bekommen, ist mir völlig neu. Glücklicherweise sieht meine Liebste allerdings ebenso schockiert drein, also wage ich den Scherz: „Na, dann heiraten wir doch lieber mal zügig." Ich zwinkere ihr aufmunternd zu, und sie nickt nur etwas baff.

Major Tom jedoch ist zufrieden und springt auf. „Klasse, wenn Sie dann keine Fragen mehr haben …" Wir schütteln unisono die Köpfe, und er klatscht erfreut in die Hände und reibt sie sich. „Na, dann kann's ja losgehen."

Er zückt ein weiteres, kariertes Blatt aus der Ablage, auf dem er oben den Namen meiner Liebsten, ihr Geburtsdatum und sich als behandelnden Arzt notiert. Dann krickelt er ein paar Linien und ein paar Zahlen in einige Felder und dreht den Zettel schwungvoll zu uns um, während er über Kopf mit dem Kuli auf die Stellen tippt, die er im Folgenden benennt.

„Dann machen wir heute im Anschluss die Blutabnahme, und ich werde gleich noch den Ultraschall machen. Anschließend gebe ich Ihnen ein Rezept mit für das Clomifen und die Ovitrelle. Das ist soweit alles noch kostenlos respektive wird von der Kasse übernommen." Er macht einige Kreuze auf dem Behandlungsplan und umkringelt einige Daten. „Bitte machen Sie zu diesem Zeitpunkt einen Ultraschalltermin aus. Zu dem sage ich Ihnen dann, wann Sie sich das Ovitrelle spritzen."

Ich schlucke, und mir tritt sofort kalter Schweiß auf die Stirn. Spritzen? Wir? Zu Haus? Aber die beste Ehefrau der Welt nickt nur ernst und fragt pragmatisch: „Ich bin keine Diabetikerin oder so und hab mir noch nie eine Spritze geben müssen, kann mir das jemand zeigen?“

Major Tom entgegnet genauso neutral: „Kein Problem, das machen die Damen vorn bei der Blutabnahme. Ist auch wirklich leicht, die Dinger funktionieren wie ein Epipen. Kappe ab, Spitze rein, durchdrücken.“ Er zwinkert ihr zu, und sie quittert es mit einem Lächeln. Ich fühle mich ausgeschlossen, und außerdem ist mir immer noch schwummerig, wenn ich an die Nadel denke.

„Anschließend nehmen Sie dann die Utrogest, aber das Rezept gebe ich Ihnen eh erst mit, wenn Sie zum Ultraschall da waren und wissen, wann das Ovitrelle gespritzt werden muss.“

„Und wann haben wir Sex?“, platze ich heraus und bekomme doch tatsächlich rote Ohren. Der Versuch, einen sinnvollen Beitrag zu dem Gespräch zu leisten, ist offiziell peinlich gescheitert.

Aber der Doc lächelt nur cool und umkringelt ein Kreuz für mich: „Am besten genau da.“

Ich lehne mich wieder zurück und versuche nicht das Kringelchen anzustarren. Aber es ist, als hätte ein rosa Elefant den Raum betreten, den ich nicht anblicken darf – und ich kann die Augen nicht abwenden.

„Noch Fragen?“ Auch Major Tom lehnt sich zurück, und als wir schweigen, stützt er sich schwungvoll hoch. „Na, dann legen wir mal los. Die Blutabnahme ist gleich am Ende des Flures auf halber Strecke zum Empfang.“ Er drückt mir den Behandlungsplan in die Hand und scheucht uns fast aus seinem Sprechzimmer. Ein letztes Zwinkern, und wir sind wieder auf dem Flur.

Meine geliebte Nun-wohl-sehr-bald-Ehefrau sieht zu mir hoch und lächelt mich tapfer an: „Na, dann legen wir also mal los. Willst du mich heiraten?“

Ich blicke auf den Behandlungsplan in meiner Hand, setze ein schräges Grinsen auf und entgegne, so cool ich kann: „Klar, mit dir kann ich mir alles vorstellen.“ Sie nickt und geht los. Ich trotte ihr stumm hinterher.

Wenn das man gut geht.

## Auf die Plätze, fertig, los – oder doch nicht?

Wir legen also los: Jeden Tag im neuen Zyklus schaue ich meiner Liebsten dabei zu, wie sie morgens schon Tabletten nimmt, und versuche, Veränderungen zu kategorisieren in „ist normaler Zyklus", „kommt von der Anspannung der letzten Monate" oder „ist eine Nebenwirkung des Präparates" – Untergruppen „typisch" und „untypisch".

Mir fällt nichts auf. Ist ja klar. Die beste Bald-Ehefrau der Welt beklagt sich allerdings auch über nichts, sondern bestärkt mich immer wieder darin, dass alles okay ist.

„Bist du sicher?", hake ich nach und kneife die Augen zusammen, damit mir keine noch so kleine, verräterische Regung entgeht. Sie guckt mich über den Rand ihres Marmeladenbrötchens an und nickt, während sie weiterkaut.

„Du würdest es mir aber schon sagen, wenn du dich nicht gut fühlst oder so?", bohre ich nach. Was sie nicht weiß, ich habe heimlich den Beipackzettel von diesem Clomifen studiert, und mir ist schon beim Lesen wieder ganz anders geworden. Schwere Maschinen sollte man jedenfalls unter Einfluss des Mittels nicht verwenden, das allein sagt ja wohl schon wieder alles.

Sie blickt auf. „Was hast du denn heute? Natürlich würde ich es dir sagen, wenn irgendetwas komisch wäre. Aber der Einzige, der sich hier gerade irgendwie komisch verhält, bist du." Sie runzelt die Stirn.

Ich streiche Butter auf meine Brötchenhälfte und halte den Blick gesenkt. Ist es etwa nicht normal, dass ich mir Sorgen mache?

Prompt bekomme ich eine Antwort, als hätte ich die Frage ausgesprochen: „Du bist doch sonst nicht so mega aufmerksam. Ich werd's dir schon sagen, wenn ich was merke von der Stimulation."

Na toll, ich bin also unaufmerksam. Schmollend vollende ich mein Brötchen mit einer Schicht Nutella und nehme einen so großen Bissen, dass jedes weitere Gespräch unmöglich gemacht wird. Ich werde nicht mehr nachfragen, das hat sie jetzt davon.

Als es aber ein paar Tage später so weit ist, dass sie vom Ultraschall mit dem Auftrag zurückkommt, noch am Abend die Auslösespritze zu setzen, bin ich doch wieder ganz Feuer und Flamme. Obwohl ich mir nichts Schrecklicheres vorstellen kann, als mir selbst eine Spritze setzen zu müssen, will ich auf jeden Fall Manns genug sein und ihr bei der Prozedur beistehen.

„Wozu?", fragt sie, „damit du mir umfällst?"

Ich schmolle und verschränke die Arme vor der Brust. Irgendwie traut sie mir echt nichts zu. „Na, nach der OP hab ich auch nicht gezögert und war dir bei allem behilflich – ohne umzufallen", betone ich.

Sie struwwelt mir durch die Haare, was, wie sie weiß, ich nicht leiden kann, und antwortet: „Okay, dann komm halt mit."

Wie gesagt, heiß war ich auf diesen Moment jetzt nicht gerade, aber wo ich den Mund nun schon mal so voll genommen habe, ziehe ich es natürlich auch durch. Wir setzen uns auf die Couch und sie packt den Pen aus. Es sieht äußerst professionell aus, wie sie zunächst die Dosis justiert, dann die Schutzkappe abzieht und die

Einmalnadel montiert. Dann hebt sie ihr T-Shirt, formt zwischen zwei Finger eine Bauchfalte – und hält inne.

„Bereit?“, fragt sie, und ich kann ihr an der Nasenspitze ansehen, dass ihre Coolness auch nur geblufft ist. Also reiße ich mich zusammen und ringe mir ein Lächeln für sie ab. „Klar.“

Ohne mich aus den Augen zu lassen, sticht sie mit etwas Schwung die Nadel in ihren Bauch. Sie lässt los und beginnt sehr gefühlvoll den Pen zu entleeren. Ich muss schlucken und spüre, wie mir kalt wird.

„Jetzt nur nicht umfallen, nur nicht umfallen“, bete ich wie ein Mantra immer wieder vor mich hin. Schließlich ist der Pen leer. De facto waren es laut ihrer Aussage zehn Sekunden, in denen sich das Medikament verteilen soll, gefühlt war es eher eine halbe Ewigkeit. Das würde ich allerdings nicht zugeben – niemals, nicht einmal unter Folter. Na ja, gut, unter Folter vielleicht, aber wer sollte … ich schweife schon wieder ab und reiße mich schnell zusammen, um nicht wieder den Stempel „unaufmerksam“ abzukriegen.

„Alles gut?“, frage ich sie stattdessen und lenke geschickt von meiner mit Sicherheit leichenblassen Hautfarbe ab.

„Ist okay, hat nur ein bisschen gedrückt.“ Sie sieht mich an – und durch mich hindurch. Ich will sie in den Arm nehmen, aber sie windet sich aus meiner Umarmung und beginnt eifrig den Müll zusammenzuräumen.

„Ich will das nur eben wegräumen“, sagt sie und verschwindet in der Küche. Ich bleibe einen Moment sitzen, aber anscheinend war nicht eingeplant, dass sie noch einmal wiederkommen wollte. Ich stütze die Ellbogen auf die Knie und fahre mir mit den Händen durchs Haar. Irgendwie wird diese Kinderfrage immer mehr zu einer Zerreißprobe für unsere Beziehung, und nicht einmal mir bleibt verborgen, dass meine geliebte Frau immer häufiger Dinge mit sich selbst ausmacht.

Wild überlege ich hin und her, was ich tun könnte. Da mir aber nichts einfällt, tue ich das Naheliegendste. Ich bleibe einfach auf der Couch sitzen – allein.

Die folgenden Tage sind gekennzeichnet von einer aufgekratzten Stimmung. Wir schwanken zwischen „betont ruhig bleiben und uns nicht zu früh unnötig Hoffnung machen“ und „wie geil, vielleicht hat es jetzt wirklich geklappt“.

Der Tag der Tage kommt. Unweigerlich – und ich kann die Nacht vorher kaum schlafen vor Aufregung. Ich weiß, dass es ihr genauso geht, denn anstelle ihres regelmäßigen Atems höre ich sie neben mir die halbe Nacht nur rumwühlen. Mittlerweile ist einfach alles gesagt, und irgendwann im Morgengrauen, als die Stille und die Dunkelheit nur noch unerträglich sind, robbt sie rüber und nimmt meine Hand. So bleiben wir liegen, hängen jeder unseren Gedanken nach und warten auf den Wecker.

Sie steht als Erste auf und geht ins Bad. Kaum fünf Minuten später ist sie wieder da und kriecht noch einmal unter meine Decke. „Nichts.“

„Noch keine Tage?“

Sie schüttelt an meiner Schulter den Kopf.

„Ball flach halten“, sage ich mir selbst und drücke sie nur fester an mich. Auch sie sagt nichts weiter, und so stehen wir einfach auf. Auch am Tag drauf und dem Tag danach bleibt ihre Periode aus, und ich gebe zu, dass auch ich mich zu neuer Hoffnung hinreißen lasse. Kann es denn wirklich sein, dass uns so ein paar Hormone unseren Wunsch wirklich erfüllen?

Am vierten Tag ist wieder Blutabnahme und sie ganz früh wieder in der Praxis. Angespannt warte auch ich in der Firma auf einen erlösenden Anruf und stürze mich in der Sekunde aufs Handy, wo ich mittags ihren Namen im Display aufblitzen sehe.

„Und?" frage ich atemlos ohne jedwede Begrüßung.

In der kleine Pause, die entsteht, ehe sie Atem holt und mir antwortet, ist in meiner Fantasie schon das volle Spektrum an Reaktionen abgelaufen. Von Jubelschreien und Luftsprüngen bis zu völligem Zusammenbruch und den ersten Tränen seit unserer Hochzeit.

„Nichts", sagt sie schließlich, und ihre Stimme zittert vor Beherrschung hörbar, „diese Tabletten, die die Schleimhaut stabilisieren, tun das so gut, dass sie meine Periode verhindert haben – obwohl ich nicht schwanger bin. Ich kann sie dann jetzt absetzen."

Ich bin sprachlos. Wie ein Luftballon, aus dem die Luft einfach entwichen ist, sacke ich in mir zusammen. Allerdings auch nicht mehr. Kein großer Schmerz bricht über mich herein, der Boden bleibt unbewegt unter meinen Füßen. Ich frage mich gerade, ob es normal ist, dass man in so kurzer Zeit so abstumpfen kann, als mir klar wird, dass ich sie noch am Apparat habe und sie zu Recht eine hörbare Reaktion von mir erwartet.

„Und jetzt?", frage ich in Ermangelung von Zugang zu meinen tieferen Gefühlen.

„Noch mal von vorn, ich fange wieder mit Clomifen an, sobald meine Tage durch sind."

„Hm“, mache ich und grübele nach, wie ich mich fühle, um anschließend nach den passenden Worten suchen zu können, die es beschreiben.

Sie kommt mir zuvor. „Ist Spinatlasagne heut Abend okay?“

„Was?“

„Na ja, ich dachte, wir hatten lange keine Lasagne, hast du Appetit?“

Ich will nicht noch mal nachfragen, also murmele ich nur etwas Zustimmendes.

„Okay“, sagt sie, „dann bis nachher, hab noch einen erfolgreichen Tag, ja?“ Sie legt auf, ehe ich die Chance habe, etwas zu entgegnen, und ich weiß nicht, woher der Gedanke kommt, aber ich ahne, dass sie jetzt zu Hause sitzt und weint.

Mittlerweile schon alte Hasen, was die ganze Medikation anbelangt, ziehen wir den zweiten Monat wie Profis durch. Wir schweigen noch etwas mehr, die Spannung ist noch etwas höher, die freudige Erwartung noch etwas gedämpfter und der Geschlechtsverkehr eine solche Nebensache geworden, dass es mich überrascht, dass ich überhaupt noch kann. Aber auch darüber will ich eigentlich lieber nicht mehr nachdenken. Die Spritze ist noch genauso widerlich, und auch die Tage danach werden einer unerträglicher als der nächste. Heimlich frage ich mich, ob unsere Entscheidung richtig war, uns Hilfe zu suchen. Anscheinend macht es die Sache gar nicht besser, sondern eher schlimmer.

Der anfängliche Elan, von wegen der abgegebenen Verantwortung und der neuen Chance durch Major Tom, weicht viel zu schnell der Ernüchterung, dass wir es auch mit aller Hilfe der Welt nicht erzwingen können. Was, wenn wir einfach kein Baby bekommen sollen?

Während ich in ihren traurigsten Momenten genau diese Frage immer als Unmöglichkeit von uns weise, ist sie es, die mich in meinen ruhigen Momenten mittlerweile geradezu verfolgt. Was wenn … ? Wie lange geben wir uns dann jetzt noch der Illusion hin, ein Halbgott in Weiß könnte es richten? Wann ist der Punkt erreicht, den Wunsch loszulassen? Geht das überhaupt noch, und wie soll das gehen? Nach so langer Zeit, nach allem, was wir jetzt schon investiert haben? Und was überlebt unsere Beziehung eher? Dass wir uns das Scheitern einräumen und gemeinsam versuchen, einen Ausweg daraus zu finden, oder dass wir es einfach so lange weiterversuchen bis … ja, bis was? Ich wage den Gedanken nicht zu vollenden.

Dass wir auch dieses Mal das gleiche Ergebnis erzielen, nehmen wir sehr unterschiedlich auf. Meine über alles geliebte Verlobte bricht zusammen, wie ich es noch nicht erlebt habe. Unzugänglich für irgendein Wort schluchzt sie eine Stunde lang in meinem Arm. Danach ist sie so erschöpft, dass sie sich nur noch im Bett zusammenrollt. Ich wage nicht aufzustehen und in den Nebenraum zu gehen. Stattdessen bleibe ich bei ihr sitzen und streichle ihr Haar. Meine Gedanken kreisen wieder in den eingefahrenen Bahnen, und am Ende bleibt nur ein einziger übrig: Ich habe Angst. Angst um uns und das, was wir haben. Angst, dass wir bereits etwas kaputtgemacht haben, was sich nicht mehr reparieren lässt.

Ich blicke auf meine Liebste, die neben mir liegt und mir den Rücken zugewandt hat, und schlucke. Was kann ich ihr sagen, damit wir diesen Irrsinn beenden?

„Das geht so nicht."

Ich fahre zusammen wie vom Schlag getroffen. Mechanisch streichle ihr weiter ihr Haar.

„Das bringt doch alles nichts."

Ich schweige beharrlich, weil ich auf keinen Fall das Gespräch in die falsche Richtung lenken will. Mein Herz schlägt mir bis zum Hals. Sie dreht sich um und sieht mich mit ihrem völlig verquollenen Gesicht an. „Sind wir bekloppt, dass wir uns so darauf versteifen, ein Kind zu bekommen? Ich hab langsam das Gefühl, dass ich, du und unsere Beziehung vor die Hunde gehen."

Ich nicke beklommen und streiche ihr eine Strähne aus der Stirn. „Du bist mir das Allerwichtigste, Liebling, und ich will einfach, dass du glücklich bist. Sag, was du willst, und ich ziehe es mit dir durch."

Ohne zu wissen wie, scheine ich einen der raren Momente erwischt zu haben, wo ich, ohne nachzudenken, genau das Richtige sage.

Sie setzt sich auf und lässt sich von mir in den Arm nehmen. Ich hauche ihr einen Kuss auf die Stirn und drücke sie eng an mich.

Nach einer Weile lehnt sie sich etwas zurück und sieht mich an: „Dann lass es uns richtig versuchen."

Ich sehe ihr in die Augen und könnte platzen vor Liebe. Wo eben nichts als blanke Angst war, dieses wundervolle Geschöpf zu verlieren, sehe ich jetzt eine Chance, dass wir zusammen auch dieses Trauma überwinden.

„Ganz oder gar nicht", sage ich und klinge dabei optimistischer, als ich bin. Sie lächelt.

„Ganz oder gar nicht", erwidert sie und küsst mich.

# Auf die Plätze, fertig, ja!

„Ganz oder gar nicht" heißt in unserem Fall ja nichts anderes, als dass wir zunächst einmal kurzfristig heiraten müssen. Jetzt, wo ich das so ausspreche, finde sogar ich, dass das irgendwie doof klingt. Und obwohl ich jetzt nicht so der mega Romantiker bin und ganz sicher auch nicht die Sorte Prinz auf weißem Schimmel, der mit einer als Sahnebaiser verkleideten Frau vor den Altar tritt, kommt es doch auch mir etwas arg nüchtern vor, als ich am nächsten Morgen im Standesamt anrufe, um den nächstmöglichen Termin für eine Eheschließung zu erfahren.

„Sechs Wochen", lautet die mehr als ernüchternde Antwort.

„Was, wieso das denn? Wir wollen doch bloß kurz Ja sagen."

Offensichtlich habe ich wieder die Spaßbremse unter den Standesbeamten erwischt, denn als einzige Reaktion kommt: „Wollen Sie den Termin?"

„Ähm, hab ich denn eine Wahl?"

Resigniertes Seufzen.

„Klar, Sie können es ja auf einem anderen Amt versuchen, aber in der Stadt mache ich Ihnen da wenig Hoffnung."

Wenig Hoffnung? Papperlapapp! Ich überlebe seit Monaten in einem weitaus hoffnungsloseren Szenario. Da wird sich ja wohl ein Standesamt finden lassen, das uns nicht noch sechs Wochen hinhält.

Ich verbringe also meinen Vormittag anstatt Quartalszahlen zu planen damit, die Standesämter der unterschiedlichen Bezirke abzutelefonieren bis in die umliegenden Randgebiete, nur um festzustellen, dass ich zwar weiter weg, aber nicht signifikant schneller heiraten kann.

Also alles auf Anfang, und wieder bei der ach so hilfsbereiten Kollegin vom Anfang angerufen.

Wider Erwarten habe ich eine andere Stimme am Telefon. „Den nächsten Termin, ja, lassen Sie mich mal sehen, was ich da für Sie tun kann." Es entsteht ein kurzes Schweigen, und ich höre tatsächlich Tastenanschläge. Dann ist sie wieder da und sagt: „Wie sieht es denn Freitag in fünf Wochen aus? Da kann ich gerade einen Termin um neun Uhr neu vergeben."

„Nehme ich!", entfährt es mir lauter als geplant. „Ähm, sorry, was muss ich jetzt machen?"

Die Stimme lacht. „Kommen Sie einfach mal vorbei. Ich trage den Termin schon mal für Sie ein, und dann kommen Sie so bald wie möglich mit den notwendigen Unterlagen und den 53,50 Euro für Urkunden und die anderen Unterlagen, und dann können Sie heiraten."

In meinem Kopf rattert es. Sie ist offensichtlich nett, und ich will nicht als Depp dastehen, aber was für Unterlagen meint sie? Vielleicht ist sie entfernt mit meiner Bald-Ehefrau verwandt, denn sie scheint meine unausgesprochene Frage gehört zu haben. „Welche Unterlagen das genau sind, können Sie einfach im Internet auf unserer Seite nachlesen, und für die Abschriften aus dem Geburtenregister müssen Sie ohnehin hierher, wenn Sie beide im Bezirk geboren wurden."

Ich schwanke zwischen Dankbarkeit und wachsender Verwirrung. Eine Frage beantwortet, diverse weitere Unklarheiten türmen sich auf. „Wir haben noch keine Kinder", sage ich.

Wieder lacht sie. Jetzt ist mir das schon weit weniger sympathisch. „Nein, um Kinder geht es dabei auch nicht, aber wir brauchen doch für die Eheschließung einen Geburtsnachweis von Ihnen und Ihrer zukünftigen Ehefrau."

„Ach, Sie meinen eine Geburtsurkunde, ja klar, die haben wir."

„Nein, die meine ich eben nicht, die sind nämlich zu alt."

„Zu alt?"

„Genau."

„Zu alt zum Heiraten?" Jetzt fange ich an, wirklich beleidigt zu sein.

„Ja, das Formular wird nicht mehr anerkannt, deshalb müssen Sie sich einen aktuellen, nicht älter als sechs Monate alten Auszug aus dem Geburtenregister erstellen lassen, mit dem Sie Ihre Eheschließung dann bei uns anmelden."

„Ist das wenigstens im Preis inbegriffen?"

Sie lacht schon wieder. „Nein, natürlich nicht. Das kostet 10 Euro pro Auszug."

Natürlich nicht. Mittlerweile ist sie mir einfach nur noch unsympathisch.

„Wann kann ich die denn abholen, und wie lange wird das Ausstellen dauern?", knirsche ich durch die Zähne.

„Immer vormittags von neun bis zwölf Uhr hier im Hause im Zimmer 183 im ersten Obergeschoss. Und keine Sorgen, die Kollegen machen das gleich vor Ort, das dauert nicht so lange. Aber Freitag ist zu, weil wir eine Besprechung haben."

Ich grummele ein „Danke" und lege auf. Na, das wird ja lustig. Ich rufe die Website der Behörde auf und finde unter der Rubrik Standesamt tatsächlich die besagte Liste. Ich drücke auf „drucken“ und rechne mir im Kopf aus, wie begeistert mein Chef ist, wenn ich dann morgen früh mal wieder später komme.

Aber was sein muss, muss eben sein. Ich schlucke also alle blöden Kommentare herunter und sammle am nächsten Tag die gewünschten Auszüge aus dem Geburtenregister ein. Dass ich nicht jünger werde, nur weil das Papier frischer ist, ist wohl klar. Aber vermutlich ist der Behörde auch herzlich egal, wie alt der Narr ist, der heiraten will, solange nur ihre Ordner mit aktuellen Belegen gefüllt werden. Was wohl passiert, wenn irgendwann in einer nicht allzu fernen Zukunft sich auch innerhalb von Behörden das papierlose Büro durchsetzt? Ob man dann Dateien regelmäßig duplizieren muss, damit sie „aktuell“ genug sind? Den ganzen Weg zurück in die Firma grolle ich vor mich hin ob dieses bürokratischen Wahnsinns, bis mir an einer Ampel beim Anblick eines Brautmodenladens plötzlich etwas ganz anders einfällt: Ich werde heiraten. Also ich meine, wir werden heiraten. Wir machen so richtig Ernst. Und das erste Mal seit Wochen sitze ich einfach nur da und grinse dümmlich vor mich hin, während der Verkehr um mich herum rollt und es hinter mir anfängt zu hupen.

Da mein halber Vormittag eh schon weg ist, tue ich gar nicht erst so, als würde ich jetzt arbeiten, sondern rufe stattdessen die beste Bald-bessere-Hälfte der Welt an. „Schatz, willst du mich heiraten?“

„Ja“, antwortet sie zögernd.

„Und wo wollen wir hin auf Hochzeitsreise?“

Sie schweigt.

„Hey, bist du noch da? Wir haben den Termin in fünf Wochen und ich wollte nur wissen, wohin …“

„Ja“, unterbricht sie mich, „ich hab dich schon gehört. Aber wir können doch gar nicht lange weg, wenn wir mit den Behandlungen weitermachen wollen.“

Das hatte ich schon wieder völlig vergessen. Euphorisiert von dem Gedanken an unsere Eheschließung, war mir doch tatsächlich unser Drama kurz entfallen. Aber so schnell gebe ich nicht auf. „Dann wenigstens ein Wochenende am Meer oder so? Da kannst du die Medikamente einfach mitnehmen, und zum Ultraschall und so sind wir längst wieder da.“

Sie zögert, und dann höre ich doch ein Lächeln in ihrer Stimme, als sie antwortet. „Das wäre schön. Wie wäre es an der Nordsee?“

Klare Handlungsanweisung, ich bin sofort in meinem Element. „Ein Wochenende an der Nordsee, wie Madame wünschen.“

„Quatschkopf.“

„Ich liebe dich.“ Wie lange habe ich diese Worte nicht mehr nur gesagt , um sie zu trösten. Mir läuft ein Schauer über den Rücken. Endlich spüre ich sie wieder – und mich auch.

„Ich liebe dich auch.“

Unsere Hochzeit wird unspektakulär wie geplant. Sie hat zwar darauf bestanden, sich ein hellblaues Kleid zu kaufen, und mich gezwungen, eine Krawatte zu tragen, aber aufregender wird es auch nicht. Die Standesbeamtin versucht mit Inbrunst zwei völlig Fremden ein paar warme Worte mitzugeben, und am Ende sind wir binnen 15

Minuten Mann und Frau. Obwohl völlig schmucklos, ist es für uns trotzdem besonders, und ich kann mich einer gewissen Weichheit in den Knien nicht erwehren, als ich ihr den Ring anstecke, nachdem sie „ja" gehaucht hat. Sie ist einfach das Beste, was mir je passiert ist. Ich muss schlucken. Und ja, wir werden das schaffen. In guten und in schlechten Tagen und auch an den ganz beschissenen – auch wenn ich insgeheim immer noch bete, dass sie nun bald ein Ende haben mögen, denn wie viel Scheiße können wir denn bitte mit dem Thema „Baby" noch erleben?

Aber in diesem Augenblick schiebe ich den Gedanken einfach von mir und bin glücklich. Wir laufen zum Auto, als wären wir zwei Ausreißer, die gerade zusammen durchbrennen, und machen uns auf Richtung Autobahn. Knapp zwei Stunden später sind wir im Hotel an der Nordsee und stehen Arm in Arm bei einem Glas Champagner auf dem Balkon.

„Weißt du", sagt sie und schmiegt sich an mich, „das war schön. Auch wenn ich mir immer eine richtige Hochzeit gewünscht hatte, aber so ist es irgendwie nur für uns, und das ist schön." Ich lächele sie glücklich an und küsse sie, als sie mir ihr Gesicht entgegenwendet.

Und für ein paar Stunden an diesem Wochenende sind wir mal wieder einfach nur wir.

## Mission Impossible – warum zum Geier geht's nicht mal einfach?

Wenn ich geglaubt habe, das tiefste Tal hätten wir durchschritten mit unserer Entscheidung, jetzt in Sachen künstliche Befruchtung aufs Ganze zu gehen, dann werde ich schnell eines Besseren belehrt.

Schon beim nächsten Termin in der kommenden Woche bei Major Tom alias Professor Braun holt uns die Realität wieder mit voller Wucht ein. Er strahlt wie immer diese gelassene Zuversicht aus. Ich überlege derweil ernsthaft, ob ich außer ihm noch einen Menschen kenne, an dem es nicht komplett lächerlich aussehen würde, wenn man an einem Poloshirt den Kragen hochstellt. Mit fällt keiner ein, also wende ich meine Aufmerksamkeit wieder dem Gespräch zu. Wie immer ist mir bei dem Teil, wo es um die Entnahme der stimulierten Eier geht, schlecht geworden. Irgendwann muss ich das echt mal untersuchen lassen, was das mit mir und den Nadeln ist.

Ich fokussiere also wieder und stelle bestürzt fest, dass Schweigen herrscht. Verflixt, was habe ich verpasst? Meinen Einsatz womöglich?

Mein Blick huscht zwischen dem Doc, der auf seinen PC eintippt, und meiner Frau, die betreten zu Boden blickt, hin und her. Vorsichtig ergreife ich ihre Hand. Sie sieht kurz auf und deutet ein Lächeln an, ehe sie wieder zu Boden blickt. Okay, das war jetzt keine Hilfe. Ich wage kaum zu atmen, aus Sorge, dass ich den Anschluss noch weiter verpasse – oder schlimmer noch, es jemandem auffällt.

Schließlich ist Major Tom fertig und sieht uns wieder an. „Also wie gesagt, der Eingriff ist nicht schlimm, und wenn wir ihn mit der Entnahme zusammen machen, werden Sie überhaupt nichts davon mitbekommen."

Ich schlucke. Das klingt ernst. Was habe ich da bloß verpasst? Da die beste Ehefrau der Welt immer noch nicht überzeugt aussieht, lehnt sich Major Tom vor und sieht ihr fest in die Augen: „Machen Sie sich keine Sorgen. Eine nach hinten geklappte Gebärmutter ist kein Hinderungsgrund, und auch daran, dass der Muttermund zu eng ist, scheitern wir nicht. Einmal hat es doch sogar schon geklappt, ganz ohne Hilfe. Sie können schwanger werden, nicht vergessen, und wir bahnen der befruchteten Eizelle einfach vor dem Einsetzen noch ein bisschen den Weg. Ist so'n bisschen, wie den roten Teppich auszurollen. Sie werden schon sehen, ist wirklich reine Routine."

Er zwinkert ihr zu, und ich sehe, dass sie auch ihm ihr tapferes, kleines Lächeln schenkt. Währenddessen versuche ich noch die aufgeschnappten Informationen zu verarbeiten. Zu enger Gebärmuttermund? Ich versuche mir die Begriffe fest einzuprägen, um sie zu Hause zu googeln. Jetzt bloß nicht wieder abschweifen, sonst verpasse ich womöglich die nächsten wichtigen Infos.

„Haben Sie noch Fragen?"

„Wie viel werde ich dieses Mal von der Stimulation merken? Ich meine, wenn da mehrere Eizellen heranreifen?"

Major Tom lehnt sich zurück und erwägt seine Antwort kurz. „Nun, das hängt komplett davon ab, wie gut das mit der Stimulation bei Ihnen anschlägt. Wir werden erst mal ganz vorsichtig anfangen. Sie sollen sich ja nicht fühlen wie eine Legehenne, und berücksichtigt man Ihr Alter, kann es durchaus sein, dass nur drei oder vier Folikel heranreifen. Das werden Sie dann kaum merken. Im schlimmsten Fall wird es ein bisschen ziehen, als würden Sie Ihre Tage bekommen."

Meine Liebste schnaubt leise bei dem Vergleich. Er fährt fort: „Im Prinzip ist nur die Frage, wie Ihr Körper auf die Stimulation anspricht. Den Rest erledigen wir." Er lächelt mir zu. Mir wird warm, hatte er dazu etwa auch schon was gesagt? Ach ja, die Sache mit der Samenspende …

„Sie nehmen jetzt erst mal Ihre Tabletten, und dann sehen wir uns Ende nächster Woche zum Ultraschall. Dann machen wir je nach Zustand direkt den Termin für die Entnahme." Wieder sieht er mich an, fasst aber dankbarerweise weiter zusammen: „Dann kommen Sie gemeinsam, ihr Mann gibt eine frische Probe ab und wir entnehmen Ihnen kurz Ihre Ernte, und dann geht alles ins Labor. Drei Tage später setzen wir dann wie besprochen zwei Eier zurück." Zufrieden faltet er die Hände hinter seinem Kopf und lehnt sich noch weiter zurück. „Und dann gucken wir mal."

Wir nicken beide stumm. Und dann gucken wir mal.

Entgegen Major Toms Prognose ist die Stimulation nicht so ganz ohne. Bereits am Ende der ersten Woche beginnt die beste Ehefrau der Welt, immer mal wieder das Gesicht zu verziehen.

„Was ist denn", erkundige ich mich, als sie selbiges mit einem leichten Stöhnen kombiniert, was selbst mir nicht entgeht.

„Ach, es zieht."

Ich gucke mich um und schnalle nichts, denn es ist kein Fenster geöffnet. Sie rollt mit den Augen und deutet auf ihren Unterleib. „Hier."

„Oh“, mache ich. Da sie mich erwartungsvoll ansieht, werfe ich schnell nach: „Das ist ja nicht so schön.“

„Nein“, sagt sie und sieht irgendwie nicht befriedigt aus.

Also gehe ich blitzschnell meine übersichtlichen Sofortmaßnahmen im Fall von Bauchweh durch.

„Möchtest du einen Tee oder soll ich dir eine Wärmflasche machen?“

Sie schüttelt zwar den Kopf, sieht aber trotzdem milder gestimmt aus.

„Nein, ich will den Unterleib nicht so heiß machen, nicht dass das die Eizellen irgendwie beschädigt.“ Sie streichelt versonnen mit der Hand über ihren Bauch.

Ich will gerade erläutern, dass eine Wärmflasche wohl in der Lage ist, eine oberflächliche, muskuläre Verspannung zu beeinflussen, es jedoch lebensbedrohlich wäre, wenn ein solch kleiner äußerer Einfluss Auswirkungen auf ihre inneren Organ hätte. Doch ich verkneife mir jeden Kommentar. Sie sieht so ruhig aus und irgendwie … ja, wie eigentlich? Zuversichtlich, richtig hoffnungsvoll. Auf keinen Fall will ich diesen wertvollen Moment zerstören. Also wiederhole ich nur: „Also vielleicht einen Tee?“

Sie lächelt mich an und nickt, und ich springe sofort auf und renne in die Küche.

Binnen zehn Minuten lasse ich mich wieder neben sie auf die Couch fallen.

„Und wie geht es jetzt weiter?“ frage ich.

Sie schmiegt sich an mich, was sie seit Wochen nicht mehr getan hat. Ich kraule ihren Nacken. „In drei Tagen ist der Ultraschall, und dann wird's ernst."

„Hm."

„Du weißt, dass du dann allein …"

Ich höre auf mit dem Kraulen und sehe auf ihren Kopf, der sich nicht bewegt hat, sodass ich ihr nicht ins Gesicht blicken kann.

„Hm?", mache ich ein weiteres Mal, weil ich natürlich wieder nicht verstehe, worauf sie hinauswill. Zumindest ändere ich die Intonation meiner Einsilbigkeit, um wenigstens aufmerksam rüberzukommen.

Sie lehnt sich zurück und sieht mich von unten an. „Na, dieses Mal kann ich nicht dabei sein, wenn du …", sie sucht nach den passenden Worten, „es dir machst."

Ich schlucke, und sofort überkommt mich die Aufregung. Richtig, dieses Mal werde ich ganz auf mich allein gestellt sein. Horrorvisionen von einem kleinen, schlecht beleuchteten und noch weniger belüfteten Raum formen sich vor meinem inneren Auge. Sich windende und räkelnde, spärlich bis gar nicht bekleidete Mädchen lächeln lasziv von Plakaten auf mich herab, die vermutlich noch aus den Achtzigern stammen und entsprechen verschossen sind. Eine Couch mit fragwürdigen Flecken und ein Teppich …

„Schatz?"

Ich schrecke aus meinem Tagtraum hoch und schüttele mich. „Ich kann das nicht."

Die beste Ehefrau der Welt lächelt nachsichtig. „Natürlich kannst du."

Ich schlucke noch mal, obwohl mein Mund längst staubtrocken ist, und werfe ihr einen flehenden Blick zu.

Sie lächelt mich verführerisch an, während sie ihre Hand über meinen Bauch gleiten lässt.

„Vielleicht kann ich dir ja helfen?"

Ich sehe sie an und sofort geht in meinem Kopf wieder das ganz große Kino los.

„Aber du bist doch im OP …", stottere ich heiser.

„Dummerchen", sagt sie und küsst mich. Dann lehnt sie sich über mich hinweg und greift nach meinem Handy. Ohne mich aus den Augen zu lassen, betätigt sie die Aufnahmefunktion und beginnt mir in aller Ausführlichkeit zu beschreiben, was sie tun würde, wenn wir gemeinsam in dem Raum wären. Mir wird heiß, und in meiner Hose wird es immer enger.

So lange, wie wir jetzt schon wieder abstinent waren, würde ich sie am liebsten auf der Stelle vernaschen, aber sie lacht nur und schiebt mich weg.

„Nicht doch, der Spaß ist für in drei Tagen." Sie zwinkert mir zu und haucht noch ein paar Küsse ins Mikro. Mein Blick ist auf ihre Lippen fixiert. Mit der Erinnerung und ihrer samtigen Stimme im Ohr … hoffentlich ist das Becherchen groß genug.

Der Tag der OP kommt überraschend schnell. Wie bei einem Déjà-vu sitze ich dabei, als meiner geliebten Frau mal wieder die OP-Vorbereitungen erklärt werden. In den sterilen Bereich darf ich nicht mit, aber wir bekommen erläutert, dass sie in einen kleinen Raum begleitet wird, in dem es wie in einem Mini-Krankenzimmer nur ein Bett und einen abschließbaren Schrank gibt.

Der Anästhesist kommt noch, stellt sich kurz vor und klärt die letzten Details. Eine Helferin gibt meiner Frau schon im Vorweg Tabletten, für den Fall, dass sie im

Nachgang der OP Schmerzen haben sollte. Sie nickt nur ruhig und steckt sie ein. Für einen Moment lässt man uns noch allein. Wir sitzen eng beieinander, und ich nehme sie in den Arm.

Ich bin so aufgeregt, dass ich zittere. Sie sieht mich an und lächelt.

„Es wird schon alles gut gehen, ich hab die andere OP doch auch gut überstanden."

„Deshalb mache ich mir ja auch gar keine Sorgen."

Sie hebt eine Augenbraue.

O Gott, was habe ich denn nun wieder gesagt? Ja, sicher, ich bin in Panik, weil ich gleich in die Spermaecke muss, aber das ist doch wirklich nichts im Vergleich zu dem, was sie in Kürze durchmacht. Innerlich fluchend und mir vor die Stirn schlagend suche ich rasch nach einem Ausweg, wie ich diese völlig egoistische und gefühllose Äußerung noch hingebogen bekomme.

Ich räuspere mich. „Also, es ist … na ja, ich meine … du weißt schon." Sie sieht mich gespannt an. Ich schwitze. Und dann habe ich plötzlich eine brillante Eingebung: „Es ist wegen des Babys. Stell dir vor, wir machen gerade den vielleicht letzten Schritt, um schwanger zu werden." Ich strahle sie an – weniger wegen des emotionalen Dünnsinns, den ich mir gerade spontan aus den Fingern gesaugt habe, als vielmehr darüber, DASS ich ihn mir spontan aus den Fingern gesaugt habe. Sie lächelt ebenfalls.

„Genau genommen ist es der vorletzte, denn eingesetzt werden müssen die Eier ja auch noch wieder." Sie kuschelt sich wieder in meinen Arm. Ich schließe die Augen und lasse kaum hörbar meinen Atem entweichen. Das war knapp, und es wäre sicher völlig unpassend gewesen, die

Arme jetzt vor ihrem Eingriff noch aufzuregen. Eine Minute später steckt dann auch schon wieder eine Schwester den Kopf durch die Tür.

„Sie sollten dann jetzt rübergehen“, sie nickt mir zu und wendet sich dann an meine Frau, „und Sie können schon mal mitkommen und sich umziehen, und dann gebe ich Ihnen ein Beruhigungsmittel. Und dann geht es auch in Kürze los.“ Die Schwester sieht abschließend noch einmal mich an. „Alles okay bei Ihnen?“

„Ja, ja“, murmele ich, „ich hab's nur nicht so mit Spritzen.“

Die Schwester sieht an sich herunter und schmunzelt, denn sie hält gleich mehrere in einer Hand. „Keine Sorge, die brauchen wir ja bei Ihnen heute nicht.“

Ich versuche zu lächeln und kann selbst spüren, wie es verrutscht. Sie geht und ich stehe auf, um meine geliebte Ehefrau noch ein letztes Mal zu küssen. „Toi, toi, toi“, sage ich, „ich warte dann nachher wieder hier auf dich.“

Ich lehne mich hinunter und küsse sie zum Abschied. Sie erwidert meinen Kuss und lehnt sich noch einmal gegen mich. Ohne aufzusehen sagt sie: „Und hübsch an unsere Couchgeschichte denken.“

Dieser glückliche, kleine Gedanke und die Erinnerung an das Sprachmemo, das sie für mich aufgenommen hat, treiben mich jetzt sehr schnell zurück zum Empfang. Was soll ich sagen, ich bin halt ein Mann und ich finde sie einfach heiß.

Der Raum, in den mich die Helferin von dort führt, ist winzig – ein Mini-Sperma-Container. Im vorderen Teil befindet sich ein großes Waschbecken mit mehreren Seifenarten, hinter einer Abtrennung eine Couch und ein

Fernseher. Vor dem einzigen Fenster hängt eine geschlossene Jalousie. Die Wände sind in warmen Farben gestrichen und die Couch mit Einwegpapier wie auf einer Krankenliege abgedeckt. Im Hintergrund spielt leise Musik zur Entspannung und auf dem Tischchen liegen artig präsentiert nur die hochwertigsten Hochglanzmagazine. Höflich werde ich auf die „Gerbauchsanleitung" hingewiesen, die neben dem Waschbecken an der Wand angebracht ist, und man händigt mir einen sterilen Becher aus. Dann bin ich auch schon allein.

Mein Herz klopft bis zum Hals, aber immerhin stellt mein Kopf beruhigt fest, wie sauber und ordentlich alles wirkt – im Gegensatz zu meinen Schmuddelfantasien.

Meine Gedanken schweifen ab zur besten Ehefrau der Welt, und jetzt mache ich mir tatsächlich ein bisschen Sorgen, wie es ihr geht. Auch wenn sie wie immer sehr tapfer ist, ist es bestimmt nicht schön, wenn einem in die Eierstöcke, die ohnehin schon so gebeutelt sind, auch noch reingestochen wird, und ich bin wirklich froh, dass aufgrund des kombinierten Eingriffs eine kurze Vollnarkose notwendig ist.

Ich atme durch und blicke mich um. Aber es nützt nichts. Sie verlässt sich auf mich, und ich muss jetzt meinen Teil zu unserem Projekt beitragen. Ich werfe einen halbherzigen Blick auf die Magazine und gehe zurück in den Miniatur-Vorraum, um die Anleitung zu lesen. Waschen ist angesagt, Hände und das beste Stück, damit möglichst wenig Keime in der Probe landen. Ich tue wie geheißen, setze mich mit dem Plastikdöschen auf die Couch und lege mir ein paar Kleenex bereit.

Es wäre glatt gelogen, wenn ich behaupten wollte, dass mir zu diesem Zeitpunkt so etwas wie „ein Kind bekommen" durch den Kopf geht. Ich kämpfe einen Augenblick gegen meine mangelnde Lust und den Gedankenkreisel in meinem Kopf und fokussiere schließlich die Wand.

„Du kannst das, du kannst das", sage ich mir immer wieder. Ich zücke das Handy, stöpsele die Kopfhörer an und seufze. „Na dann."

Flotte 15 Minuten später kann ich meiner über alles Geliebten schnell die erlösende Botschaft schicken, dass ich meinen Teil erledigt habe und sie beim Aufwachen erwarten werde. Sie bestätigt noch, dass sie jetzt in den OP geht. Irgendwie beruhigt es mich, dass sie weiß, dass meine Aufregung ganz umsonst war und ich es natürlich lässig hingekriegt habe. Okay, das klingt sogar vor mir selbst etwas dick aufgetragen. Ich schüttele grinsend über mich selbst den Kopf und formuliere innerlich neu: Ich bin ehrlich froh, dass ich sie beruhigen konnte. Punkt.

Grinsend mache ich mich wieder in den anderen Teil der Praxis auf. Da ich nach wie vor nicht in den OP-Bereich darf, setze ich mich einfach wieder in das Wartezimmer, in dem mittlerweile noch zwei weitere Männer Platz genommen haben. Alle drei vermeiden wir es geschickt, einander in die Augen zu sehen, und starren stattdessen jeder nur stumm auf den Boden.

Nach einer Stunde – einer gefühlten Ewigkeit – kommt sie endlich wieder heraus. Etwas blass ist sie noch um die Nase und offensichtlich auch noch etwas wackelig auf den Beinen, aber lächeln tut sie dennoch schon wieder. Ich springe sofort auf, ziehe sie stürmisch an mich und küsse sie viel heftiger als geplant, aber ich bin einfach so erleichtert, sie wohlauf zu sehen.

„Wie geht es dir?“, frage ich atemlos.

Sie lächelt und lässt sich mit mir auf die Schwingstühle sinken. „Geht schon.“ Und nach einem kurzen Moment: „Die Narkose war okay und ich hab sogar schon Tee und Kekse gehabt.“

„Tut es sehr weh?“ Ich wage kaum ihren Bauch anzusehen, aus Angst, der Gedanke könne schon wieder Schmerz auslösen.

Sie schüttelt den Kopf. „Peanuts.“ Ich bin so stolz auf sie und bewundere sie für ihre Stärke, nur Worte fallen mir wie immer keine dafür ein. Also ziehe ich sie nur vorsichtig an mich und küsse sie sanft auf die Stirn.

Bereits drei Tage später ist der Termin zum Wieder-Einsetzen. Ich bin bei Weitem nicht mehr so aufgeregt, vor allem, weil ich ja dieses Mal wirklich nur zur Dekoration mitgehe, aber irgendwie ist eine gewisse Anspannung trotzdem nicht zu leugnen.

Die beste Ehefrau der Welt hat sich sorgfältig zurechtgemacht, als wollte sie unser Kind als ihr schönstes Ich in Empfang nehmen. Ich strahle sie vor Stolz an und sage ihr, wie wunderschön sie ist.

„Lass den Quatsch“, wiegelt sie ab, aber an ihrem Lächeln kann ich erkennen, dass sie sich sehr wohl freut. Wir halten Händchen auf dem Weg in die Praxis, was mir erst bewusst wird, als sie meine Hand loslässt, um ihre Jacke im Wartebereich auszuziehen. Es fühlt sich so gut an, ihr wieder wirklich nahe zu sein.

Widerstrebend muss ich zugeben, dass diese Erfahrung uns tatsächlich wieder zusammenschweißt und Hoffnung gibt. Ich drücke beide Daumen in den Hosentaschen – wenn wir nur nicht wieder enttäuscht werden.

Ehe ich weiter darüber nachdenken kann, steckt Major Tom den Kopf durch die Tür des sterilen Bereichs. „Ach, Sie sind beide gekommen“, sagt er und schiebt sich durch die Tür nach draußen, um im ansonsten leeren Wartebereich uns gegenüber Platz zu nehmen. „Das war ja mal ein voller Erfolg.“ Er grinst uns zu.

Wir sehen uns an und ich zucke leicht mit den Achseln. Was soll denn das heißen?

„Wir haben 17 Eizellen entnommen, das war super, hätte bei einer 28-Jährigen nicht besser klappen können.“ Er strahlt meine Frau an und zwinkert ihr sogar zu.

„Und dann haben sich zwölf Eizellen spontan befruchtet wie geplant und angefangen zu entwickeln.“ Dieses Mal nickt er mir zu, und ich werte das als persönliches Lob, obwohl ich genau genommen ja nur für die Hälfte des Erfolges verantwortlich bin. Oder sogar weniger, wenn man den mechanischen Teil im Labor auch noch mitrechnen wollte. Aber ich schweife schon wieder ab.

„Also setzen wir zwei heute zurück und frieren den Rest wie besprochen ein.“

Wir nicken beide stumm. So ganz haben wir die Tragweite der Information noch nicht verarbeitet.

„Wollen wir?“ Major Tom steht auf und deutet auf die Tür. Meine Frau steht ebenfalls auf, wirft mir einen Blick zu und folgt ihm dann in den sterilen Bereich.

Ich bleibe mal wieder allein zurück und kann mich meinen wenig sinnvollen Gedanken hingeben: Wir haben also eine ganze Fussballmannschaft inklusive Ersatzspieler gezeugt. Aber was macht man denn jetzt mit diesen ganzen möglichen Babys? Nach welchen Kriterien suchen die aus, welche sie jetzt wieder einsetzen? Und was, wenn das jetzt echt Zwillinge werden?

Ich bremse meine Gedanken, die schon wieder zügellos davongaloppieren wollen. Erst mal muss jetzt das Einsetzen gemacht werden, und dann muss sich auch noch wenigstens eine Eizelle einnisten. Vergeblich versuche ich mir die Wahrscheinlichkeiten und Prozentzahlen, die uns Major Tom alle schon mal während eines Gespräches aufgezählt hat, abzurufen, aber es fällt mir keine einzige mehr ein. Egal. Wir werden es eh merken.

Gerade habe ich den Gedanken abgelegt, als die beste Ehefrau der Welt freudestrahlend wieder um die Ecke kommt. „Fertig."

„Wow, das ging ja jetzt wirklich schnell."

„Ja, und es ist alles gut, das Einsetzen merkt man gar nicht." Sie lacht und hält mir ein Blatt Papier hin. Ich betrachte zwei graue Felder, auf denen je ein paar Bläschen zu erkennen sind.

Ich runzele die Stirn. „Und das ist?"

Sie lacht wieder. „Das sind deine Kinder."

Ich betrachte die Bilder noch einmal, aber es stellt sich kein Vaterstolz ein. Nur ein nervöses Zittern um die Magengegend. Könnte es denn wirklich sein? Ich blicke sie an und bin sprachlos.

„Die haben sie mir eben groß auf einem Bildschirm gezeigt, ehe sie eingesetzt wurden. Das ist schon fast skurril."

Da kann ich ihr nur zustimmen, und wir schmunzeln beide.

Auf dem Weg nach draußen bleibt meine beste Hälfte plötzlich stehen und knufft mich: „Stell dir vor, das war jetzt vielleicht wirklich der letzte Schritt. Vielleicht werden wir jetzt Eltern?“ Sie hakt sich beschwingt bei mir unter und zieht mich mit ihrem Elan mit.

Meine Gedanken hinken erneut ein paar Schritte hinterher.

Ja, was, wenn es jetzt wirklich geklappt hat und wir demnächst zu dritt sind … was sich dann wohl alles ändert? Jetzt haben wir so lange darum gerungen und auf diesen Moment hingearbeitet, aber bin ich eigentlich wirklich bereit dafür? Sind wir es?

Zu Hause leben wir unsere Euphorie aus. Das erste Mal seit Monaten einfach geiler Sex. Keine Hintergedanken, keine Planung, einfach mal wieder spontan auf der Couch.

Anschließend halte ich die beste Ehefrau der Welt in den Armen, und sie streichelt meine Brust. Ich drücke einen Kuss in ihr Haar und atme sie ganz tief ein. Ich will den Augenblick einfach nur genießen, festhalten und an nichts anderes denken …

„Das war schön.“

Ich spüre ihr Lächeln. „Hmmm.“

„Und auch gut, denn der Professor hat gesagt, dass Sperma meine Schleimhaut optimal stimuliert, damit die Einnistung ein Erfolg wird.“

Ich schlucke. Dahin ist der winzige Moment Leichtigkeit schon wieder. Die B-Frage hat uns wieder fest im Griff. Also wandern auch meine Gedanken wieder dahin zurück, zu überlegen, was als Nächstes passieren muss, wenn es geklappt haben sollte.

„Sag mal, dann sollten wir uns jetzt mal schleunigst um eine größere Wohnung kümmern, oder? Das Baby braucht ja schließlich ein Kinderzimmer …“

Meine Liebste lacht. „Nun mal schön ruhig, Brauner. Erst mal bin ich ja noch ganze neun Monate schwanger, und dann ist das Baby so klein, da braucht es kein Zimmer. Da reicht ein Beistellbettchen im Schlafzimmer, und im Wohnzimmer legen wir es einfach in die Couchecke. Bis es dann so weit ist, dass es sich bewegt und krabbelt und läuft … da vergeht locker ein Jahr. Und außerdem ist es am Anfang auch ganz gut, wenn ich es von der Küche aus im Auge behalten kann." Sie zwickt mich in die Brustwarze.

„Autsch", jaule ich. Ich hasse es, wenn sie das tut. Aber um sie so entspannt lachen zu sehen wie jetzt, würde ich Schlimmeres auf mich nehmen. Nicht viel Schlimmeres, weil mein Schmerzempfinden tatsächlich ziemlich ausgeprägt ist, vielleicht sogar ausgeprägter als bei den meisten Männern … ach, egal.

Sie kichert immer noch. „Mach dir nicht so einen Stress, wir haben noch massenhaft Zeit, umzuziehen, und wer weiß, vielleicht wollen wir ja auch noch ein zweites …"

„Wohwohwoh", mache ich und schiebe sie von mir, um mich aufsetzen zu können. „Nun mach du mal langsam mit den jungen Pferden. Lass uns doch erst mal eines bekommen."

Sie strahlt mich an, und ich bin so froh, sie endlich mal wieder einfach nur glücklich zu sehen, dass ich mich mit weiteren Unkenrufen zurückhalte.

„Du hast recht." Sie rutscht wieder an mich ran, kuschelt sich in meinen Arm, und ich lege meine Wange auf ihn Kopf. „Welchen Namen wollen wir denn nun in die engere Auswahl nehmen für unser Erstgeborenes?"

Damals, als wir am Strand das erste Mal über die B-Frage sprachen, hatten wir uns spontan eine kleine Auswahl zusammengestellt.

„Also ich mag Max nach wie vor."

„Ich auch, aber so heißt jetzt mein Neffe."

Ich fluche innerlich. Jedesmal wieder tappe ich in dieses Fettnäpfchen. Diese kleine missratene Bestie von fünf Jahren, die sich antiautoritär erzogen schimpft, verdränge ich regelmäßig aus meinem Bewusstsein. Glücklicherweise sehe ich sie ja auch nicht häufiger als zu Weihnachten.

„Ach ja", murmele ich. „Aber Felix ist auch mein Favorit", füge ich im Brustton der Überzeugung hinzu und hoffe, dass ich damit nicht das nächste Fettnäpfchen erwischt habe.

Aber ich spüre, wie sie an meiner Brust zustimmend nickt. „Ja, den mag ich auch. Also Felix, falls es ein Junge wird, und für ein Mädchen?"

Ich lege die Stirn in Falten und versuche mich zu erinnern. Worauf hatten wir uns bei einem Mädchen noch geeinigt? Jaja, ich weiß, es sollte mir egal sein, ob wir einen Jungen oder ein Mädchen kriegen, Hauptsache gesund. Aber ganz ehrlich? Ich hätte einfach gern einen Jungen … zum Fußballspielen und Konsole-Daddeln … und überhaupt. Aber es könnte natürlich auch immer noch ein Mädchen werden, und welche Namen hatten uns denn da bloß noch gefallen? Da sie mir partout nicht einfallen wollen, muss ich mir etwas anderes überlegen. Also spiele ich auf Zeit: „Du bist dran, sag, welches dein Favorit ist."

Und glücklicherweise steigt sie kommentarlos auf meine Vorlage ein. „Also ich bleibe dabei, Marie nach meiner Omi wäre mir am liebsten, aber du mochtest Leonie lieber, oder?"

Bingo, das waren sie, Glück gehabt. Ich atme erleichtert auf und da ich ja ohnehin weiß, dass wir wenn überhaupt einen Stammhalter bekommen, entgegne ich großmütig:

„Nein, kein Problem, wenn's ein Mädchen wird und es dir so viel bedeutet, dann nennen wir sie nach deiner Großmutter Marie."

Sie lächelt zu mir hoch, und ich sehe, dass sie glücklich ist. Nicht nur so ein bisschen zufrieden, sondern so richtig rundherum glücklich. Sie kuschelt sich noch einmal an, und ich ertappe mich bei dem Gedanken: „Wenn es bloß gut geht."

Und natürlich tut es das nicht. Einen halben Monat haben wir die immer wieder aufflammende Euphorie genossen, teils versucht, sie zu bremsen und zu zügeln, teils uns ihr einfach hingegeben, weil es sich so gut angefühlt hat, endlich mal wieder wirklich zu hoffen. Doch es war umsonst. Zwei Tage zu früh beendet ihr Körper unseren Höhenflug, indem ihre Tage vorzeitig und heftig einsetzen.

Als wären keine Tränen mehr übrig, teilt sie mir die Nachricht fast nebenbei beim Frühstück mit. Ich verschlucke mich an meinem Kaffee und will gerade etwas sagen, als mir ihr Gesichtsausdruck eindeutig den Mund verbietet. Es gibt nichts zu sagen. Ich sinke in mich zusammen.

Zweimal setze ich an, aber sie entfernt sich sofort, als könne sie, indem sie Kaffee nachschenken geht oder Geschirr hinausträgt, einem Gespräch für immer aus dem Weg gehen. Etwas wirklich Weltbewegendes will mir ohnehin nicht einfallen – wie immer –, also bin ich irgendwie auch ganz froh, mich wieder hinter meinem Marmeladentoast zu verschanzen.

Nachdem der Tisch abgeräumt ist, bleibt sie kurz bei mir stehen und berührt meine Hand. „Ich mach dann direkt den nächsten Termin aus, ja?“ Ich sehe sie an, ihr Blick jedoch geht in die Ferne. „Dieses Mal ist es ja nicht mehr so aufregend, sondern es werden einfach zwei von den eingefrorenen eingesetzt.“

Ich nicke, was sie offensichtlich irgendwie registriert, und sie geht.

## Nummer fünf lebt

Den zweiten Versuch hätte ich um ein Haar verpasst. Die Woche ist stressig, das Projekt, in dem ich bis zum Hals stecke, ist Montag grandios beim Stapellauf gescheitert, und nun heißt es in Windeseile den Fehler zu finden, um die Auslieferung bis Ende der Woche dennoch machen zu können.

Es passt also ins Gesamtbild, dass die beste Ehefrau der Welt mir am Mittwoch an der Tür beim Gehen einen Abschiedskuss gibt und wie nebenbei bemerkt: „Und ich bin dann um elf Uhr bei Professor Braun."

„Ja, schön." Ich suche meinen Autoschlüssel in allen Jackentaschen, ehe ich mich erinnere, dass ich gestern eine andere Jacke anhatte. Ich schiebe mich also an ihr vorbei und greife in die Tasche von meiner Lederjacke, die noch auf dem Haken hängt – da ist er. Ich drehe mich wieder um und will gerade aus der Tür, als ich vor ihrem Gesichtsausdruck zurückpralle. Wenn Blicke töten könnten, hätte sie mich wohl eben kaltblütig von hinten erdolcht. Ich weiche instinktiv einen halben Schritt zurück und versuche zu rekapitulieren, was sie genau gesagt hat.

„Bei Major Tom? Ähm … ich meine unserem Professor Braun?"

Sie stemmt die Hände in die Seiten und funkelt mich an. „Ja genau, bei unserem Professor Braun. Ich dachte, es interessiert dich vielleicht, dass ich heute wieder zum Einsetzen gehe."

Mir wird heiß und kalt. Wenn sie heute schon wieder zum Einsetzen geht, muss sie die Woche schon beim Ultraschall gewesen sein. Und ich hab es bei all dem Stress mit meinem Projekt nicht einmal mitbekommen.

Ich mache ein zerknirschtes Gesicht und will sie als Entschuldigung in den Arm nehmen.

Jetzt ist es an ihr, einen Schritt zurückzuweichen und die Tür frei zu machen. „Verschwinde schon."

Ich drücke ihr im Vorbeigehen wenigstens einen Kuss auf die Wange und mache mir im Auto sofort eine Notiz in den Kalender meines Smartphones, damit ich es bloß nicht versäume, sie heute Mittag anzurufen und mich wenigstens zu erkundigen, wie es gelaufen ist.

Ich mache mir gleich noch eine weitere Notiz: Blumen kaufen. Denn ich fürchte, da ist heut Abend noch eine Entschuldigung fällig.

Ebenso wie das erste Mal verläuft auch das zweite Mal Einsetzen ohne besondere Vorkommnisse. Was ich auch erst abends erfahre: Es wurden dieses Mal drei Eizellen eingesetzt, weil beim Auftauen der ersten beiden offensichtlich eine nicht überlebt hat. Und da sich der Aufwand für nur eine ja kaum lohnt, hatte die weltbeste Ehefrau entschieden, noch zwei weitere auftauen zu lassen. Ich wage nicht nachzufragen, kann mir aber ausrechnen, dass ich wohl Dienstagabend beim Essen auch mit geistiger Abwesenheit geglänzt habe muss, denn sonst wäre mir die Thematik sicher bekannt gewesen. Meinen Blumenstrauß hat sie mit einem säuerlichen Lächeln in Empfang genommen, aber immerhin erzählt sie mir die Abläufe auch vom zweiten Mal wieder ausführlich. Versöhnt gehen wir ins Bett.

Nach einer Weile rolle ich mich zu ihr hinüber und beginne ihren Nacken und ihr Ohr zu küssen.

„Was machst du?" fragt sie.

„Ich helfe bei der Einnistung." Ich küsse sie weiter und beginne mit einer Hand ihre Hüfte zu massieren.

Sie kichert und schiebt mich ein bisschen weg. „Lass das, ich bin noch sauer auf dich – und deine Gedankenlosigkeit."

Ich stecke meine Nase hinter ihr Ohr und hauche: „Bist du nicht." Meine Hand wandert zum Saum ihres Nachthemdes und schiebt sich darunter.

Sie lacht und lässt sich auf den Rücken fallen. Mit beiden Händen umfasst sie mein Gesicht und sieht mir mit gespieltem Ernst in die Augen. „Doch, bin ich." Wieder kichert sie. „Aber was tut man nicht alles für die Kinder." Dann zieht sie mich zu sich herunter und küsst mich.

Dieses Mal sind wir sehr viel vorsichtiger als beim ersten Mal. Also nicht äußerlich, denn wir tun ja seit Monaten schon nichts mehr, was eine mögliche Einnistung verhindern könnte. Aber auch innerlich behalten wir diesen Monat die Deckung oben. Die Enttäuschung vom letzten Mal sitzt uns noch zu deutlich in den Knochen. Stets bemüht, die B-Frage zu vermeiden, befassen wir uns das erste Mal seit sehr langer Zeit mal wieder mit dem Thema Urlaub.

„Vielleicht würde uns ein Tapetenwechsel mal ganz gut tun", schlägt sie zögernd vor, und ich stimme sofort mit Nachdruck zu.

„Ja, auf jeden Fall, am besten irgendwo, wo es warm ist und wir uns ein bisschen verwöhnen lassen können."

Sie nickt, und ich stürze mich mit Feuereifer in die Recherche für mögliche Ziele, die wir kurzfristig ansteuern könnten. Die Kanaren bieten sich um die Jahreszeit an, oder auch die Türkei. Ein Angebot für Teneriffa macht schließlich das Rennen: Eine kleine Ferienanlage in einem Küstenort kurz vor Porto de la Cruz. Die Bilder sind idyllisch, der Preis räsonabel und die Buchungen flexibel und auch noch kurzfristig möglich.

Als ich das Ergebnis der besten Ehefrau präsentiere, lächelt sie mich zufrieden an. „Das sieht toll aus."

„Für wann soll ich buchen?", frage ich und sehe sie an.

Einen Moment lang überlegt sie, und ich kann sehen, wie es in ihrem Kopf arbeitet. Ausnahmsweise ist mir vollkommen klar, dass sie im Kopf durchrechnet, wann sie am besten in der Stadt sein sollte, für den Fall, dass auch dieser Versuch fehlschlagen sollte …

Dann schließt sie plötzlich die Augen und atmet tief durch. „Ach, ist doch egal, lass uns einfach irgendwann fliegen." Sie hebt trotzig das Kinn. „Alles andere können wir ja eh nicht beeinflussen."

Ich sehe sie an, und es trifft mich wie ein Schlag, wie verletzlich sie ist und wie sehr ich sie dafür liebe, dass sie trotzdem so stark ist. „Okay", stimme ich zu, „dann suche ich mal einen Zeitraum raus, wo wir eine von den Terrassenwohnungen haben können."

Sie lächelt mich an. Und so machen wir es und buchen Urlaub. In zwei Monaten geht es in die Sonne, und für einen ganz kleinen Moment vergessen wir tatsächlich, was noch vor uns liegt.

Nach 14 Tagen ohne Periode – es ist Samstag und sie hätte eigentlich kommen sollen –, sitzen wir mal wieder beim Frühstück. Keiner von uns beiden wagt etwas zu sagen, essen tut aber auch keiner. Die Anspannung ist so stark, dass man sie eigentlich mit einem Messer zerschneiden können müsste.

„Soll ich vielleicht runtergehen und einen Test kaufen?“, wage ich einen mutigen Vorstoß.

Sie blickt mich an und kaut auf ihrer Unterlippe. „Meinst du?“

Ich zucke mit den Schultern. Sie zieht die Knie an und klemmt die Fersen auf den Stuhl. Eng umschlungen hält sie ihre Beine und wippt leicht vor und zurück. Dann setzt sie sich plötzlich entschlossen auf und sieht mich direkt an. „Nein. Weißt du was, ich will's gar nicht wissen, und wir haben genug Geld für Tests verschwendet. Wenn es so ist, erfahren wir es Montag nach der Blutabnahme, und wenn nicht, werden meine Tage ja vermutlich ohnehin bis dahin gekommen sein.“

Sie wirkt so entschlossen, dass ich nichts zu entgegnen habe. Also nicke ich nur. Wir „frühstücken“ weiter – nur essen tut keiner von uns beiden etwas.

Bis Montag ist ihre Periode nicht gekommen, die Anspannung ist immer noch da, aber auch nicht mehr schlimmer geworden, und von Vorfreude ist keine Spur zu finden. Der Tag schwimmt irgendwie an mir vorbei, und zum Glück schiebt mein Schutzengel Doppelschichten, denn ich entgehe mehreren Auffahrunfällen nur um Haaresbreite, so sehr bin ich den ganzen Tag in Gedanken.

Blutabnahme, check. Um uns abzulenken, gehen wir schon am Wochenanfang ins Kino. Ich schlafe schlecht. Ob das nun dem mittelmäßigen Action-Blockbuster geschuldet ist, lasse ich mal so dahingestellt. Eigentlich kreisen meine Gedanken nur um eins: Morgen, morgen bekommen wir ein Ergebnis.

Als ich mich am nächsten Morgen auf den Weg zur Arbeit mache, vergesse ich nicht, sie zum Abschied fest in den Arm zu nehmen und ihr zuzuflüstern: „Ruf mich an, wenn es etwas Neues gibt, okay?“

Sie blickt mich an, und ich sehe, dass auch sie gegen die Aufregung kämpft, die sich eben doch nicht ganz vermeiden lässt. Sie nickt.

Ich umarme sie noch etwas fester und küsse sie zärtlich hinters Ohr. „Ich liebe dich.“

„Ich liebe dich auch.“ Wir sehen uns ein letztes Mal in die Augen, und dann gehe ich in die Firma. Ein bisschen fühle ich mich wie in diesen Dramen, wenn der Held auszieht, einer unbekannten Zukunft entgegen, und die Geliebte in der Ungewissheit schwieriger Zeiten und widrigster Umstände zurücklässt. Okay, zugegeben, ich bin etwas theatralisch heute früh, aber ich fühle mich wirklich seltsam.

Da der Tag aber wieder hektisch genug ist, vergesse ich passagenweise tatsächlich, dass ich eigentlich ziemlich aufgeregt bin.

Gegen elf Uhr klingelt mein Handy. „Ja, hallo?“, frage ich atemlos.

„Hey“, sagt sie.

In dieser einen Silbe steckt meine Zukunft, in Sekundenbruchteilen analysiert mein Hirn, dass sie locker „hey“ und nicht fröhlich „hallo“ gesagt hat. Ich registriere, dass ich keinerlei Leichtigkeit detektieren kann, aber sie auch nicht klingt, als hätte sie schon wieder geweint. Klingt sie belegt, so als würde sie es gleich tun? In meinem Kopf rattert es, mein Herz schlägt mir bis zum Hals … Und warum spricht sie nicht weiter? Ich lausche, aber es kommt nichts. Als ich die Stille nicht mehr aushalten kann – noch viel weniger die Ungewissheit –, räuspere ich mich. „Und?“ Ich versuche ebenso wenig Betonung hineinzulegen wie sie. Bloß nicht zu viel Hoffnung, ja keinen Druck aufbauen und vor allem nicht schon im Vorweg womöglich enttäuscht klingen.

„Der Professor hat mich gerade angerufen.“

Meine Nerven sind zum Zerreißen gespannt, und ich presse das Handy so fest ans Ohr, dass man sich Sorgen machen müsste, ob die beiden je wieder zu trennen sein werden. Auf jeden Fall wird das Display für immer den Abdruck meiner Ohrmuschel tragen. Sie spricht so leise, so … ja, wie denn bloß???

„Hm“, mache ich und hoffe, dass ich nicht so ungeduldig klinge, wie ich bin. Mein gesamter Körper kribbelt, meine Hände sind schweißnass, ich bin aufgesprungen und wippe hinter meinem Schreibtisch von einem Bein aufs andere. „Nun sag schon!“, brüllt es in meinem Kopf. Und sie sagt es.

„Wir sind schwanger.“

„Yeahaaaaahhhhh!“ Ich kann mir den Triumphschrei nicht verkneifen. Wie lange habe ich darauf gewartet. Endlich!

Etwas in mir platzt, etwas, das so unerträglich, unsagbar, hässlich, dunkel, beängstigend und so Un-Ich ist, löst sich vor meinen Augen im Bruchteil einer Sekunde einfach in Nichts auf. Es ist völlig unwirklich. Kann das überhaupt sein? Also, natürlich kann es sein, aber ist es möglich? Wir? Ich? Vater, Eltern?! O mein Gott, natürlich sind wir schwanger, als habe je ein Zweifel daran bestanden … Ich bemerke, dass ich vor Schreck das Handy habe auf den Tisch fallen lassen. Mein Kopf blubbert einfach in wirren Gedanken weiter.

„Hallo, hallo?", höre ich vom Boden und hebe es schnell auf.

„Ja, ich bin hier. Ich bin hier! Ernsthaft? Kein Zweifel möglich?" Meine Stimme überschlägt sich. Offensichtlich führe ich mich auf wie ein Geisteskranker. Die Sekretärin, die gerade an meiner Glasfront vorbeiläuft, sieht zumindest aus, als zweifle sie an meinem Verstand. Aber im Grunde sieht sie die meiste Zeit so aus, als würde sie das von mir denken.

Ich beherrsche mich, setze mich auf meinen Stuhl und wende ihn so, dass ich dem Büro den Rücken zuwende und aus dem Fenster schaue.

„Der HCG ist hoch genug, er sagte, es sähe gut aus, ich solle nur nächste Woche kommen, damit wir überprüfen können, ob es sich an der richtigen Stelle eingenistet hat."

„O mein Gott, o mein Gott, wir sind schwanger, ich werde Vater …" Dann vollführe ich meinen Veitstanz eben im Sitzen.

Ich höre die beste Ehefrau am anderen Ende leise lachen und schmolle gespielt. „Wieso lachst du mich aus?"

„Du bist albern."

„Nein, glücklich."

Sie schweigt.

„Du etwas nicht?"

Sie zögert kurz. „Doch schon."

Sie klingt nicht so, und ich werde sofort hellhörig. „Aber?"

„Nein, nichts aber …" Auch wenn es mich fast umbringt, warte ich ab, und sie fährt tatsächlich nach einer kurzen Pause fort. „Ich traue mich nicht, mich so richtig zu freuen …"

Mein Herz läuft über. Ich will sie sofort in die Arme nehmen und über und über mit Küssen bedecken. Jetzt wo ihr sehnlichster Wunsch in Erfüllung geht und das Wunder zum Greifen nah ist, traut sie dem Frieden nicht.

„Das verstehe ich", sage ich sanft und überlege kurz, „aber egal, was noch kommt, lass uns diesen wundervollen Moment auskosten. Dieses Glück, das kann uns keiner mehr nehmen. Und wenn es dieses Mal noch nichts werden soll, dann wissen wir, dass wir so dicht dran sind wie noch nie. Wir bekommen ein Baby!" Oh geliebter Geistesblitz. Wer auch immer mir diese tollen Worte in den Mund gelegt hat, sie wirken jedenfalls, und ich nehme deutlich wahr, wie sie hörbar die angehaltene Luft entweichen lässt.

„Ja", stimmt sie zu, „du hast recht. Das hier und heute nimmt uns keiner."

Wir schweigen beide und hängen – in meinem Fall dümmlich grinsend – unseren Gedanken nach.

„Wir sind schwanger", sagt sie noch einmal, als müsste sie es noch mal hören, um es irgendwann glauben zu können.

„Ich liebe dich", sage ich, denn ich zerfließe immer noch vor lauter Zuneigung. Vor Glück könnte ich die ganze Welt umarmen und will es am liebsten jedem erzählen …

„Aber sag es noch keinem", bittet sie mich, als hätte sie mal wieder meine Gedanken gelesen. Ich runzele die Stirn.

„Wieso nicht?", frage ich und kann meine Enttäuschung nur schwerlich verbergen.

Ihre Stimme wird wieder ernst und leise. „Na ja, wie gesagt, nächste Woche müssen wir erst mal gucken, ob es sich richtig eingenistet hat. Dann sagte Professor Braun schon, dass wir die Woche drauf noch mal kommen müssen, um zu gucken, ob das Herz schlägt, und danach werde ich überhaupt erst wieder an meinen normalen Frauenarzt überwiesen."

Ich lausche und meine Ernüchterung wächst – das ist ja wirklich noch lange nicht ausgestanden.

„Anschließend sagt man, innerhalb der ersten zwölf Wochen ist das Risiko noch am größten, dass die Schwangerschaft sich eben nicht entwickelt wie gewünscht …" Sie holt Luft, während ich nicht zu atmen wage. „Und ich könnte es einfach nicht ertragen, wenn ich erst allen erzähle, dass es endlich geklappt hat, und dann passiert womöglich irgendetwas."

Jetzt hat meine Euphorie wirklich einen gehörigen Dämpfer bekommen. Ich schlucke meine Enttäuschung jedoch mannhaft herunter und versuche wieder der gute Unterstützer zu sein, der ich die letzten Wochen auch schon gewesen bin. „Klar, verstehe ich. Wir machen das so, wie es am besten für dich … ähm … uns ist."

„Sei nicht enttäuscht." Diese Frau kennt mich einfach zu gut. Ich beiße mir auf die Zunge. „Wir können uns trotzdem freuen." Und zärtlich fügt sie hinzu: „Wir sind schwanger, Papa."

„Papa" – das Wort belegt meinen Kopf und alle verfügbaren Hirnwindungen derart mit Beschlag, dass es mich in den nächsten Tagen nur noch zusammenhangloses Zeug faseln und in meiner Projekttabelle völlig wirren Mist fabrizieren lässt. Ich trolle mich am Freitag vorzeitig um 15 Uhr mit der Ausrede, Kopfschmerzen zu haben, nach Hause.

# 1. Trimester

## Jetzt aber – oder?

Das Wochenende zieht sich wie Kaugummi hin. Vor lauter Unruhe lasse ich mich sogar dazu hinreißen, die Balkonkästen neu zu bestücken und die Fenster zu putzen. Auch die beste Ehefrau der Welt hält ihre Hände beschäftigt, um sich abzulenken. Wir wagen es nicht mehr, die B-Frage zu erörtern. Beide versunken in unsere jeweils sehr privaten Gedanken, treffen wir nur hin und wieder wie zwei Flipperkugeln irgendwo in der Wohnung aufeinander. Manchmal prallen wir wie Fremde wieder auseinander, ein anderes Mal lehnt sich meine Liebste plötzlich an mich, und für einen Moment versuchen wir uns aneinander und unser Glück in der Mitte festzuhalten. Doch sobald uns klar wird, dass wir keinerlei Einfluss haben auf das, was uns die nächsten Tage erwartet, lösen wir uns wieder und verfallen schnell wieder in unsere jeweilige Ablenkungsstrategie.

Werde ich ein guter Vater sein? Diese Frage taucht immer wieder auf. Grundsätzlich doch schon. Ich meine, was kann da schon groß schiefgehen? Man kriegt so ein Baby, und dann zieht man es eben groß. Das Meiste wird ja sowieso meine Frau machen … Aber was genau ist denn dann eigentlich meine Rolle, und wie war mein Vater eigentlich so? Und oh nein, so will ich natürlich schon mal gar nicht werden. Dann doch vielleicht eher so'n bisschen wie mein Schwager. Jens ist irgendwie lässig. Andererseits war sicher auch seine Lässigkeit irgendwie Teil des Problems mit diesem völlig verzogenen – oder halt auch null erzogenen – Früchtchen, das mein lieber Neffe Max ist. Wie soll aus solchen Kindern später irgendetwas Taugliches werden? Nun wird mir doch langsam heiß und kalt. Was, wenn ich es auch versaue als Vater und am Ende einen Massenmörder aufziehe oder einen Sozialschmarotzer oder irgendetwas anderes Abartiges … Ich bin verunsichert. Dann jedoch regt sich mein Trotz. So schwer kann es ja wohl nicht sein. Und wenn wir das hier mit der Zeugung durchstehen, dann ist das bisschen Erziehung ja wohl hinterher ein Klacks. So oder so ähnlich rede ich es mir jedenfalls immer wieder ein. Was übrigens eine fast perfekte Ablenkung von dem mega rosa Elefanten im Raum ist, über den wir ja nicht sprechen – wobei mein Elefant ja lieber hellblau … und schon sind meine Gedanken mal wieder abgeschweift.

Am Ende des Wochenendes habe ich meine Ablage gemacht, alle meine Hemden gebügelt und meinen Jahresbestand an Computerzeitschriften durchgeblättert, allerdings ohne irgendetwas wirklich gelesen zu haben. Egal, ich packe das Altpapier zusammen und bringe es noch weg, ehe es Zeit zum Abendessen ist.

„Wie geht es dir?"

Sie schreckt von ihrer Lasagne auf, als habe ich sie aus dem Tiefschlaf geholt. „Was?"

Ich muss grinsen. Meine sonst so sprachbegabte Frau lässt sich gehen, das muss definitiv schon wieder die Aufregung sein. Ich lege meine Hand auf ihre und wiederhole meine Frage.

Sie zuckt mit den Achseln und stochert auf ihrem Teller herum. „Weiß nicht, irgendwie wie immer."

„Das ist doch gut", ermuntere ich sie, „ist doch super, wenn dir nicht schlecht ist."

Widerwillig zuckt es um ihre Mundwinkel. „Idiot", grummelt sie liebevoll und knufft mich.

Ich bin mir keiner Schuld bewusst. „Wieso denn, was hab ich denn nun wieder gemacht?"

„Übelkeit hat man morgens, deshalb heißt es auch üblicherweise Morgenübelkeit!" Sie guckt mich mit gespielter Strenge an, aber ich kann sehen, dass es mir für einen Moment gelungen ist, die starre Schwere, die uns beide irgendwie immer noch umgibt, abzuschütteln.

„Okay, dann ist dir eben nicht schlecht, und sonst so?"

Meinen kessen Vorstoß lässt sie mich gleich bereuen. „Du bist echt kiebig, oder? Ich glaub, da will jemand keinen Pudding zum Nachtisch."

„Untersteh dich!" Ich bin sofort aufgesprungen und sie fängt an zu lachen.

„Nun iss doch erst mal auf."

„Ich bin fertig."

„Bist du nicht."

„Doch, total."

„Okay, dann räume ich jetzt ab."

„Nein, halt warte noch!" Schnell schlinge ich im Stehen die letzten Bissen von meinem Teller. „Siehst du, fertig."

Sie steht kopfschüttelnd auf und versetzt mir einen kleinen Klaps auf den Hinterkopf. Dann nimmt sie mir den Teller weg und guckt mich streng an. „Mein lieber Herr Papa, was sind Sie bloß für ein Vorbild? An Ihren Tischmanieren müssen wir wohl noch etwas arbeiten, bis das Kind kommt."

Während sie die Teller hinausträgt, lasse ich mich wieder auf meinen Stuhl fallen und rufe ihr schließlich nach: „Vorbilder sind Bilder und Bilder hängt man auf!" Ich grinse zufrieden. Endlich mal wieder ein bisschen Spaß in diesem Haus, das hat uns wirklich gefehlt die letzten Monate.

Als die beste Ehefrau der Welt mit zwei Schalen selbstgekochtem Schokoladenpudding wiederkommt, von denen die eine zusätzlich in Vanillesoße ertrinkt, ziehe ich sie übermütig auf meinen Schoß. Prompt schwappt die Soße über und läuft über ihre Hand. „Hey", ruft sie und lässt schnell die Schalen auf den Tisch gleiten. Ich ergreife ihre Hand und schlecke jeden Finger einzeln ab. Sie lacht und legt den Kopf schief, dann drückt sie sich ganz dicht an mich und haucht mir ins Ohr: „Vielleicht sollten wir eine kleine Pause machen vor dem Nachtisch."

Sie gleitet von meinem Schoß und zieht mich an beiden Händen hinter sich her Richtung Couch.

Um 5.30 Uhr ist meine Nacht zu Ende. Während meine Liebste noch selig schlummert, hält mich vor Aufregung nichts mehr im Bett. Ich stehe leise auf und schleiche mich aus dem Schlafzimmer.

„Also okay?", fragt sie verschlafen.

„Ja", flüstere ich, „schlaf weiter, ich mach uns schon mal Kaffee."

Ich höre, wie die Bettdecke raschelt und sie sich wieder einkuschelt. Behutsam ziehe ich die Tür hinter mir zu. Da ich Zeit habe, gönne ich mir erst mal eine ausgiebige Dusche. Das Kribbeln an meine Wirbelsäule hört nicht auf.

„Bloß nicht aufregen, bloß nicht aufregen", murmele ich immer wieder vor mich hin. Es ist wirklich ein Drahtseilakt, immer positiv zu bleiben und gerade das richtige bisschen Optimismus der B-Frage gegenüber zu bewahren, ohne gleich wieder zu hoffnungsvoll zu werden und dann nur umso tiefer zu fallen, wenn es womöglich … Nein, das ist schon wieder ein negativer Gedanke, und ich schiebe ihn sofort von mir. Energisch rubbele ich meine Haare trocken und blicke in den Spiegel.

Der Typ, der mir entgegenschaut, sieht immer noch etwas verpennt aus. Ich betrachte mich genauer. Doch, für mein Alter bin ich ganz gut in Form. Okay, mit 20 waren da noch ein paar mehr Muskeln und etwas weniger Ansatz auf der Hüfte, aber mal ehrlich, das passt schon. Meine Hand streicht durch mein kurzgeschnittenes dunkles Haar, das seit einigen Jahren zunehmend anfängt zu ergrauen – und das nicht nur über den Schläfen. Na ja, mit ein bisschen Gel sieht es immer noch ganz flott aus. Mein Blick wird kritischer: Wird mein Sohn das auch mal so sehen? Wird er stolz sein auf seinen Papa und zu ihm aufblicken, als wäre er ein Held, so wie alle kleinen Jungs es können sollten? Habe ich das Zeug zum Held? Also mein Vater hatte es nicht. Obwohl er schon ganz okay war. Aber vielleicht kommt das Heldenpotential ja von der mütterlichen Seite … ihren Vater habe ich schließlich nie kennengelernt, aber die beste Ehefrau ist doch super geworden, da muss er doch … oder war das nur von der Oma … Ach, alles Quatsch.

Ich schlucke und starre mich an. Der Zug um meinen Mund wird fester, und ich stütze mich aufs Waschbecken und lehne mich vor.

„Mein Sohn“, sage ich ernst zu meinem Spiegelbild und sehe mir fest in die Augen, „ich verspreche dir, wenn du uns als deine Eltern aussuchst, werde ich dir der Held sein, den du als Vater verdienst.“

Schlagartig wird mir die Tragweite meiner Aussage bewusst, und schon regen sich Zweifel. Was rede ich denn da? Ich und ein Held? Ich vergesse sogar regelmäßig den Müll runterzutragen, was ist daran bitte heldenhaft? Rasch trockne ich mich zu Ende ab und fliehe ohne einen weiteren Blick in den Spiegel aus dem Bad.

Beim Anziehen wird mir außerdem klar, dass ich schon wieder von einem Sohn gesprochen habe. Ich schmunzele. Das finde ich okay, warum nicht einen Jungen als Erstgeborenen – wir können dann ja nächstes Mal ein Mädchen kriegen. Vor Schreck stolpere ich beim Sockenanziehen über meine eigene Courage. Meine Güte, was ist denn heute Morgen los mit mir? Ich bin mir und meiner Zeit ja schon wieder meilenweit voraus und völlig neben der Kappe. Ein zweites Kind? Und dann noch ein Mädchen, Mensch, mach langsam und lass erstmal mit dem einen alles gut gehen – das hoffentlich ein Sohn wird.

Kopfschüttelnd ziehe ich mich fertig an und gehe in die Küche, um uns Frühstück zu machen. Ich höre, wie hinter mir die Tür zum Schlafzimmer geöffnet wird und meine Liebste schlaftrunken ins Wohnzimmer getappt kommt. Ich lächle ihr zu, und sie winkt, während sie mit müden Augen ins Bad verschwindet.

„Hoffentlich ist alles gut", denke ich noch, ehe ich mich aufs Tischdecken konzentriere.

Wir sitzen wieder in dem gleichen Flur auf den gleichen Schwingstühlen, und wie schon die letzten Male sind wir die ersten Patienten zu so früher Stunde. Die beste Ehefrau der Welt spielt mit den Fransen an ihrem Schal und hält gleichzeitig meine Hand. Ihre kleine Hand ist eiskalt, und ich kann mir meine Frage, wie es ihr geht, ersparen, so verkrampft, wie sie versucht nicht aufzuspringen, um umherzulaufen vor lauter Ungeduld.

Endlich öffnet sich die Tür zum Sprechzimmer, und Major Tom steckt den Kopf durch den Spalt. „Prima, Sie sind ja schon da, wollen wir?“ Wie immer ist er bestens gelaunt und stößt die Tür mit Schwung auf, um uns hereinzubitten.

Wir springen auf, als wäre ein Startschuss gefallen, und stürmen an ihm vorbei in das Zimmer. Die beste Ehefrau der Welt sitzt mit nur einer halben Pobacke aufrecht auf ihrem Stuhl und wringt die Hände. Ich versuche daneben möglichst gelassen auszusehen und bemerke, dass meine weißen Fingerknöchel mich verraten. Langsam strecke ich die Finger durch und rolle sie möglichst locker wieder ein. Dabei knacken meine Knöchel. Sofort ernte ich einen Seitenblick von meiner Liebsten, sie hat die Augenbraue gelüftet. Ich ziehe den Kopf schuldbewusst ein – weiß ich doch, wie sehr sie dieses Geräusch auf die Palme bringt.

Major Tom jedenfalls lässt sich nicht anmerken, ob er unsere Anspannung spürt. Seelenruhig lässt er sich in seinen Drehstuhl fallen, ruft im PC etwas auf, was, wie ich nur vermuten kann, unsere beziehungsweise die Blutwerte meiner besseren Hälfte sind, und summt fröhlich vor sich hin. Dann nickt er ein paar Mal, ohne dabei eine Emotion preiszugeben, und springt dann plötzlich wieder auf. „Ja, sollen wir dann?“ Er weist mit dem Arm auf die Tür zum Nebenraum, von dem ich nur weiß, dass dort ein Gynäkologenstuhl und ein Ultraschallgerät stehen. Ich schlucke und sehe meine Frau an. Sie ist leichenblass, und ich bin versucht, ihren Ellenbogen zu stützen, als sie aufsteht. Sie schwankt ganz kurz, zwingt sich, mir zuzulächeln, und folgt dann dem Professor. Ich starre auf meine Füße, um ihr nicht nachzusehen, wie sie hinter einem Paravent verschwindet, um sich „untenrum frei zu machen“ – das hat zu mir auch noch niemand gesagt. Mein Hals ist trocken, und ich versuche immer wieder zu schlucken, verschlucke mich prompt und muss husten. Die beiden im Nebenzimmer ignorieren mich glücklicherweise.

So schnell wie möglich unterdrücke ich den Hustenreiz wieder, um ja kein Wort, das im Nebenraum gesprochen wird, zu verpassen. Es ist so still, ist das in Ordnung?

Die Neugier treibt mich vom Stuhl. Ich will aber auch nicht stören, also stehe ich nur auf und lehne mich über den Schreibtisch, um durch die Tür linsen zu können. Ich sehe meine Frau von schräg hinten und Major Tom, wie beide gebannt auf einen kleinen grobkörnigen Schwarzweißbildschirm blicken. Gerade zeigt er auf einen kleinen hellen Punkt und lässt das pulsierende Bild einfrieren.

„Da.“ Und ja, ich höre definitiv Triumph in seiner Stimme! „Da ist die Eizelle.“ Er lächelt meine Frau an und zwinkert ihr zu. „Hat sich das Kleine doch ein sicheres und warmes Plätzchen gesucht. Da sitzt es gut.“

Meine Knie werden weich, und ich lasse mich schnell wieder auf meinen Sitz fallen, lehne mich zurück und sende ein kurzes Danke an wer auch immer sich verantwortlich fühlt in den Tiefen des Universums.

„Das ist die Fruchthöhle, und so wie es aussieht, ist es wohl auch nur eines und keine Zwillinge“, höre ich von nebenan. Wieder sende ich einen stummen Stoßseufzer aus. Noch eine Sorge weniger.

„Wissen Sie schon, was es wird?“, platzt es aus mir heraus, und als ich sein herzliches Lachen höre, wird mir schlagartig bewusst, dass ich mich vermutlich gerade mal wieder zum Deppen gemacht habe, aber ausnahmsweise ist mir das total egal.

„Nein“, ruft er bestens gelaunt, „und das wird auch noch einige Wochen dauern, bis wir Ihnen die Frage beantworten können.“

Ist mir egal, denke ich trotzig, ich weiß ja schon, dass es ein Junge wird. Ich gestatte mir einen Moment Freude: Ich bekomme einen Sohn!

„Sehr schön“, beendet Major Tom die Untersuchung, „dann können Sie sich wieder anziehen.“ Er kommt wieder zu mir und setzt sich auf seinen Platz, um seine Ergebnisse in den PC zu tippen. Als meine Frau wieder erscheint, fährt er an sie gewandt fort: „Kommen Sie bitte Anfang kommender Woche zum nächsten Ultraschall, dann sehen wir hoffentlich schon, ob das Herz schlägt.“ Er sieht die Sorgenfalte auf der Stirn der besten Ehefrau der Welt und fügt freundlich hinzu: „Aber machen Sie sich keine Sorge, manchmal sieht man es auch erst in der Woche drauf, das ist auch in Ordnung.“ Er zwinkert ihr aufmunternd zu, und sie gestattet sich ein kleines Lächeln als Antwort.

„Okay“, nickt sie, „und was ist mit dem Mutterpass?“

Wieder wird sein Lächeln ein breites Grinsen. „Das hat auch auf jeden Fall Zeit bis zum nächsten Mal. Jetzt schauen wir erst mal, dass das Herz schlägt, und dann geht’s für Sie sowieso für alle weiteren Untersuchungen direkt wieder zu Ihrem Frauenarzt. Mein Job ist dann getan.“ Er lacht herzlich. „Und dann bekommen Sie natürlich ihren Mutterpass mit.“

Wir blicken uns an.

„Und soll ich jetzt schon irgendwas anderes machen – oder vermeiden?“

„Na, Folsäure und Vitamine nehmen Sie ja schon, und mehr können wir jetzt gar nicht tun.“

„Und Sport? Muss ich da aufpassen?"

Major Tom lehnt sich zurück und verschränkt die Hände hinter dem Kopf. „Na ja, man sagt allgemein immer wieder, dass werdende Mütter in der Einnistungsphase auf Erschütterungen verzichten sollten. Also Sportarten wie Joggen und so könnten kontraproduktiv sein. Andererseits", und er lehnt sich wieder vor, um sie direkt anzusehen, „wenn Sie vorher regelmäßig gelaufen sind, ist das kein Problem."

Sie nickt und ich weiß, dass sie von diesem Tage an keinen Meter mehr joggen wird, bis dieses Kind gesund auf der Welt ist. Major Tom liest wohl das Gleiche aus ihren entschlossenen Gesichtszügen und nickt mir zu.

„Eine Schwangerschaft ist mitnichten eine Krankheit. Sie können alles tun, wonach Ihnen ist und was Ihnen gut tut. Vermeiden Sie nur rohen Fisch und Fleisch und unpasteurisierte Milchprodukte, Alkohol und Zigaretten, und dann ist das Risiko für eine Fehlgeburt schon stark gemindert."

Wir nicken unisono, und ich versuche mir die Liste zu merken, habe aber vor Aufregung nur noch Sushi im Kopf. Das wird hart, so wie sie den rohen Fisch liebt.

„Noch Fragen?" Er erhebt sich halb, ehe wir mit dem Kopf schütteln können, und fegt uns wie üblich ohne große Zeremonie aus seinem Sprechzimmer.

„Das wird schon", gibt er uns noch mit auf den Weg, plus ein Augenzwinkern.

Die ganze nächste Woche bringen wir in diesem halb gelähmten Zustand zu. Handlungsunfähig und irgendwo zwischen Hoffen und Bangen, suchen wir nach einer Möglichkeit, wieder Freude zulassen zu können. Unser

Traum ist dabei, in Erfüllung zu gehen … und wir wagen nicht, uns auf den Gedanken einzulassen – geschweige denn auf eine entsprechende Emotion.

Hin und wieder erwische ich die beste Ehefrau der Welt dabei, wie sie gedankenverloren über ihren Bauch streicht – es ist ihr natürlich nicht bewusst, aber sie hat de facto zu diesem Zeitpunkt noch gar keinen zum streicheln.

Wenn sie mich dann dabei ertappt, wie ich sie beobachte, tue ich besonders anderweitig interessiert und klopfe in erster Linie dumme Sprüche. In meinen wacheren Momenten habe ich Sorge, mich um Kopf und Kragen zu quatschen. Es grenzt an ein Wunder, dass sie mich nicht auf den letzten Metern zum Ziel „Familie" verlässt. Ich selbst ertrage mich nur mit Not.

Sie aber ist toll. Als habe jemand eine kleine Kerze in ihr entzündet, beginnt sie ganz langsam von innen heraus aufzutauen. Äußerlich ist es wie ein zarter Widerschein aus ihrem Innern, der langsam ihre Augen erobert und hin und wieder zu einem kurzen Aufleuchten anschwillt. Irgendwie beginnt ihr ganzes Sein in einem warmen Licht zu glühen – oder ich wünsche mir nichts sehnlicher, als dass genau das der Fall ist. Auf jeden Fall kann ich mich des Eindrucks nicht erwehren, dass sie auch ohne große externe Veränderungen innerlich einen Ozean überquert. Jeden Tag wacht sie etwas ruhiger auf, jeden Tag lächelt sie etwas öfter. Wir vermeiden die B-Frage nach wie vor hartnäckig, weil wir auf keinen Fall falsche Hoffnung beieinander wecken wollen, aber sogar ich sehe, dass sie es spürt.

Ich fiebere dem nächsten Ultraschall entgegen, nicht nur, weil ich so neugierig bin, was man denn schon sieht – weshalb schlägt eigentlich das Herz als Erstes? Ist das nicht ein wahnsinnig komplexes Organ? Wie kann das nach nicht einmal zwei Wochen schon fertig sein? –, sondern auch, weil ich endlich den Startschuss hören will. Ich will mich endlich mit ihr freuen dürfen. Ich will endlich die Früchte unserer harten zwei letzten Jahre ernten. Ich will endlich meine glückliche Frau zurück.

Da ich niemand anders mit meinen offenkundigen Wissenslücken behelligen will, verbringe ich Stunden meines Tages vor dem Rechner und google alles, was mit Schwangerschaft und mit embryonaler und fötaler Entwicklung zu tun hat, bis hin zur Geburt. Okay, nach dem ersten Youtube-Video zum Thema natürliche Geburt ist mir drei Tage schlecht, sodass ich den Teil erst mal hintanstelle. Dafür habe ich ja auch noch etwas Zeit – und Mann wächst ja bekanntlich an seinen Aufgaben, rede ich mir überzeugend ein.

Es gibt ja auch vorher genug zu sehen: Wie geht es Mutter und Kind von Woche zu Woche? Ich finde zwei Webseiten, auf denen man perfekt verfolgen kann, welche Beschwerden sich wann einstellen, welche Entwicklungsschritte der kleine Kerl in so kurzer Zeit macht – und ja, auch meine Frage nach dem Herzen bekomme ich beantwortet.

Ich lese viel über übliche Begleiterscheinungen wie Übelkeit, niedriger Blutdruck, Wassereinlagerungen … auch hier muss ich irgendwann aufhören, weil es mir elend wird. Die beste Ehefrau der Welt zeigt – zumindest bislang – glücklicherweise keinerlei Symptome. Auch hierauf achte ich mit Argusaugen, kann aber beim besten Willen nichts bemerken, und wie gesagt, ansprechen will ich es noch viel weniger. Dann poppt manchmal die bange Frage wieder auf: Ist das denn richtig so, oder müsste ihr schon schlecht sein, damit alles normal verläuft? Darauf kann mir auch Google keine Antwort geben.

Wir haben die Woche irgendwie rumbekommen und sitzen – hoffentlich zum letzten Mal – in dem einsamen Flur vor Major Toms Sprechzimmer. Jetzt so auf der Zielgeraden kurz vor dem Überqueren der Ziellinie fühle ich mich wie ein kleiner Junge, kurz bevor das Glöckchen zur Bescherung an Heiligabend geläutet wird. Ich kaue an meinen Nägeln – was ich eigentlich überhaupt nie tue. Die beste Ehefrau der Welt hingegen sieht aus wie die Ruhe selbst. Sie sitzt neben mir, hat den Kopf rückwärts an die Wand gelehnt und die Augen geschlossen.

Ich stoße sie leicht mit dem Ellbogen an. „Alles okay bei dir?“

Sie öffnet die Augen und sieht mich an. Da ist es wieder, dieser Schein in ihren Augen. „Ja.“ Es ist keine Spur von Aufregung in ihrer Stimme, und ich beneide sie um ihr Pokerface.

„Wie kannst du bloß jetzt so ruhig sein?“ Ich rutsche auf meinem Stuhl hin und her.

Sie lächelt. „Ich weiß auch nicht“, versucht sie sich zu erklären, „irgendwie weiß ich, dass alles in Ordnung ist.“

Ich sehe sie neidisch von der Seite an und will mich gerade nach ihrem Geheimrezept erkundigen, als die Tür aufgerissen wird und ein wie immer bestens gelaunter Major Tom uns hereinwinkt.

Ich bin reflexartig aufgesprungen, meine beste Hälfte hingegen lässt sich Zeit und sammelt noch gelassen ihre Jacke und Handtasche ein.

Drinnen setzt sich der Prof gar nicht erst, sondern bietet nur mir einen Stuhl an und leitet meine Frau direkt weiter in den Untersuchungsraum. Ich fühle mich ausgeschlossen und kann nur wieder einen langen Hals machen. Wie blöd, dass ich nicht mit reindarf. Ich schmolle noch etwas vor mich hin und verpasse mal wieder, was um mich herum geschieht.

Die beste Ehefrau der Welt ist schon wieder da, ehe ich irgendwelche Triumphschreie oder Ähnliches hören konnte. Sie strahlt noch ein bisschen mehr. Ich ergreife völlig aufgelöst ihre Hand – habe ich jetzt wirklich den wichtigsten Moment verpasst?

Major Tom schwingt sich in seinen Stuhl, grinst mich an und fasst für mich noch mal zusammen. „Das sieht alles gut aus, damit sind wir fertig."

Ich blicke ungläubig von ihm zu ihr und wieder zurück. „Und nun?" frage ich völlig verdattert.

Major Tom lacht erfreut und lehnt sich zurück. „Nun machen Sie einen Termin bei dem Frauenarzt Ihres Vertrauens und lassen dort die Schwangerschaft noch mal bestätigen."

Ich starre ihn mit offenem Mund an. „Jetzt ist es also offiziell, wir sind ganz sicher schwanger?"

Wieder lacht er, und dieses Mal schmunzelt auch meine Liebste neben mir. „Ja, ich erkläre Sie – respektive Ihre Frau – hiermit für schwanger in der sechsten Woche. Sonst noch was?", fragt er sichtlich amüsiert, und ich schüttele immer noch völlig perplex den Kopf. Auch meine Frau ihren, allerdings wirkt sie noch immer völlig gelassen.

Ich stolpere ihr hinterher aus dem Sprechzimmer, den Flur hinunter und am Empfang vorbei, ehe ich sie im Treppenhaus endlich am Ärmel zu fassen bekomme.

„Warte mal“, rufe ich atemlos, und es ist mir egal, dass meine Stimme durch das hohe Treppenhaus hallt.

Sie hat sich mir zugewandt und sieht mich mit ihrem wundervoll leuchtenden Gesicht an. Und genau in dieser Sekunde trifft es mich wie ein Schlag. Wir haben es geschafft!

„Wir werden Eltern!“, echot meine Stimme von den Wänden wieder. Ich reiße meine Liebste an mich, hebe sie hoch und wirbele sie im Kreis herum. Sie klammert sich verzweifelt an mich und kann nicht aufhören zu lachen. „Lass mich runter, du verrückter Kerl“, japst sie, „sonst wird mir noch schlecht, und das ganz und gar nicht wegen des Babys.“

Das Baby! Unser Baby! Ich setze sie ganz behutsam ab und vergewissere mich, dass ihr nach meinem kurzen Freudentaumel nicht schwindelig ist.

Sie kann nicht aufhören zu lachen, und mittlerweile laufen ihr Freudentränen über das Gesicht.

„Ich fasse es nicht, ich kann es nicht fassen“, stammele ich immer weiter vor mich hin, „wir haben es geschafft, wir bekommen ein Baby.“ Ich will sie wieder aufheben und herumwirbeln, beherrsche mich aber gerade rechtzeitig noch. Stattdessen nehme ich ihre beiden Hände und übersäe sie mit Küssen. „Du wirst so eine wundervolle, wundervolle Mama werden, nein, bist du natürlich schon, und ich liebe dich so sehr, und ich bin so glücklich, und ich kann es einfach gar nicht fassen, wir werden Eltern, ich werde Papa, du wirst Mama …“, mein Gesabbel geht auf Autopilot einfach weiter, während mein Kopf immer nur sie sieht, diese perfekte Frau, dieses über alles geliebte Geschöpf, die einfach allerbeste Ehefrau der Welt … Schließlich fehlen mir die Worte, um meinem Glück

Ausdruck zu verleihen, und ich ziehe sie einfach nur ganz fest an mich. Ich will sie nie wieder loslassen. Noch nie in meinem Leben war ich so vollkommen überwältigt von meinen Gefühlen. Ich versuche mich mühsam zu fassen, halte sie von mir ab, sodass ich ihr in die Augen sehen kann: „Es ist also alles in Ordnung?"

„Ja."

„Und dir geht es auch gut?"

„Ja."

„Und wir bekommen ganz sicher nur ein Baby?"

Sie lacht und struwwelt mir durch die Haare – und heute ist es mir einfach nur egal.

„Lass uns gehen", schlägt sie vor, und wir machen uns Hand in Hand auf den Weg nach unten.

Vor der Tür bleiben wir stehen. Eigentlich müsste ich jetzt ins Büro weiterfahren und sie würde mit der Bahn nach Hause zurückkehren, aber ich kann mich einfach nicht losreißen.

„Und was machen wir nun?" Sie sieht mich fragend an.

„Wir müssen was zum Eincremen kaufen."

„Wie bitte?"

„Ja, wir müssen was für deinen Bauch zum Eincremen kaufen." Spreche ich neuerdings chinesisch? Warum guckt sie denn so ungläubig?

„Ich hab das gelesen", füge ich hinzu, „damit du keine Schwangerschaftsstreifen bekommst."

Sie fängt an zu lachen, und da ich mich nicht ernst genommen fühle, füge ich auch noch mein zweites Argument an: „Und es ist auch total wichtig, dass ich das tue, damit das Baby auch frühzeitig meine Präsenz mit wahrnimmt." Weil ich sehe, wie sie bereits auf ihrer Lippe kaut, um nicht noch mehr lachen zu müssen, treibe ich es auf die Spitze und beuge mich hinunter zu ihrem Bauch. „Nicht wahr, mein Kind, das würde dir gefallen, oder?"

Jetzt müssen wir beide über meine Albernheit lachen. Sie nimmt wieder meine Hand und drückt sie. „Du bist so süß, und du wirst garantiert der beste Papa von der ganzen Welt."

Mit stolzgeschwellter Brust ziehe ich sie bestimmend hinter mir her. „Und deshalb kaufen wir dir jetzt was zum Eincremen."

30 Sekunden später ist mein Heldenstatus schon wieder dahin. Die Apothekerin sieht mich über den Tresen hinweg an und erwartet eine Entscheidung von mir. Aber woher soll ich denn wissen, ob Öl, Lotion oder Gel? Gibt's da einen Unterschied? Und welchen bitte? Ich sehe hilfesuchend zur besten Ehefrau, die sofort einen Schritt vortritt und mich rettet. „Ich hätte gern etwas, das nicht fettet. Öl bleibt bei mir immer ewig auf der Haut liegen."

Die Apothekerin nickt und verschwindet. Dann kommt sie mit einer großen Tube einer französischen Marke wieder und erklärt uns kurz die hervorragenden Qualitäten dieses Phytolastischen Gels – ist das Marketing oder heißt das echt so? Ich nehme mir fest vor, den Begriff zu googeln, und habe ihn im gleichen Augenblick schon wieder vergessen. Da ich bei dem Gespräch der Damen eh rausgefallen bin, sehe ich mich etwas um. In einer Ecke sind Babyartikel in der Auslage, und ich schlendere hinüber. Premilch, Folgemilch, hypoallergen mit zerstückeltem Eiweiß … Ich verstehe die Worte, die ich lese, und entfernte Chemiekenntnisse werden geweckt, aber warum würde jemand dieses Zeug einem Kind zu essen geben? Angewidert stelle ich das Paket zurück und lasse meinen Blick weiterschweifen. Babywärmflaschen, Babyschnuller, Babybadethermometer, Kinderpflaster ... die Fülle an Artikeln macht mich sprachlos. Mit offenem Mund starre ich kopfschüttelnd auf diese Flut an ... Baby-Zeug. Braucht man das? Ich denke an unsere kleine Wohnung und frage mich ernsthaft, wie viel von dem Zeug wir nachher wirklich brauchen. Und wer um Himmels Willen soll das alles bezahlen? Mir graut davor.

Meine Frau ist fertig und winkt mich zurück zu sich. Ich hake sie unter, und wir verabschieden uns rasch. Erst draußen frage ich nach: „Und, was hat der Spaß gekostet?"

„Knapp 30 Euro."

„Was?" Ich bin vor Schreck stehen geblieben. „Ist nicht dein Ernst?"

„Doch", lächelt die beste Ehefrau der Welt, „aber das reicht hoffentlich auch länger als so'n kleines Öl, und glaub man nicht, dass das billiger wäre." Sie hakt mich gut gelaunt wieder unter. „Gewöhn dich besser dran", zwinkert sie mir zu, „fürs Baby ist nichts zu teuer."

Ich rolle mit den Augen. „Ja, den Eindruck habe ich allerdings auch." Das geht ja gut los.

Abends liegt sie im Bett, und ich komme mit der Tube in der einen und dem Beipackzettel in der anderen Hand rein.

„Wie denn, jetzt schon?" Sie blickt mich über ihren Kindle hinweg an.

„Ja", ich nicke energisch, „das muss man von Anfang an machen, nicht erst, wenn der Bauch da ist." Ich wedele mit dem Beipackzettel. Sie fügt sich mit gespieltem Widerstreben und macht ihren Bauch frei.

Ich gehe zunächst mit der Nase ganz dicht dran, küsse sanft ihre zarte Haut unterhalb des Bauchnabels und sage ganz zärtlich zu selbigem: „Hallo Baby, hier ist dein Papa."

Meine Liebste bricht in schallendes Gelächter aus. „Du spinnst echt."

Ich blicke sie oberlehrerhaft an und doziere: „Es ist unerlässlich, frühzeitig eine Bindung zu meinem Sohn aufzubauen. Und du weißt doch gar nicht, wenn er jetzt schon ein Herz hat, warum sollte er mich dann nicht auch schon irgendwie ‚hören' können?" Ich mache mit den Fingern Tüddelchen in die Luft, und sie schüttelt nur ungläubig den Kopf.

„Dein Sohn?", fragt sie mit Betonung.

„Mein Sohn", bestätige ich im Brustton der Überzeugung.

„Na, dann man los."

Ich schraube die große Tube auf und gebe mir einen großzügigen Klacks des Gels in die Hand. Ich erschauere – kalt.

„Nicht so viel", kreischt sie abwehrend, „das ist Gel, das verteilt sich wirklich gut."

„So, nun lass das mal den Papa machen." Ich zwinkere ihr übermütig zu und klatsche das kalte, feuchte Zeug auf ihren Bauch.

Wieder kreischt sie auf, und dieses Mal muss ich mitlachen. „Das ist kalt", protestiert sie.

„Papperlapapp", mache ich, „hab dich nicht so, wer wollte denn unbedingt ein Baby?"

Sie streckt mir die Zunge heraus und lässt mich gewähren. Genüsslich verteile ich das Gel auf ihrem Bauch. Immer größer werden meine Kreise bis auf die Hüften und über die Rippen bis zu den Brüsten.

„Junger Mann, ich glaube, Sie sind da auf Abwege geraten."

„Nein", sage ich tiefernst, „die Brüste werden schließlich auch ihr Volumen maßgeblich vergrößern, die müssen auch eingecremt werden."

„Aha", macht sie und verzieht die Lippen spöttisch.

Selbst nachdem ich die Brüste mit einbezogen habe, bleibt viel zu viel Gel übrig.

„Hm, ich fürchte, du hattest recht. Das war zu viel."

„Ach was." Sie lacht – mich aus.

„Ich hol dir ein Küchenpapier."

Morgen mache ich es besser.

# Vitamine und Co.

Von ihrem Obstsalat aufblickend murmelt sie: „Wir müssen noch mal in die Apotheke."

„Wieso?", frage ich und lasse mein Messer sinken. „Das Gel kann doch unmöglich schon alle sein, so viel habe ich nun wirklich nicht genommen …"

„Dummerchen." Sie schüttelt lächelnd den Kopf. „Nein, ich muss Folsäure nehmen und Jod oder besser noch einen Vitamincocktail …"

Diese Aussage ist mir nicht präzise genug. „Sagt wer?"

„Na, das ist doch logisch, da entwickelt sich ein kleines Leben in mir, natürlich brauche ich Vitamine und Mineralien."

„Ja, das verstehe ich, aber bist du sicher, was du wirklich brauchst?"

Sie überlegt und schüttelt dann den Kopf. „Also der Arzt sagte was von Folsäure und Jod, aber der Rest …"

„Okay, ich lese mich nachher mal ein in das Thema, und dann bringe ich dir heute Abend was aus der Apotheke mit, in Ordnung?"

Sie wirft mir einen dieser bezaubernden Blicke zu, und ich könnte sie schon wieder auffressen. „Danke", sagt sie und wirft mir eine Kusshand zu.

In der Firma komme ich nur in der Mittagspause kurz dazu, ein paar Artikel zu lesen, unter anderem von Stiftung Ökotest, bei denen die meisten Präparate nicht besonders gut wegkommen. Genauso schlau wie vorher, mache ich rechtzeitig Schluss, um mich wenigstens in der Apotheke vernünftig beraten zu lassen.

Die Apothekerin erscheint mir etwas jung, aber was soll's, wir haben ja alle irgendwann einmal angefangen. „Was kann ich für Sie tun?"

Enthusiastisch geht anders, aber kurz vor Ladenschluss habe ich da ein gewisses Verständnis. „Ich brauche ein Vitaminpräparat für meine Frau."

„Ist sie erkältet?"

Einen Moment lang starre ich sie verwirrt an, dann wird mir klar, dass ich mich nicht klar ausgedrückt habe. Ich grinse sie an. „Nein, sie ist schwanger."

Keine Reaktion.

„Sie braucht was mit Folsäure und Jod."

„Wollen Sie das separat zum Selbstdosieren kaufen oder lieber ein Standardpräparat?"

„Was sind denn die Vorteile?"

Die Apothekerin, oder ist sie nur eine Assistentin?, zuckt mit den Schultern. „Na ja, dann können Sie selbst dosieren."

Ja, das Argument kommt mir bekannt vor, klingt aber auch beim zweiten Mal nicht nach einem Kaufgrund für mich. „Ich glaube, mir wäre ein Standardpräparat lieber. Können Sie da irgendetwas empfehlen?"

Wieder zuckt sie mit den Schultern und schleicht los. Sie kehrt mit drei Päckchen zurück und stapelt sie nebeneinander auf den Tresen. Dann sieht sie mich an.

Ich räuspere mich, als ich feststelle, dass ich offensichtlich nicht mehr Vorlage bekomme. „Sehr schön, und was hätten wir denn da?"

„Vitamine und Mineralien für die Schwangerschaft."

Langsam beginnt mein Geduldsfaden sehr brüchig zu werden, und die monotone Stimme der Frau zerrt an meinen Nerven. „Und welches soll ich nehmen?"

Sie zuckt die Schultern. Anscheinend sagt mein Gesichtsausdruck aber wohl genug, sodass sie sich die erste Packung von links greift und anfängt, mir die Inhaltsstoffe vorzulesen.

„Ja, danke“, presse ich zwischen zusammengebissenen Zähnen hervor, was sie dazu ermutigt, mir auch die beiden anderen Packungsaufschriften vorzulesen.

Ich habe meine Hände in die Jackentaschen geschoben und zu Fäusten geballt, um an mich zu halten. Ist das ein Scherz? Ist hier irgendwo eine Kamera? Das kann doch wohl nicht wahr sein …

„Und welches wollen Sie jetzt?“

Während ich versuche, den Dampf nicht aus Ohren und Nase entweichen zu lassen, nehme ich mir betont gelassen eine Packung nach der anderen und überprüfe die Tablettenmengen. „Was kosten diese?“, frage ich und halte ihr das größte Päckchen hin.

„88 Euro.“

„Was?“

„88 Euro.“

Ich zucke zusammen und verbeiße mir jeden Kommentar.

„Ist aber auch eine Dreimonatspackung.“ Eine freiwillige Information.

„Super“, knirsche ich, „die nehme ich.“

Sie räumt in aller Ruhe die anderen beiden Päckchen wieder an die richtige Stelle im Regal, ehe sie endlich abkassiert.

Ich packe die Tabletten und den Kassenzettel und murmele nur noch ein „Tschüss“ beim Hinausgehen.

Gott, hoffentlich wird nicht alles so anstrengend.

## Mit einem Mal ist alles anders

Irgendwie war es ja der Sinn der Übung, dass sich alles verändert, schließlich wollen wir eine Familie werden. Was das allerdings so im Einzelnen beinhaltet, überrascht uns dann doch an mancher Stelle, und so wird uns erst nach und nach richtig bewusst, auf was wir uns eingelassen haben.

Die beste Ehefrau der Welt strahlt. Jeden Tag strahlt sie ein bisschen mehr mit der Sonne um die Wette. Ich dagegen kann mich immer noch nicht so recht mit der neuen Realität anfreunden und schwanke zwischen Ungläubigkeit und Euphorie.

„Denk dran, dass du es niemandem sagst“, ermahnt sie mich regelmäßig. Meistens bräuchte sie das nicht, in der Regel bin ich total lässig und würde es glatt bis zur Geburt geheim halten, nur um allen Nervensägen, die uns in den vergangenen Monaten immer wieder mit ihrem „Und, wann ist es denn nun endlich so weit?“ auf die Nerven gegangen sind, so richtig einen Denkzettel zu verpassen. Frei nach dem Motto: „Wieso? Wir haben fertig!“ Ich würde mich so weglachen. Aber an den anderen Tagen, wenn ich dann gerade mal wieder ihren Bauch eingecremt und meinem Sohn eine gute Nacht gewünscht habe, liege ich oft noch lange wach neben ihr und kann vor Aufregung nicht schlafen, und DANN würde ich es sooo gern jedem erzählen – ob er's hören will oder nicht. Aber gut, ich habe es versprochen, also halte ich auch dicht.

Außerdem haben wir schon wieder den ersten Dämpfer erlitten. Die beste Ehefrau der Welt, die außerdem der organisierteste Mensch ist, den ich kenne, wollte gleich zwei Fliegen mit einer Klappe schlagen: Sie hat für kommende Woche einen Termin beim Frauenarzt gemacht und dann auch gleich die erste Hebamme angerufen von einer langen Liste, die sie eigens für diesen Zweck im Internet recherchiert hat.

„In welcher Woche sind Sie?"

„Ähm, ich glaube so in der siebten?"

„Dann sind Sie zu früh."

„Wie bitte?"

„So früh nehme ich Sie nicht in meine Kartei auf. Melden Sie sich erst wieder, wenn Sie jenseits der zwölften Woche sind, besser der 14."

„Okay, danke."

Sehr kleinlaut legt meine Liebste wieder auf.

„Was war denn das?", erkundige ich mich, der ich das Telefonat neben ihr auf der Couch sitzend so halb mithören konnte.

Sie sieht mich an und zuckt mit den Achseln. „Keine Ahnung, anscheinend bin ich noch nicht schwanger genug, um mich bei einer Hebamme anzumelden?"

Wir gucken uns beide an, und jeder muss über das verdatterte Gesicht des jeweils anderen lachen.

„Egal, dann rufen wir da halt nächsten Monat noch mal an", schließe ich.

In der Zwischenzeit gehen wir dann erst mal wieder zum Frauenarzt – zu einem neuen wohlverstanden, denn mit Gynäkologen, die Eileiterschwangerschaften nicht erkennen, können wir nichts anfangen.

Dr. Sommer – nein, der heißt auch nicht wirklich so, aber ich kann mir seinen Namen wiedermal partout nicht merken, also heißt er halt Dr. Sommer.

Jedenfalls sind wir dann mal Patienten bei Dr. Sommer und der empfängt uns nach reichlich Wartezeit mit etwas gestresstem Gesichtsausdruck. Er liest unser bisschen Akte rauf und runter, während er uns mit Fragen löchert. „Dann sind Sie also heute hier zur Feststellung einer Schwangerschaft?"

Meine Frau und ich sehen uns kurz an, und ich möchte am liebsten in die Tischkante beißen, um nicht laut aufzuschreien.

Nicht, dass das die erste Frage gewesen wäre, die er uns gestellt hätte, nachdem wir uns gesetzt hatten, und wir sie zwischendurch indirekt bereits dreimal beantwortet haben mit Details wie: ja, wir haben einen positiven Bluttest machen lassen, ja, die Schwangerschaft wurde im Ultraschall nachgewiesen und ja, das Herz schlägt seit letzter Woche. Entweder ist der Mann ein bedauerlicher Fall von frühzeitiger Demenz oder er ist wieder einer von diesen Chaoten. Ich rolle mit den Augen, denn ich vermute eindeutig Letzteres. Man erkennt sich einfach, wenn man selbst zum Club gehört.

Meine beste Hälfte hingegen ist so positiv und gnädig gestimmt, dass sie es sogar noch schafft, milde zu lächeln und ruhig und deutlich zu wiederholen: „Genau, damit der Mutterpass ausgestellt werden kann."

„Alles klar." Wie auf Kommando springt der gute Arzt auf und sprintet Richtung Nebenzimmer. Schon durch die offene Tür verschwunden, scheint ihm doch noch einzufallen, dass er etwas vergessen hat. Er steckt den Kopf durch den Rahmen. „Ähm … dann kommen Sie doch bitte mit rüber ins Behandlungszimmer." Na, geht doch.

Drüben wieder ein Paravent, hinter dem meine Liebste sich frei machen will, doch der Arzt winkt ab und zeigt Richtung Liege. „Nein, nein, ab sofort erschrecken wir das kleine Kerlchen nicht mehr von unten, ab sofort machen wir die Sonos von außen.“ Er kichert mädchenhaft. Die Göttergattin legt sich hin, und ich bleibe in gebührendem Abstand stehen.

Über der Liege hängt ein Flachbildschirm, der meinem in der Firma Konkurrenz macht. Dr. Sommer folgt meinem Blick und stößt mir seinen Ellbogen in die Rippen. „Da können Sie gleich Ihren Nachwuchs drauf sehen.“ Wieder dieses nervtötende Gekicher. Langsam packt mich erneut die Aufregung. Ich schleiche mich in Position und versuche dabei weder gegen den Beistellwagen mit den Petrischalen noch gegen das Ultraschallgerät zu rumpeln. Nervös wanke ich von einem Fuß auf den anderen. Dr. Sommer hingegen lässt sich neben meiner Frau auf einen Hocker fallen und beginnt sofort, darauf hektisch hin und her zu rollen.

Meine Güte, hat der Mann in seinem früheren Leben für „Starlight Express“ gearbeitet, oder was? Meine Liebste hat immer noch dieses milde amüsierte Lächeln auf den Lippen, während meine fest zusammengepresst sind.

Schließlich scheint er alles zusammen zu haben. Der Schlauch vom Ultraschall, an dessen Kopf etwas hängt, das mich stark an die Sofabürste unseres Staubsaugers erinnert, badet er in einem durchsichtigen Gel.

Ich schmunzele, weil ich einen ähnlichen Fehler ja auch schon gemacht habe, aber er findet sich offensichtlich total okay, denn er gibt noch mal eine doppelt so große Menge auf ihren Bauch.

Ich gucke sie an, und sie zwinkert mir hinter seinem Rücken zu. Sie denkt das Gleiche wie ich. Wir lächeln uns an, und es fühlt sich so gut an, wieder ein Team zu sein – die alte Kumpelhaftigkeit, die verschworene Gemeinschaft. Wir haben uns zurück.

Vor Rührung werden meine Augen feucht, und ich fahre mir schnell unauffällig mit dem Handrücken über das Gesicht. Dann bemerke ich, dass meine Liebste bereits gebannt auf den Bildschirm über ihren Füßen starrt. Oh Mann, dass ich immer in den wichtigsten Momenten abgelenkt … und dann stockt mir der Atem und jeder Gedanke.

Was ist das? Auf dem Bildschirm pulsiert eine Bohne. Ich blinzele und starre das Ding genauer an. Der Maßstab sagt mir, dass das kleine Etwas noch nicht einmal ganz einen Zentimeter groß ist. Auf dem Bildschirm ist es zu einem Vielfachen aufgeblasen, und ich wage kaum meinen Augen zu trauen, aber ich sehe tatsächlich schon so etwas wie eine kleine Menschenbohne. Ich ahne Arm- und Beinansätze – auch ganz ohne dass der Doktor uns genau auf selbige hinweist. Und dann dieses Vibrieren. Nein, Pulsieren. Dieses kleine Herz schlägt, als wolle es zerplatzen.

Mein eigener Herzschlag beschleunigt sich, und ich spüre, wie es mir heiß und kalt über den Rücken läuft.

„Das ist ihr Kind." Ich hätte diesen Hinweis jetzt nicht unbedingt gebraucht, aber wie aufs Stichwort werden meine Knie weich. Ich taumele gegen den Wagen mit den Petrischalen, und das Klirren lässt die beiden sich mir zuwenden. Ich stolpere weiter rückwärts und finde mehr zufällig einen Stuhl, auf den ich mich fallen lasse.

„Alles gut“, winke ich lässig ab, „ich setz mich nur kurz ein bisschen hin.“

Das Letzte murmele ich nur noch. Der Arzt hat den Kopf schief gelegt und beäugt mich wie ein Uhu. Meine Frau hat eine Augenbraue hochgezogen und sieht mich ernst an. Ich ziehe den Kopf ein und wedele mit der Hand, damit sie weitermachen, wobei auch immer sie waren.

Während ich meinen Kreislauf stabilisiere und mein letztes bisschen Männlichkeit zusammenkratze, geht Dr. Sommer mit meiner besten Hälfte die nächsten Schritte durch. Sie besprechen mögliche IGeL (individuelle Gesundheitsleistungen) und wann die großen Ultraschalluntersuchungen gemacht werden müssen.

Mir wird langsam besser, und die beiden kommen allmählich zum Ende.

„Den Mutterpass bekommen Sie dann gleich vorn am Tresen.“ Noch einmal dieses alberne Gekichere. „Und vereinbaren Sie gleich den nächsten Termin.“

Das tun wir, und wir bekommen auch noch einen Haufen Papier mit: Informationen über die verschiedenen Stadien der Schwangerschaft, Möglichkeiten, Begleiterscheinungen zu lindern mit Massagen und Akupunktur, Hebammenlisten, Geburtsvorbereitungskurse etc. Ich belade mich mit dem Stapel und trete dann schnell wieder einen Schritt zurück, um aus dem Lichtkegel zu kommen, damit meine blasse Nasenspitze nicht noch mehr Beachtung findet.

Einen kurzen Moment später sind wir auch schon wieder auf der Straße. Stolz betrachtet sie ihren Mutterpass und wendet ihn hin und her.

„Hm“, mache ich.

Sie hebt den Blick. „Hm was?"

„Komisches Format."

Sie dreht und wendet den Pass in den Händen hin und her. „Hm", macht auch sie, „stimmt."

„Passt in keine Tasche. Und auch in keine Plastikhülle." Ich bin mal wieder beeindruckt von mir selbst und meinem Beobachtungstalent.

Sie nickt zustimmend und dann lächelt sie mich von unten an. „Aber zum Glück habe ich schon eine mitbekommen." Sie wedelt mit einer Hülle.

Ich grinse ihr zu und schließe das Auto auf.

„Wie geht es dir?", fragt sie mich beim Einsteigen.

„Geht schon", winke ich ab und füge sofort zur Ablenkung hinzu, „und dir?"

„Ich hab Hunger."

„Echt, nicht schlecht?"

„Nein, gar nicht."

„Okay, also Gürkchen und Nutella? Oder Erdbeeren mit Senf oder so?"

Sie hört mir belustig zu und schüttelt dann den Kopf. „Du guckst zu viele schlechte Filme."

„Gar nicht."

„Oder du hast zu lange in dem Wartezimmer in den Mädchenzeitschriften geblättert."

„Ich hab's ja nur gut gemeint."

Sie lacht und legt mir die Hand beruhigend auf den Arm. „Ist schon gut, aber mir geht es wirklich gut. Ich hätte Lust auf Nudeln, so 'ne richtig schöne Thai-Nudelsuppe."

Jetzt ist es an mir zu grinsen, aber ich lasse es mir natürlich nicht anmerken. Noch nie habe ich gehört, dass meine Frau gern Thai-Nudelsuppe mag …

„Und wo glaubst du, können wir solch eine Thaisuppe jetzt herbekommen?“ frage ich ernst.

„Ich weiß nicht …“

Ich sage nichts, denn ich weiß, dass sie ganz genau weiß, was sie will – und wo sie es kriegt. Also schweige ich.

„Also in Berlin gab es immer so ’nen kleinen Laden am Mauerpark …“

„Du willst nach Berlin?“ Ich starre sie entgeistert an, das übertrifft jetzt doch irgendwie meine Erwartungen.

„Nein, lass mich ausreden!“ Sie blitzt mich an. „Also da gab es diesen kleinen Laden und die Nudeln waren super, und nirgendwo hab ich je wieder so eine Suppe bekommen, aber erinnerst du dich, als wir das letzte Mal in der Hamburger Meile waren und die da vorn beim Kino diesen neuen Thai aufgemacht haben?“

Ich nicke, obwohl ich noch nicht weiß, worauf das hier gerade hinauslaufen soll.

„Na ja, vielleicht probieren wir den mal aus?“

„Warst du da denn schon mal?“

„Nö …“

Okay, das ist also keinesfalls ein Erfolgsgarant, aber was soll’s – wir versuchen es.

Tatsächlich ist der Laden ein voller Erfolg.

„Oh, die ist himmlisch“, jubelt die beste Ehefrau der Welt.

Ich schmunzele und bin gleichzeitig beruhigt. Zum Glück hat sie keine seltsamen Gelüste …

Wieder zu Hause mache ich ihr Tee und lasse sie die Füße hochlegen. „Und, was sind jetzt unsere nächsten Schritte?“

Sie guckt mich an und zuckt mit den Schultern. „Keine Ahnung."

Ich setze mich zu ihr. „Kein Umzug, nein?"

Sie schüttelt den Kopf und pustet in ihre Teetasse. „Nein."

„Wo sollen wir dann mit dem ganzen Babykram hin?"

Sie überlegt. „Also für die Klamotten reicht uns vermutlich eine Kommode mit ein paar Schubfächern. Dann richten wir uns im Bad auf der Waschmaschine einen Wickelplatz ein, und zum Schlafen brauchen wir ein Beistellbett."

Ich bin beim ersten Punkt aufgesprungen, habe das Handy gezückt und gleich eine Baby-Einkaufsliste generiert. „Check."

Sie überlegt weiter. „Aber vielleicht sollten wir auch nicht so viel Zeug kaufen."

Sofort werfe ich mich in die Brust, um dem möglicherweise aufkommenden Zweifel entgegenzutreten wie ein Ritter ohne Furcht und Tadel. „Wieso denn nicht? Es wird ganz sicher alles gut gehen."

Sie sieht mich erst irritiert an, versteht dann aber wie immer intuitiv, worauf ich hinauswill, und lächelt.

„Nein, so meine ich das nicht. Ich dachte nur, dass bestimmt jede Menge Leute uns auch was zur Geburt schenken möchten."

Das leuchtet natürlich auch mir ein. „Aber was brauchen wir denn überhaupt? Und in welcher Reihenfolge?"

Wieder zuckt sie mit den Achseln. Also ist mein hervorragendstes Talent gefragt: Internetrecherche.

Ich mache mich sofort dran.

Nach zwei Stunden erscheine ich mit einem Haufen Papier wieder auf der Bildfläche.

„Tada!“, mache ich, und sie blickt von ihrem Kindle auf. Sie hebt fragend die Augenbrauen. Ich werfe mich neben sie auf die Couch und präsentiere ihr meine Ergebnisse. „Erstens eine Liste zur Erstausstattung, habe ich auf einer Hebammenseite gefunden. Hier ist eine Empfehlungsliste für Mobiliar, die musste ich etwas an unsere Wohnung anpassen.“ Ich reiche ihr die ersten zwei Zettel. „Dann habe ich hier noch einen, den brauchst du vermutlich erst später, der ist zum Packen für die Kliniktasche und dann …“, ich vollführe einen Trommelwirbel auf meinem Bein, „hier die Liste, was du demnächst alles so brauchen wirst.“

Zunächst, das habe ich genau gesehen, hat sie mich noch belächelt. Doch spätestens mit Seite vier habe ich sie überzeugt.

Sie schaut sich konzentriert die Listen an, nickt, runzelt die Stirn, lacht auf und nickt wieder. „O mein Gott, ich dachte, du spinnst, als du eben mit dem ganzen Kram hier ankamst, aber das sieht gar nicht mal so unlogisch aus.“

Ich fühle mich stolz bemüßigt, noch auf einige Details hinzuweisen, als sie mich unterbricht: „Hast du mal ’nen Stift?“

Irritiert muss ich einräumen, dass ich dieses Werkzeug gerade nicht parat habe, und eile sofort, ihr Kuli und Bleistift zur Wahl zu holen. Sie ergreift den Kuli und beginnt wie wild auf den Listen rumzustreichen.

„Hey“, protestiere ich, „das kannst du nicht machen, das brauchen wir … und das ist doch wichtig … und was steht da? Später? Wieso?“

Ich fühle mich, als hätte ich ihr die Mona Lisa gemalt und sie würde jetzt mit einem Edding einen Schnurrbart hinzufügen. Unglücklich gucke ich ihr zu, wie sie mein mühsames Werk zu einem Schatten seiner selbst zusammenkürzt. Schließlich ist sie fertig und präsentiert mir stolz den Bruchteil meiner Qualen, der vor ihrem strengen Auge bestehen konnte.

„Damit kann man doch arbeiten“, sagt sie sichtlich mit sich zufrieden, „druckst du’s noch mal neu aus?“

Ich lächle gequält, denn natürlich ist mir klar, dass eine Diskussion zu rein gar nichts führt, und trolle mich wieder rüber an den Esstisch, wo mein Laptop noch offen steht.

Ihr ist offensichtlich nicht entgangen, dass ich unglücklich aussehe, denn sie kommt rüber und küsst mich zärtlich in den Nacken. „Ich danke dir, Liebster, du machst solche Recherchen immer so liebevoll und detailorientiert. Das ist mir so eine Hilfe, weil ich darin einfach nicht gut bin …“ Ihre Stimme streichelt ebenso zärtlich mein Ego wie ihre sanften Lippen mein Ohr. Und schon hat sie mich wieder – vielleicht hab ich ja wirklich etwas viel rausgesucht.

# Das Leben mit einer Sexbombe

Wenige Wochen später sitzen wir beim Frühstück, und plötzlich bleibt mir im wahrsten Sinne des Wortes mein Toastbrot im Halse stecken. Ich starre meine Frau an, als wäre sie ein Alien. Da ist etwas anders. Und zwar grundlegend. Maßgeblich. Und das quasi über Nacht! Oder zumindest fällt es mir heute das erste Mal so ins Auge.

Einen Moment tut sie, als würde sie nichts bemerken, aber als sich so viel Sabber in meinem Mundwinkel gesammelt hat, dass es droht herunterzutropfen, fragt sie, ohne aufzusehen: „Ist was?“

Ich bin ertappt. O Gott, habe ich sie wirklich so dämlich angestarrt? Peinlich berührt wische ich mir den Mund ab, verschlucke mich an meiner Spucke und hüstele. „Ähm, nein, gar nichts …“ Ich schiele zu ihr hinüber und sehe, wie sie ihr T-Shirt zurechtzieht.

Ich mache mich ganz klein und möchte mich am liebsten hinter meiner Kaffeetasse verstecken – aber den Blick abwenden kann ich nicht.

Wieder erwischt sie mich und wirft mir einen strengen Blick zu. „Heftig, wie schnell die Brust jetzt plötzlich wächst, oder?“, fragt sie, und ich laufe schamhaft rot an. Das ist mir seit meiner Teenagezeit nicht mehr passiert, aber es ist auch lange her, dass mich eine Frau so angemacht hat wie meine heute Morgen. Ich versuche mich zu beherrschen. „Ja, es ist schon ziemlich … viel.“

„Doof?“ Erst jetzt bemerke ich die Unsicherheit in ihrer Stimme, und auch ihr Blick sieht alles andere als glücklich aus.

„Was?! Nein!“ Zumindest meinen Protest nimmt sie mir auf jeden Fall ab. Ich versuche meinen Ausbruch etwas eloquenter zu erklären. „Liebling, du siehst wunderschön aus … und ehrlich gesagt, macht mich das gerade ziemlich an, dass dein T-Shirt neuerdings so spannt.“

„Ach wirklich?“ Sie lächelt immer noch unsicher.

„Ja, sieht wirklich geil aus.“ Ich lege meine Hand auf ihre und sehe gerade noch rechtzeitig ihre Augenbraue in die Luft schnellen. Das war eindeutig etwas viel Begeisterung. „Ähm … und du siehst toll aus, die hübscheste Mami der Welt.“ Sie lässt mich gewähren und zwinkert mir zu, was so viel heißt wie „da hast du ja knapp noch mal die Kurve bekommen“.

Ich rutsche etwas dichter an sie heran und frage mit Unschuldsmiene: „Wie geht es dir denn sonst so?“

Sie beginnt mir zu erklären, dass es ihr ganz gut gehe, als sie doch wieder dahinterkommt, was in meinem Hinterstübchen vor sich geht. Sie hält inne und schlägt mir spielerisch auf die Hand. „Und die Brüste spannen ziemlich und sind superempfindlich – mit denen muss man wirklich vorsichtig sein.“

Ich grinse sie an – das werde ich sein.

Habe ich schon erwähnt, dass, seit wir schwanger sind, unser Sex einfach gigantisch ist?

Also gut war er ja wirklich schon immer, aber irgendwie macht uns diese ganze Mama-Papa-Baby-Geschichte heiß – na gut, zumindest mich macht sie wirklich heiß, und meine Liebste ist so verführerisch wie nie. Nachdem die anfänglichen Spannungen sich dann im Laufe der Schwangerschaft etwas gegeben hatten, haben wir so regelmäßig miteinander geschlafen wie lange nicht mehr. Sicher, mit dem wachsenden Bauch wachsen auch die Herausforderungen an Positionen und Ausdauer, aber es wird auch wirklich immer spannender und schöner. Für einen ganz kurzen Moment hatte ich ja auch Bedenken – die ich natürlich nicht ausgesprochen habe –, ob ich sie noch anziehend finden würde mit 15 Kilo mehr, aber die Frage ist völlig vergessen, als es wirklich so weit ist. Sie leuchtet und strahlt so viel Weiblichkeit aus, man müsste ein Narr sein, wäre man nicht sofort hin und weg. Ich jedenfalls habe sie noch nie so sexy gefunden. Und ein Glück behält sie bis auf wenige Ausnahmen auch den Spaß an der Freude. Was für ein Glück für uns … ähm, für mich.

# Zwischen übel und gefährlich(er Hungerattacke)

„Mir ist so elend …"

Sofort springe ich aus dem Bett auf. „Was kann ich tun?"

„Nichts." Sie dreht sich auf die Seite und verzieht das Gesicht. „Mir ist einfach so schlecht …"

Sie sieht zum Glück nicht, dass ich mit den Augen rolle. Jeden Morgen das gleiche Drama, so geht das bereits seit Wochen. Die ersten Male bin ich wie angewurzelt bei ihr sitzen geblieben, habe stundenlang ihre Hand gehalten und ihren Kopf gestreichelt. Geholfen hat es nicht, und wenn sie aufstand, war ihr immer sofort schwindelig und ich musste sie ins Bad begleiten.

Meist musste sie sich danach direkt wieder auf der Couch ausruhen, weil selbst der Weg zurück ins Bett für ihren Kreislauf nicht zu schaffen war. Dann habe ich es mit den ganzen klugen Hausmitteln probiert: Zwieback? Bäh! Zitronenwasser? Bäh! Wasser? Bähbähbäh … Schließlich habe ich meine Mutter angerufen. Merke: Der Grad der Verzweiflung hatte wirklich seinen Höhepunkt erreicht, und Google gab einfach nichts mehr her.

Und siehe da, ausgerechnet meine Mutter hatte die Lösung. Was anfänglich auf wenig Gegenliebe stieß, entpuppte sich als meine Geheimwaffe.

Ich gehe also in die Küche und tue das, was ich seit Wochen jeden Morgen mache: Ich koche Tee und lege ihr zwei Butterkekse auf eine Untertasse. Die Butterkekse machen den Unterschied.

Ich tapere mit meinem Tablett wieder hinüber, und es beginnt der zweite Akt unseres Morgendramas. „Hier, trink einen Schluck Kamillentee."

„Ich bin nicht krank …“, faucht sie und verbirgt den Kopf unter dem Kissen. Wieder erlaube ich mir ein unbemerktes Augenrollen.

Ich setze mich neben sie und streichle ihren Rücken. „Liebling, es ist doch nur dein Kreislauf, nimm einen Schluck und guck, die Butterkekse sind ganz frisch und noch so richtig knackig.“

Sie brummelt irgendetwas, von dem ich mittlerweile weiß, dass es so viel heißt wie: Lass mich in Ruhe.

Ich rede also weiter mit Engelszungen auf sie ein und überzeuge sie schließlich, dass auch heute – wie die gefühlten 100 Morgen davor – Tee und Kekse ihre Rettung sind.

„Aber was, wenn ich dann spucken muss, weil mir doch von den Hormonen schlecht ist und nicht vom niedrigen Blutdruck?“

Ich reiße mich zusammen. „Mir zuliebe?“ Ich mache ein Dackelgesicht und wie immer ernte ich zumindest ein winziges Lächeln, und sie lässt sich die Tasse reichen. Vorsichtig nippt sie und beißt von einem Keks ab. Von da an kann ich im Sekundentakt zuschauen, wie Farbe auf ihre Wangen kommt und ihre Augen zu glänzen beginnen.

Auch wenn ich genau dieses Schauspiel seit Wochen praktiziere, bin ich doch jedes Mal wieder fasziniert, wenn ich recht behalte.

„Was meinst du, wie lange es noch dauert“, fragt sie, und ich muss an mich halten, um nicht doch noch beim Augenrollen erwischt zu werden.

„Nicht mehr lange, Liebes, nicht mehr lange.“

In Gedanken füge ich hinzu: „Und dann hast du in einer Stunde brennenden Hunger und könntest ein halbes Schwein auf Toast verschlingen, und um zehn Uhr ist der

Kreislauf wieder runter, bis du endlich etwas Obst isst und einen Smoothie trinkst, und um 12.30 verhungerst du dann das nächste Mal und um 14 Uhr ist dann der Kreislauf wieder durch und nur Schokolade und ein Mittagsschlaf helfen und um 16 Uhr gibt es noch mal Tee und Kekse und dann komme ich nach Hause und spätestens um 18.30 Uhr gibt es dann richtiges Abendessen …" Wie gesagt, so geht das seit Wochen. Entweder ist ihr speiübel und zwar jedes Mal so plötzlich, als würde ein Schalter umgelegt, und dann wieder verhungert sie so akut, dass ich meist nicht nachkomme, ihr Essen anzureichen. Der Begriff „essen für zwei" bekommt bei uns derzeit eine ganz neue Dimension. Als ich mir die ersten Male einen Kommentar diesbezüglich erlaubt habe, habe ich mir direkt eine böse Schimpftirade anhören dürfen über die frühkindliche Entwicklung, und dass sie jetzt auf ihren Körper hören müsse und auf keinen Fall Diät halten dürfe. Das leuchtet ja auch bis zu einem gewissen Grad ein, aber auch ich habe die Gewichtszunahmekurven auch gesehen und die Prognose lautet nicht: zehn Kilo binnen der ersten drei Wochen. Aber gut, ich bin nur ein Mann, also halte ich die Klappe und sie isst, was sie meint, was gut für sie ist.

Bei dem Gedanken seufze ich versehentlich laut.

„Was denn?", fragt sie, sich sichtlich keiner Schuld bewusst.

„Nichts, meine Liebste", schwindele ich, „es tut mir nur so leid, dass du so leiden musst."

Sie lächelt mich an, als wäre ich ein Ritter in schimmernder Rüstung, und ich fühle sofort, wie das schlechte Gewissen mich mit meinen Schuldgefühlen zu erdrosseln versucht. „Du bist so lieb."

„Hm“, mache ich, und um nicht weiter auf das Thema eingehen zu müssen, „kann ich dir jetzt aufhelfen?“

Sie rutscht an die Bettkante, legt ihren Kopf auf meine Schulter und schiebt ihren Arm durch meinen. So bleiben wir eine Weile sitzen, bis ihr Blutdruck mit der Lageveränderung klarkommt. Sie hebt den Kopf und lächelt mich wieder an. „Schon der Wahnsinn, was so ein kleines Ding mit einem macht, nicht wahr?“

„Verblüffend.“ Ich küsse sie auf die Stirn und kann noch einmal mit den Augen rollen, ehe ich ihr aufhelfe.

„Ein Glück nur, dass ich so gar keine Gelüste habe.“

Nach außen nicke ich auch zu dieser Aussage brav. Innerlich füge ich wieder hinzu: „Genau, weil wir ja normalerweise immer ein Glas Rollmöpse pro Woche und alle drei Tage Mirácoli essen und du neuerdings von Barbecue-Flavor in Chips nicht genug bekommen kannst.“ Ich schüttele den Kopf und bin froh, dass es unbemerkt bleibt.

## Dicker Bauch wegen kleiner Bohne

Fluchend wie ein Rohrspatz liegt meine Liebste rittlings auf dem Bett.

Ich komme herein und beobachte, wie sie sich wie ein Käfer, der auf den Rücken gerollt ist, hin und her kullert und offensichtlich nicht klarkommt.

Ich wage mich noch einen Schritt weiter in den Raum und erkenne mit scharfem Blick, dass ihre Jeans nicht zugeht. Der Knopf und Reißverschluss stehen fast eine Handbreit offen.

„Ist deine Hose eingelaufen?“, frage ich.

„Was?“, zischt sie zurück, und ihr Blick durchbohrt mich.

„Ähm … ich meine …“, ich stammele vor mich hin, aber da das Kind ja eh schon wieder in den Brunnen gefallen ist, halte ich schließlich einfach die Klappe.

Sie windet sich immer noch und schimpft laut vor sich hin. „Das kann doch wohl nicht wahr sein. Ich bin ja noch nicht einmal im vierten Monat, und jetzt ist mir meine Lieblingsjeans schon zu eng. Wie soll denn das bitte werden, wenn ich wirklich einen Bauch kriege?“ Sie setzt sich hin und wischt sich ihren wilden Pony aus der Stirn. „Verflucht.“

Da sie schon wirklich mehr als unglücklich aussieht, stelle ich nicht das Offensichtliche fest, indem ich sie auf den ausgeuferten Missbrauch von Chips in den letzten Tagen und Wochen hinweise.

„Es ist auch wirklich kein Wunder“, bemerkt sie selbst, ihr Schluss allerdings überrascht mich, „ich kann auch einfach nicht mehr auf den Topf.“

Ich sehe auf die Bauchfalte, die sich am Hosenbund aufgerollt hat, und schlucke. Sie sieht zu mir hoch, und ich interpretiere es als Warnung.

„Dagegen kann man doch bestimmt auch was tun“, sage ich und versuche besonders hilfsbereit zu klingen, „ich google das gleich mal …“

„Und außerdem hat sich mein Becken schon gesetzt, damit der Fötus nachher mehr Raum hat.“

„Wow, die Bohne braucht aber richtig viel Platz für sich …“ Mein vorlautes Mundwerk steht noch nicht wieder still, als mich ein Kissen am Kopf trifft und ich schleunigst die Flucht Richtung Wohnzimmer ergreife.

Ich sitze schon am Rechner, als sie schließlich in Leggins und langem T-Shirt um die Ecke kommt. „Ich habe nichts anzuziehen.“

Ich bin so in meine Recherche vertieft – tatsächlich kann es sehr früh der Fall sein, dass die Stellung der Beckenknochen sich verändert, und Flohsamenschalen helfen gegen schwangerschaftsbedingte Trägheit des Darms –, dass ich diesen Klagepunkt tatsächlich überhört habe.

„Ich passe in keine Hose mehr!“, legt die beste Ehefrau der Welt lauter nach.

Ich schrecke hoch. „Was, wieso nicht?“

Sie guckt mich an, als wäre ich geistig minderbemittelt, seufzt und formuliert es für mich noch mal aus: „Weil ich schwanger bin?“

„Ja“, knirsche ich durch die Zähne, „schon klar. Und nun?“

„Ich fürchte, ich brauche eine Umstandshose.“

„O mein Gott, jetzt schon?“, entfährt es mir, und ich ziehe instinktiv den Kopf ein.

Aber sie wirft mir nur einen irritierten Blick zu. „Na ja, mit ’ner Nummer größer wird mir auf Dauer vermutlich nicht geholfen sein, oder?“

„Nein, sicher nicht“, räume ich unglücklich ein.

„Was guckst du denn so bedrübbelt? Ich muss doch demnächst mit Gummibundhosen rumlaufen.“

„Ach nichts.“

Sie sieht mich forschend an und errät meinen Gedanken. „Du denkst, Umstandsmode sieht auf jeden Fall doof aus, oder?“

Ich nicke und traue mich kaum, sie anzusehen, aber sie fängt an zu lachen. „Quatsch, wir leben im 21. Jahrhundert, ich bin ganz sicher, es gibt total hübsche Klamotten für werdende Mamis heutzutage.“

„Dann hast du nicht vor, dir so 'ne überdimensionale Latzhose anzuschaffen und in meinen alten Holzfällerhemden herumzulaufen?“, hake ich nach, und wieder lacht sie.

„Nein, ganz und gar nicht.“ Sie wirft sich in Pose. „Ich werde eine ganz hervorragend und geschmackvoll gekleidete Schwangere werden.“

Ich atme hörbar aus. Da fällt mir ja ein Stein vom Herzen.

Die Realität allerdings holt uns und diesen wunderschönen Plan am kommenden Wochenende ein, als wir durch die Geschäfte bummeln auf der Suche nach einer Grundausstattung für angehende Mütter. Wir sind extra in die Innenstadt gefahren, um eben nicht nur die kleinen Filialen und ein Einkaufszentrum zu haben, sondern die großen Geschäfte mit ihren Kollektionen auf mehreren Ebenen.

Zielstrebig steuert die beste Ehefrau der Welt auf den neu eröffneten Esprit in der Spitalerstraße zu, und ich folge ihr. Zugegeben, ich habe mich auf diesen Tag nicht gerade gefreut, denn einkaufen ist – Überraschung – nicht so meine Leidenschaft. Sie ist wie eine Flipperkugel schon einmal durch den Laden geschossen, ehe ich mir im Eingangsbereich die Füße auf dem Fußabtreter abgestriffen hab, und steht schon wieder vor mir. Entrüstet hat sie die Hände in die Hüften gestemmt.

„Was?“ Ich ziehe unschuldig die Augenbrauen und gleichzeitig schützend die Schultern hoch, falls sie mein Trödelmanöver durchschaut hat.

„Die haben überhaupt keine Klamotten für Schwangere hier“, sagt sie, und ich kann die Enttäuschung in ihrer Stimme hören. Mir fällt aber auch ein Stein vom Herzen, dass sie nicht schon im ersten Laden auf mich sauer ist – das wäre sonst noch viel anstrengender geworden.

Sie steht immer noch vor mir und sieht mich erwartungsvoll an.

„Ach so“, ich räuspere mich schnell, „und wo kriegt man die dann?“

„Im Internet.“ Sie verschränkt die Arme und schiebt die Unterlippe vor.

Ich bin spontan begeistert – und verkneife es mir. „Na, das ist doch super, dann kannst du in Ruhe von zu Hause …“

Nein, das war es ganz offensichtlich nicht, was sie hatte hören wollen. Ich schweige und es rattert in meinem Gehirn. Ich zucke die Schultern, hake sie unter und beginne sie aus dem Laden zu ziehen. „Was soll's, ist ja nicht der letzte Laden in der Innenstadt, wir werden schon irgendwo eine Hose mit Gummibund für dich kriegen."

Sie knufft mich zwar in die Schulter, aber ich sehe, dass sie lächelt und für den Moment das Fiasko abgewendet ist.

Nachdem wir bei Mexx und s.Oliver allerdings eine ähnliche Erfahrung machen, bin auch ich etwas ernüchtert. Jetzt habe ich mich schon zu einem Einkaufsbummel breitschlagen lassen, und es gibt überhaupt nichts zu kaufen? Ich komme mir kurz vor wie in der DDR und reiße einen entsprechenden Witz, um die Spannung etwas zu lockern. Sie wirft mir nur einen schiefen Blick zu.

„Und nun?" frage ich sie, „was willst du machen?"

Wir stehen am Mönckebergbrunnen und unser Blick fällt auf C&A. Halbherzig hebt sie das Kinn und deutet auf das Kaufhaus. „Wir könnten es da versuchen, auch wenn ich seit meiner Kindheit da nichts mehr gekauft habe."

„Klar", ich versuche begeisterter zu klingen, als ich bin – doch noch ein Geschäft? Wir gehen über die Straße und schieben uns durch das Gewühl an der Tür – das geht ja gleich gut los. Meine Lust hat spontan den Nullpunkt erreicht. Überall hektische Frauen mit haufenweise kleinen Kindern und Männern, die gelangweilt von einem Fuß auf den anderen treten.

Ich schleiche hinter meiner Göttergattin her, die zielstrebig die Rolltreppen ansteuert. Zwei Schritte hinter ihr bleibe ich stehen und luge über ihre Schulter. Ehe ich irgendetwas lesen kann, ist sie schon wieder in Bewegung und zieht mich mit sich auf die Rolltreppe.

Endlich wird es zumindest etwas leerer. Auf dem nächsten Treppenabsatz bin ich plötzlich allein. Verwirrt sehe ich mich auf den Rolltreppen um, kann meine Liebste aber weder aufwärts noch abwärts finden. Ich scanne den Raum quadrantenweise wie ein Vollprofi und entdecke ihren Pferdeschwanz in der entferntesten Ecke. Sie hat schon wieder auf ihren Flippermodus geschaltet, allerdings kommt sie nicht zu mir zurück. Ich schließe daraus, dass sie in irgendeiner Form fündig geworden ist, und setze mich in ihre Richtung in Bewegung. Bloß nicht zu schnell, denn je mehr Zeit ich schon beim Aussuchen verpasse, umso eher kann ich irgendwo vor einer Umkleidekabine rumstehen. Ich seufze und halte unauffällig nach einem Stuhl Ausschau. Aber auch C&A ist einer dieser männerfeindlichen Läden, in denen wir immer stehen müssen. Das ist so schlecht für die Bandscheibe ... Ich bin abgeschweift und offensichtlich auch nicht schnell genug, denn nun winkt mich die beste aller Hälften energisch zu sich heran.

Ich straffe also die Schultern und beschleunige meinen Schritt für ungefähr eine Millisekunde – bis sie wieder wegguckt, um dann genauso langsam wie vorher weiterzuschleichen. Wie gesagt, „schnell" ist nicht beim Einkaufen mit ihr.

Sie steht da und hat den Arm bereits voller Klamotten. Allerdings sieht sie schon wieder nicht glücklich aus. Sie hält mir zwei T-Shirts hin und sieht mich mit vorwurfsvollem Blick an.

„Was denn?" Ich ziehe wieder den Kopf ein. Da sie allerdings anfängt, die T-Shirts in ihren Händen zu schütteln als wären es nasse Katzen, folgere ich blitzschnell, dass ihr Unmut sich wohl wieder nicht auf mich bezieht. Also versuche ich zu erfassen, worum es gehen könnte.

Die T-Shirts sind beide schwarz. Das in ihrer Linken hat weiße Streifen und das in ihrer Rechten weiße Punkte. Was soll ich sagen?

„Hübsch."

Okay, das offensichtlich nicht, da sie mich jetzt wieder ansieht, als hätte sie es mit einem Geisteskranken zu tun. „Das ist die Auswahl!"

„Aha."

„Die ganze Auswahl!"

„Mir gefällt das gestreifte."

Sie lässt die Arme in einer Geste von Resignation fallen und sieht mich an. Da ich das Problem eindeutig verkenne, erklärt sie es mir. „Das ist doch entsetzlich! Soll das wirklich alles sein, was Schwangere tragen können? T-Shirts in gepunktet oder gestreift? Das ist doch wohl ein Scherz!"

„Nein", versuche ich es möglichst ohne Betonung, aber ihre Entrüstung ist einfach bezaubernd.

„Nein, genau!", faucht sie empört, und ich scheine wieder auf der richtigen Seite zu stehen – zumindest habe ich den Eindruck.

„Aber du siehst immer süß aus, wenn du Streifen anhast", versuche ich beizusteuern. Sie schnaubt und wendet sich ab, um beide T-Shirts wieder auf ihren Ständer zu hängen. Was soll ich sagen – an mir ist einfach kein Einkaufsberater verloren gegangen. Ich versuche die Situation durch Ablenkung zu retten. „Was hast du noch gefunden?"

Mürrisch dreinblickend dreht sie sich wieder zu mir um. „Jeans."

„Und, willst du sie anprobieren?"

„Gefällt dir die Farbe?"

Sie nimmt die beiden Hosen vom Arm und hält sie mir wieder vor die Nase. Eine schwarze links, eine blaue rechts.

„Wow", entfährt es mir, „Farben wie in den Neunzigern." Ich will mir vor den Kopf schlagen, als ich ihren enttäuschten Blick sehe. „Ist das etwa auch die ganze Auswahl?"

Sie nickt unglücklich. Ich nehme ihr die Hosen aus der Hand und hänge sie einfach mit auf den Blusenständer. Soll sich jemand anders mit dieser miesen Auswahl befassen.

„Komm", sage ich und nehme sie in den Arm, „wir werden schon noch was Anständiges zum Anziehen für dich finden. Es gibt ja schließlich noch mehr Geschäfte, und der Tag ist ja noch jung."

Sie blickt zu mir auf, und sofort flammt Hoffnung in ihrem Blick auf – ja, ich bin wirklich der größte Idiot des Jahres, jetzt sind wir garantiert noch Stunden dabei einzukaufen.

Drei Stunden später sitzen wir beide erschöpft in einem Balzac Coffee und trinken einen Latte. Ich mit, sie ohne Koffein – um das Baby nicht aufzuregen. Ich bin mir ziemlich sicher, dass die Bohne nicht anfangen würde zu hüpfen und sie auch nicht länger aufbleiben wollen würde, aber ich halte mich mit meinen Kommentaren zurück, denn der Tag hat sich als fulminantes Desaster entpuppt.

Bei H&M ein ähnliches Drama wie bei C&A (diese Abkürzungen sagen ja auch schon alles …): Jeans in zwei Farben und T-Shirts mit Punkten und Streifen in Schwarz, Weiß und Grau. Die Verzweiflung ist allerdings noch nicht so groß, dass wir auch irgendwas davon gekauft hätten.

Also sitzen wir hier mit leeren Händen. Wobei – nein, denn zu einer Sache hat sie sich doch durchgerungen: einem Still-BH. Da mit der neuen Oberweite ihre schöne Unterwäsche nicht mehr passt, was mich persönlich ja nicht im Mindesten gestört hat, hat sie sich schweren Herzens für einen Still-BH entschieden. Ich habe lieber nichts gesagt, denn das Ding sieht aus wie die Tüten, die meine Oma immer trug, aber da es auch dort wieder genau ein einziges Modell gab, habe ich ihr nicht noch weiter die Laune verdorben, sondern lieber geholfen, die richtige Größe zu finden. Ergänzt wird dieses Monster durch einen Satz Baumwollschlüpfer, die wohl auch eher Omas Wohlwollen erregt hätten, als dass sie sonst irgendwas erregen würden.

Ich blicke milde darüber hinweg, weil ich mir sicher bin, dass ich meine Liebste auch noch mit einem Kartoffelsack über dem Kopf sexy finden würde. Wenigstens hat das Teil nicht gerade die Welt gekostet. Allerdings muss ich auch zugeben, dass das Angebot an Umstandsmode selbst für meinen beschränkten Horizont in Sachen Fashion ziemlich limitiert erscheint. So leicht gebe ich aber nicht auf, vor allem wenn es meine Liebste glücklich zu machen gilt.

Also fahren wir nach Hause, und ich gehe direkt ins Netz auf die Jagd nach attraktiver Mode für die Frau in anderen Umständen.

Hey, das ist ja viel leichter als befürchtet. Hier haben tatsächlich alle ihre Lieblingsmarken ein Sortiment, und ich finde auch einige Anbieter, die sich darüber hinaus zu 100 Prozent auf Baby- und Mama-Mode spezialisiert haben. Bereits nach einer halben Stunde setze ich mich mit dem Laptop auf dem Schoß neben meine Liebste. „Guck."

Sie guckt. Erst zurückhaltend und mit wenig Interesse, doch mit jeder Seite sehe ich, wie die Flamme der Begeisterung wächst. „Das ist ja süß", jubiliert sie, und ich sehe ihr mit Freude zu, wie sie virtuelle Warenkörbe füllt. Als mein Blick allerdings auf die Summe fällt, die unter „zu zahlender Betrag" erscheint, vergeht mir das Lachen gleich wieder. Was soll da so eine Hose kosten? Lieber Himmel. Ich pfeife durch die Zähne.

Sofort wendet sie den Kopf und sieht mich an. „Was?"

„Hast du die Preise gesehen?"

„Hm", macht sie und legt den Kopf schief, „teuer, oder?"

Ich nicke energisch, und sofort erhält ihre Euphorie einen Dämpfer. „Ja, stimmt schon, und wir müssen ja auch noch so wahnsinnig viele Sachen für das Kleine anschaffen …"

Da es nicht zu überhören ist, dass sie traurig ist, nehme ich ihr den Laptop weg und schaue mir ihre Auswahl an. „Also ein bis zwei Hosen brauchst du ja auf jeden Fall und auch gleich, weil es ja nicht sein kann, dass du deine Hosen jetzt mit Gummibändern zuhältst. Und das Kleid da sieht auch aus, als ob du furchtbar süß darin aussehen würdest, das kaufe ich dir. Und die weiße Bluse?" Ich blicke zu ihr hinüber und ihre Augen leuchten auf. „Ja, die nehmen wir eindeutig auch. So. Stimmen die Größen schon?"

Sie nickt eifrig. Ich drucke entschieden den „Kaufen"-Button. „Dann los, du brauchst schließlich was zum Anziehen, und wohlfühlen sollst du dich auch."

Sie schmiegt sich an meine Schulter. „Du bist so süß, wenn du so energisch wirst."

Ich fühle mich wie ein Held – wie ein armer, aber was soll's.

Wenn ich allerdings geglaubt habe, ich würde um die T-Shirts mit den Punkten und Streifen und dem dazu passenden sauren Gesichtsausdruck meiner Liebsten herumkommen, habe ich mich gehörig getäuscht – 15 Kilo später sieht die Welt nämlich ganz anders aus. Aber das ist eine andere Geschichte und wird ein anderes Mal erzählt.

Auch das BH-Drama hatte mit dem ersten Kauf erst seinen Anfang genommen. Ich bin ja nun weiß Gott kein Unterwäsche-Guru oder Dessous-Spezialist, aber dass sich eine BH-Größe aus zwei Komponenten zusammensetzt, weiß sogar ich. Glaubt man nicht? Eben wohl, der Unterbrustweite und der Körbchengröße. Wobei französische Größen nicht den Unter-, sondern den eigentlichen Brustumfang ausweisen, woher auch das Gardemaß 90C stammt … aber ich schweife ab.

Also nachdem wir den ersten BH gekauft hatten, der nur eine Körbchengröße größer war als die ursprünglichen meiner besten Hälfte, war nach wenigen Wochen klar, dass das noch nicht das Ende vom Lied war. Ich wollte mich nicht beschweren, aber loben war auch irgendwie raus, nachdem sie deshalb so unglücklich war.

„Nichts passt mehr."
„Wieso, sieht doch toll aus?"
„Ich fühl mich wie eine Presswurst in meinen T-Shirts."
„Möchtest du eines von meinen haben?"
„Ernsthaft jetzt?"
„Ja, klar."
„Wie soll denn das aussehen?"
„Hm?"
„Nein, will ich nicht, ich kaufe mir eigene."

„Mit Punkten und Streifen?“

„Verdammt … „

„Also?“

„Ja, gut, gib mir eines von deinen. Aber halt bloß die Klappe.“

Als sie also aus den BHs rausgewachsen war, waren wir dann mal wieder bei unserem ungeliebten Umstandsmodenhaus H&M. Nein, um die T-Shirts haben wir tatsächlich noch einen großen Bogen gemacht, dafür haben wir einen kurzen T-Shirtrock erstanden, der sich flexibel unter den Bauch schmiegen wird, und eine schlabberige Hose, die wohl unter Freizeitmode fällt. Beides in Schwarz, denn schwarz macht ja bekanntlich schlank.

In der Unterwäscheabteilung angekommen, steuere ich zielstrebig auf die Still-BHs zu. Ich schiebe ein paar hin und her und fange an, wahllos Größenschilder anzuschauen. Als ich beim vierten noch immer kein Glück habe, bringe ich etwas mehr System in meine Suche. Ich fange rechts am Regal an und arbeitete mich BH für BH bis nach links durch.

„Hm.“

„Was denn?“, erkundigt sie sich, als sie mich ratlos vor dem Regal stehen sieht.

„D ist das größte Körbchen gewesen.“

„Das kann ja wohl nicht sein“, erwidert sie empört.

Sie beginnt selbst, zunächst unkoordiniert und nach Augenmaß die größten Körbchen wählend, wenig später mit der gleichen Systematik wie ich, das Regal zu durchforsten. Das Ergebnis bleibt ebenso fruchtlos.

Entrüstet stemmt sie die Hände in die Hüften und hält Ausschau nach einer Verkäuferin. Selbige findet sich in Form einer jungen Aushilfe, der man auf zehn Meter ansieht, dass sie ohnehin keine Ahnung hat. Wir schildern unser Problem. Sie guckt von einem zum anderen und zuckt dann mit den Schultern. „Keine Ahnung, ob's die noch größer gibt, muss ich nachgucken."

Da sie sich aber nicht bewegt, macht meine Frau eine wedelnde Handbewegung. „Ja, bitte, wir warten."

Das Mädchen zuckt noch mal mit den Schultern und trottet los. Nach einer gefühlten Ewigkeit – vielleicht hatte sie auch gehofft, das Problem oder wir hätten uns zwischenzeitlich in Luft aufgelöst oder wären wenigstens gegangen – trottet sie wieder an uns vorbei.

„Und?", spricht meine Herzallerliebste sie von der Seite an.

Das Mädchen schrickt zusammen und reißt die müden Lider auf.

„Ähm … ja, also, nein, gibt's nicht größer."

„Was? Das ist ja unerhört", schimpft meine Frau, „jede Hebamme sagt einem, dass man gut zwei Körbchengrößen zulegt in Schwangerschaft und Stillzeit, und bei euch gibt's nur Still-BHs bis Größe D? Das soll ja wohl ein schlechter Scherz sein …"

Das Mädchen zuckt noch einmal mit den Schultern und weicht zurück. Ich winke ihr unauffällig zu, sich zu verdrücken, und lenke derweil die ausgesprochen wütende Ehefrau ab. „Liebling, nun reg dich nicht so auf, es gibt ja noch andere Möglichkeiten, wo wir nach einem BH gucken können."

Sie schnaubt. „Diese ganze Umstandsmodengeschichte macht echt nicht für fünf Pfennig Spaß", grummelt sie.

Ich muss ihr zwar zustimmen, aber das hilft uns nicht. Also fokussiere ich hartnäckig eine Lösung. Ich greife ein Modell mit Körbchen D und einer Nummer mehr Unterbrustumfang, als meine Frau hat.

„Probier es doch mal mit diesem. Vielleicht macht etwas mehr Unterbrust auch gleich das Körbchen etwas weiter, und vielleicht brauchst du noch gar keine ganze Körbchengröße mehr?“

Sie grummelt immer noch vor sich hin, sieht mich allerdings mit einer gewissen Bewunderung für meinen Einfallsreichtum an und verschwindet widerwillig mit dem BH in der Umkleide.

Es dauert nur einen Moment, bis sie mich reinwirkt. „Und, was meinst du?“

Der BH ist zugegebenermaßen immer noch reichlich knapp, aber ich lag auch nicht ganz daneben mit meiner Einschätzung. In der engsten Einstellung passt er sogar schon unter der Brust. „Sieht doch gar nicht so verkehrt aus.“

„Hm“, macht sie und dreht und wendet sich vor dem Spiegel. „Aber so richtig gut ist auch was anderes, oder?“ Sie guckt mich im Spiegel an. Jetzt bloß keine Machosprüche!

Ich trete von hinten an sie heran, lege behutsam die Arme um sie, meine Hände auf ihren kleinen Bauchansatz und mein Kinn auf ihre Schulter und blicke ihr ebenfalls gespiegelt in die Augen. „Ist doch völlig egal, du bist die süßeste kleine Mami der ganzen Welt.“

Sie lächelt verlegen und windet sich aus meiner Umarmung. Dann schiebt sie mich aus der Kabine, allerdings nicht, ohne mir vorher noch einen Kuss auf die Wange zu geben.

„Charmeur", neckt sie und ich bin froh, dass die heutige Krise abgewendet ist. Wie gesagt, zum Glück kommt es bei dem Preis nicht auf einen BH mehr oder weniger an.

Teil drei des Still-BH-Dramas folgt wenige Wochen später.

„Schatz, kannst du mal gucken bitte?"

„Ja?"

Sie hat einen Still-BH an. Den zu kleinen? Warum?

„Ja?" mache ich vorsichtig.

„Der ist doch schon wieder zu klein, oder?"

Glücklicherweise habe ich nichts gesagt, also ist es doch der neue – und ja, sie ist schon wieder rausgewachsen.

„Sieht so aus", räume ich ohne Umschweife ein.

„O nein", stöhnt sie, „schon wieder neue kaufen!"

Ich denke einen Augenblick nach und habe eine Erleuchtung. „Sag mal, wo kaufst du denn normalerweise deine BHs?"

Sie sieht mich an und runzelt die Stirn – ein aufmerksamer Partner hätte diese Information sicher selbst abgespeichert gehabt. Ich natürlich nicht. Egal.

„Bei Hunkemöller."

„Und warst du da schon wegen eines Still-BHs?"

„Ähm … nein", muss sie zugegeben.

„Na, dann also los."

Gesagt, getan: Nach Feierabend fahren wir im Einkaufszentrum vorbei und gehen zum Dessous-Dealer ihres Vertrauens. Ohne uns die Mühe zu machen, selbst Hängerchen zu durchsuchen, wenden wir uns direkt an die Verkäuferin.

Selbige strahlt uns sofort an. „Das ist doch gar kein Problem, da habe ich ein ganz tolles Modell für Sie.“

„Eines?“, wiederhole ich.

Ihr Lächeln wird mitfühlender. „Ja, leider nur eines, die Auswahl in dem Bereich ist nicht so gut, aber ich kann das Modell besten Gewissens empfehlen, ich habe es selbst während der Schwangerschaft mit meiner Tochter getragen.“

Das scheint die beste Ehefrau der Welt milde zu stimmen, denn sie willigt ein, zwei verschiedene Größen anzuprobieren. Während sie in der Umkleide verschwindet, suche ich unauffällig nach dem Preisschild und stelle auch hier wieder überrascht fest, wie günstig diese Still-Dinger sind im Vergleich zu richtig schöner Unterwäsche.

Nebenbei betrachte ich noch die Verkäuferin genauer. Sie ist einen Hauch jünger als meine Liebste, das stimmt, aber ansonsten gut in Form. So unauffällig wie möglich mustere ich sie von allen Seiten, während sie an mir vorbeigeht, um meiner Frau nach einem schwarzen auch noch das weiße Modell in die Umkleide zu reichen. Nein, die Schwangerschaft hat in diesem Fall keine sichtbaren Schäden hinterlassen. Ich bete, dass das bei meiner Liebsten auch der Fall sein wird. Natürlich bin ich darauf gefasst, dass eine solche Strapaze für den Körper nicht ganz ohne sichtbare Folgen bleibt, aber bitte, bitte, bitte, lieber Gott, mach bei ihr eine Ausnahme … Ich erwache aus meinem Tagtraum, weil jemand wiederholt und mittlerweile mit sehr viel Nachdruck meinen Namen ruft.

Meine geliebte Ehefrau steht im Spalt der Umkleide und schüttelt den Kopf. „Würdest du jetzt bitte mal kommen?“

Sofort springe ich hin und stecke den Kopf in ihre Kabine.

„Und?“, erkundigt sie sich und sieht mich wieder fragend an. Ehrlich gesagt sieht das Modell nicht wirklich besser aus als das letzte. Zugegeben, es sieht alles bequem verpackt aus, aber schön ist nun wirklich etwas anderes.

Um diesen Umstand nicht ansprechen zu müssen, frage ich zurück: „Wie fühlst du dich? Bequem?“

Sie zuckt mit den Schultern, verzieht das Gesicht, aber nickt schließlich doch. „Doch, bequem ist er schon, aber sieht es nicht furchtbar aus? Als hätte ich Atomtitten.“

Ich schmunzele und tue das, was das letzte Mal schon so gut funktioniert hat, nehme sie in den Arm und bestätige ihr, wie schön sie ist. Sie wirkt zwar weniger überzeugt als beim ersten Mal, aber zumindest so weit besänftigt, dass wir das Modell in beiden Farben kaufen.

Zumindest für eine kurze Zeit wäge ich mich in der trügerischen Illusion, dass wir das Thema damit hinter uns hätten.

Drei Tage später:

„Kannst du mal kommen bitte?“

Mir schwant nichts Gutes, als ich diesen Satz höre. Trotzdem folge ich ihrer Stimme ins Bad und finde sie ohne T-Shirt vor dem Spiegel stehend.

„Ja?“, frage ich offensichtlich etwas zu hoffnungsvoll, denn sie wirft mir einen irritierten Blick zu.

„Guck.“ Sie weist auf die Stelle, wo am Rücken des BH der Träger angenäht ist.

Ich sehe nichts. „Was denn?“, frage ich und trete näher heran. Sie zieht den BH leicht nach unten, und zum Vorschein kommt eine aufgescheuerte Hautstelle.

„Autsch“, mache ich.

„Ja“, stimmt sie zu und verzieht das Gesicht, „und auf der anderen Seite auch.“ Sie dreht sich um, und ich schaue mir auch die Wunde an.

„Woher kommt das?“,

Sie zuckt mit den Achseln. „Weiß nicht. Das solltest du ja mal nachsehen.“

Ich versuche den BH und seinen Träger zu untersuchen, aber in angezogenem Zustand geht das schlecht.

„Ich müsste mir das mal genauer ansehen, kannst du ihn ausziehen?“

Sie wirft mir einen Blick über die Schulter zu, der so viel heißt wie „Nachtigall ich hör dir trapsen“, und ich hebe sofort abwehrend die Hände. „Nein, so meine ich das nicht.“ Sie grinst. „Ich kann so nur nichts sehen.“

Sie zieht also den BH aus, und ich bemühe mich wie versprochen, ihre wundervollen Rundungen zu ignorieren und mich nur auf meine Aufgabe zu konzentrieren.

Das Problem ist schnell erkannt: Der Träger ist doppelt gelegt angenäht am Unterteil und dann einfach abgeschnitten worden, sodass die Kante rau ist. Ich fahre mit dem Finger darüber. „Da sind irgendwelche Plastikfasern eingewebt im Träger, die echt hart sind und so ungeschickt abgeschnitten und angenäht, dass es kein Wunder ist, dass sie dich verletzen.“

Sie hat mir über die Schulter zugesehen. „Und nun?“

„Ich fürchte, da kannst du nicht viel machen, es sei denn, du willst irgendwas unter dem BH tragen“, schließe ich die Beweisaufnahme.

Sie schüttelt missbilligend den Kopf. „Nee, das will ich nicht.“

„Ist der weiße denn genauso?“

Sie zuckt mit den Schultern, und wir gehen gemeinsam ins Schlafzimmer, um den anderen BH zu untersuchen. Bedauerlicherweise kommen wir zu demselben Ergebnis.

Die beste Ehefrau der Welt stöhnt auf. „Und was mache ich jetzt? Nun habe ich schon wieder keinen passenden BH mehr.“

Tatatata! Hat hier jemand nach einem Helden gerufen? Das klingt nach einem Auftrag für mich! „Kein Problem“, ich küsse sie auf die Stirn und lasse meinen Blick nun doch einmal sehnsüchtig über ihre weiche Haut streifen, „ich finde einen neuen für dich.“ Als Dankeschön legt sie mir ihre Arme um den Hals und küsst mich …

Eine Dreiviertelstunde später sitze ich voller Elan am Rechner und stürze mich in die neue Aufgabe. Nach der Offline-Misere habe ich befürchtet, dass ich mir eine halbe Lebensaufgabe aufgehalst habe. Tatsächlich stelle ich aber binnen kürzester Zeit fest, dass ich hier vielmehr die Qual der Wahl habe. Hier gibt es alles, in allen Farben, diversen Formen und vor allem zu Preisen, die mir spontan die Sprache verschlagen. Aber gut, das mit dem Billigkaufen haben wir ja nun auch wirklich mehr als ausführlich ausgeschöpft. Vielleicht ist es Zeit für einen teuren Still-BH.

Erleichtert stelle ich fest, dass die üblichen Handelsplattformen eine ziemlich gute Auswahl haben – da zahle ich nicht einmal Versand.

Ich stelle also wie üblich eine kleine Auswahl zusammen – schon direkt in der richtigen Größe und mehreren Farben – und lasse meine Liebste die Liste durchsehen.

„Und da heißt es immer, im Netz ist alles billiger“, konstatiert auch sie als Erstes. Trotzdem zeigt sie sich angenehm überrascht von meiner Auswahl. „Das sieht richtig gut aus. Welche gefallen dir denn?“, fragt sie mich.

Ich zeige auf zwei eher schlichte Modelle und sehe erfreut, dass sie zustimmend nickt. Ein Glück, so gut kenne ich meine beste Hälfte wenigstens.

„Ja, finde ich gut. Hätte ich dann gern jeweils in Schwarz, Weiß und Nude.“ Ich gucke anscheinend wie ein Auto, denn sie lacht. „Nude?“, wiederholt sie und ich zucke fragend mit den Schultern. „Hautfarben.“

„Sag das doch gleich“, brummele mich und bestelle ihr ein halbes Dutzend BHs. Davon wird dann ja wohl einer passen.

Bereits zwei Tage später ist das Paket da, und endlich leuchten die Augen meiner über alles Geliebten mal wieder so richtig. Die BHs sitzen richtig gut und sehen sogar endlich mal wieder aus wie für einen schönen weiblichen Körper erdacht. Sogar ich kann mich mit diesem Modell anfreunden. Wir wählen gemeinsam drei aus und senden den Rest direkt zurück. Und wer will schon ans schnöde Geld denken, wenn die beste Ehefrau der Welt sich endlich wieder schön und begehrenswert fühlt.

## Nebenwirkungen und kein Ende

Eine weitere Nebenerscheinung, die uns durch das erste Trimester begleitet, ist diese lähmende Müdigkeit.

Also ich stelle mir das ungefähr so vor: Ich habe einen 14-stündigen Meetingmarathon hinter mir, währenddessen ich das Projektmanagement bei uns in der Firma neu aufgestellt habe, um dann vor dem Zubettgehen noch eben einen Halbmarathon abzureißen, während ich eine Telefonkonferenz mit den USA habe … und diesen Zustand erreicht meine Liebste regelmäßig 90 Minuten nach dem letzten Aufstehen. Kein Scherz. In den ersten Wochen befindet sie sich eigentlich nur in drei Zuständen: wach und schlecht, wach und hungrig / essend oder schlafend. Wenn sie wach ist, ist sie eigentlich auch konstant müde, nur ob sie im Schlaf auch Hunger hat, habe ich noch nicht herausfinden können.

Es ist jedenfalls faszinierend, wenn sie mir mitten in einem Gespräch plötzlich einschläft oder mir ihr Kopf auf die Schulter sackt, sobald ich mich neben sie auf die Couch gesetzt und den Arm nach der Fernbedienung des Fernsehers ausgestreckt habe. Keine Ahnung, wie viele Abende ich so zugebracht habe: auf der Couch sitzend bei ausgeschaltetem Fernseher, weil ich nicht rechtzeitig an die Fernbedienung gekommen bin.

Da ich wie gesagt nur ahnen kann, wie anstrengend gerade alles für sie sein muss, wage ich es natürlich nicht, sie zu wecken.

Selbst nach 16 Stunden Schlaf schleicht sie noch mit tiefen Augenringen durch die Wohnung und macht jedem Zombie aus „The Walking Dead“ Konkurrenz. „Müde? Nein, tot!“, lautet die Devise. So schlagartig, wie das

Symptom kommt, verschwindet es nach knapp zwölf Wochen auch wieder.

Als hartnäckiger erweist sich die Entgleisung ihres Geruchssinns. Bereits in den ersten Tagen fängt sie an, häufiger die Nase zu rümpfen, und in der zweiten Woche wechselt sie mindestens einmal am Tag das T-Shirt. Schlimmer noch, sie verlangt es auch von mir!

„Wieso?“ Ich schnüffele an meiner Achsel. „Ist doch noch völlig im grünen Bereich.“

„Nein, gar nicht. Du hattest Stress heute, und dann riechst du immer so sauer.“

Ich bin sichtlich beeindruckt. Das hat auch noch keiner zu mir gesagt.

„Entwickelst du gerade eine neue Superkraft?“, necke ich sie, und sie lässt sich mit einem Stoßseufzer neben mich auf die Couch fallen.

„Ach, ich wünschte, es wäre so lustig. Aber ich rieche einfach alles! Und so viel intensiver. Manche Sachen sind ja toll, einkaufen in der Obstabteilung zum Beispiel oder frischer Latte Macchiato, aber alles andere … öffentliche Verkehrsmittel?“ Angewidert verzieht sie das Gesicht. „Die Umkleide beim Sport?“ Ich bilde mir ein, einen Schatten grün in ihrem Gesicht wahrzunehmen. „Nasse Hunde, die meisten Menschen auf der Straße, gekochter Kohl …“ Ihre Liste ist ziemlich lang und ich beginne zu verstehen, dass es eher ein Fluch als eine Gabe ist.

Ich werfe ihr einen Blick zu und will sie in den Arm nehmen. In dem Moment, als ich ihn hebe, wendet sie sich abrupt von mir ab.

„Bäh“, macht sie demonstrativ. Ich verdrehe die Augen und gehe gehorsam das Hemd wechseln. Ich will mich gerade wieder hinsetzen, als sie nachlegt: „Hast du dich auch frisch gemacht?“

„Nein …“ Sie hebt die Augenbrauen und deutet mit dem Finger Richtung Bad. Da hilft auch alles Augenrollen nichts, also trotte ich ins Bad. „Du bist aber auch streng.“

„Besser als streng zu riechen!“, ruft sie mir hinterher.

„Tue ich gar nicht“, rufe ich zurück und füge ganz leise hinzu, „du bist nur empfindlich.“

„Das habe ich gehört.“

Ich zucke zusammen – erwischt. Da erwarten mich anscheinend noch ganz andere Superkräfte – na, das kann ja noch lustig werden.

# 2. Trimester

# Pränatale Diagnostik

Kaum hat man sich als werdender Vater mehr oder weniger an den Gedanken gewöhnt, dass die Traumfrau nun bald Mutter wird und geteilt werden muss, da stürzen auch schon wieder ganz andere Probleme auf einen ein, unter anderem die IGeLeistungen beim Frauenarzt.

„Liebling?“

„Hm.“

„Meinst du, wir müssen das machen?“

Da die Frage eindeutig impliziert, dass ich meine Aufmerksamkeit von meiner Computerzeitschrift lösen muss, dauert es etwas, bis ich reagiere.

„Liebling?“

Ihr Ton hat an Intensität gewonnen, und ich lese so schnell ich kann den Artikel über diesen neuen Server …

„Liebling!“

Okay, ich bin ein langsamer Leser, und jetzt hab ich eh seit zwei Absätzen den Anschluss verloren. Ich seufze, blicke auf und lege demonstrativ das aufgeschlagene Magazin neben mich. „Ja, Liebes?“

Unschuldig gucken hilft auch nicht immer. Sie gibt mir einen kleinen Tritt gegen den Knöchel und schiebt mir dann das Faltblatt hin, das sie gelesen hat. Ich überfliege den Titel: „IGeL in der Schwangerschaft“.

„Aha“, mache ich. „Und?“

„Welche soll ich machen lassen?“

Jetzt bin ich eindeutig überfragt, und meine Hoffnung, dass dieses nur eine kurze Unterbrechung würde, zerschlägt sich. Ich runzele die Stirn und checke die Überschriften: „Erst-Trimester-Screening, zusätzlicher Glukosetest, Toxoplasmosetest, Streptokokken-B-Test,

Zytomegalie-Infektions-Test, Ringelröteln und Windpocken-Antikörpertest, zusätzlicher Ultraschall (2d und 3d) …"

Ich bin spontan überfordert. „Keine Ahnung", murmele ich, „ich versteh nicht mal die Hälfte der Begriffe."

Sie sieht ähnlich ratlos aus.

Ich rutsche zu ihr hin und nehme sie in den Arm. „Dann lass uns mal gucken."

„Röteln und Windpocken hatte ich als Kind, die Tests brauche ich schon mal nicht."

„Okay." Ich angele nach einem Kuli und streiche die beiden Punkte weg. „Was ist mit dem zusätzlichen Ultraschall?"

Sie sieht mich an und zuckt mit den Achseln.

„Wie viele zahlt denn die Kasse?", erkundige ich mich, um mal eine Basis zu haben.

„Drei."

„Noch drei? Oder hatten wir davon schon einen?"

„Nein, noch drei, jedes Trimester wird ein großer Ultraschall gemacht, um zu gucken, dass die Entwicklung stimmt, und um das Kind zu vermessen. Und wenn zwischendurch was sein sollte, muss die Kasse eh mehr zahlen."

Ich folgere: „Also müssen wir nicht noch 35 Euro für einen weiteren zahlen, oder?"

„Nein."

„Was ist das da drüber, Zyto …"

„Das ist ein Herpes-Erreger."

Irgendwie komme ich mir vor wie der Klassendepp – sie hat doch eindeutig schon heimlich vorgearbeitet, oder weshab weiß sie so etwas aus dem Effeff? Na gut, soll sie ihr Wissen anbringen.

„Und, sinnvoll?", frage ich also brav.

„Eher mäßig, da es ausschließlich darum geht, eine Neuinfektion zu erkennen und das sowieso nicht behandelt werden kann … Ich glaub nicht, dass es Sinn macht. Mal abgesehen davon, dass die meisten Erwachsenen immun sind."

Ich bemühe mich, nicht zu erstaunt auszusehen, und streiche auch diese Untersuchung von der Liste.

„Streptokokken?"

„Könnte sinnvoll sein, würde ich aber noch mal mit Dr. Herbst besprechen." Ach, so heißt Dr. Sommer richtig. Ich versuche mir eine neue Eselsbrücke zu bauen und hab schon wieder den Anschluss verpasst, ehe ich fertig bin mit meinem Gedankenkonstrukt.

Sie sieht mich erwartungsvoll an. Schnell füge ich ein Fragezeichen hinter dem Testpunkt hinzu und lese laut: „Toxoplasmose."

„Kriegt man von Katzen."

„Dann besuchen wir meinen Superneffen wohl nicht so bald."

Sie knufft mich und ich grinse, dessen hysterischer Macho-Stubentiger wird mir noch weniger fehlen als mein überzuckerter Neffe.

„Brauchst du?"

„Ich glaube nicht."

„Und schon gestrichen. Was ist mit dem zusätzlichem Glukosetest?"

„Hm", macht sie, „ich weiß nicht."

„Wieso eigentlich zusätzlich?"

„Weil ich einen sowieso machst, so in der 24. Woche. Da wird dir morgens Zuckerwasser verpasst und eine Stunde später wird dir Blut abgenommen, um zu sehen, wie gut dein Körper klarkommt.“

„Und der zusätzliche?“

„Mehr Zucker.“

„Im Ernst?“

„So ungefähr.“ Sie hebt entschuldigend die Schultern.

„Also eher nicht?“

„Also eher nicht“, stimmt sie zu.

„Okay, letzter Punkt: Erst-Trimester-Screening.“ Erwartungsvoll sehe ich sie an. Wie immer bin ich fasziniert von dieser wundervollen Frau. Nicht nur schön, sondern auch so klug.

Sie kaut an ihrer Unterlippe. „Da bin ich mir wirklich nicht sicher.“

„Was machen sie und was bringt es?“

„Die Kasse zahlt die sogenannte Nackenfaltenmessung.“

„Nackenfalte?“, frage ich und gucke amüsiert.

Sie nickt ernst. „In dem Stadium kann man wohl im Ultraschall mit ein bisschen Glück erkennen, ob vielleicht ein Down-Syndrom vorliegt. Aber da muss halt ganz viel zusammenkommen. Der Fötus muss perfekt liegen, der Arzt muss diagnostisch ein Ass sein …“ Schon bei dem Punkt sehen wir uns an und sind uns wortlos einig, dass wir Dr. Sommer nicht unbedingt für die Blüte seines Faches halten. „… und am schlimmsten ist, dass alles so wenig aussagekräftig ist, du aber in der 14. Woche dann endgültig entscheiden musst, ob du das Kind willst oder ob es eben abgetrieben werden soll.“ Bei diesen Worten sieht sie kreuzunglücklich aus.

„Und da gibt es nichts Ausgefeilteres, was man machen kann, um festzustellen, ob das Kind behindert wäre?“, frage ich ungläubig. Also bitte, wir schießen Menschen zum Mond, und da können wir nichts Besseres bieten?

Sie schüttelt den Kopf. „Nicht wirklich. Man kann dann anschließend im sechsten Monat eine Fruchtwasserpunktion machen, und das Ergebnis ist dann wohl ziemlich genau, aber das heißt auch, dass du das Kind schon sechs Monate ausgetragen hast und einen richtigen kleinen Menschen abtreiben müsstest – so mit einer Totgeburt und alles …“ Ich spüre, wie sie in meinem Arm erschauert, und auch mir läuft es bei der Vorstellung kalt den Rücken hinunter. „… und das Schlimmste ist, dass selbst, wenn das Baby völlig gesund ist, diese Untersuchung ein echtes Risiko birgt, dass es anschließend zu einer Frühgeburt kommt.“

„Das ist ja wohl auch so gar keine Option.“ Ich bin fassungslos, wie viel Angst man einer jungen Mutter schon zu so einem frühen Zeitpunkt machen kann.

„Da muss es noch was anderes geben.“ Ich streiche auch diesen Leistungspunkt rigoros durch. „Ich finde was Besseres.“

Gesagt, getan. Google ist ja ohnehin mein bester Freund, und siehe da, auf der Seite unserer Kinderwunschpraxis werde ich fündig. Ein Panorama-Test, der die frei im mütterlichen Blut gelösten Bestandteile der DNA des Kindes aufs Genaueste unter die Lupe nimmt und mit 99-prozentiger Wahrscheinlichkeit eine Trisomie feststellen beziehungsweise ausschließen kann. Ha, willkommen im 21. Jahrhundert. Ich schlage begeistert mit der Faust auf den Tisch. Als ich den Preis lese, muss ich direkt wieder schlucken. Meine Güte, dieses Kind wird mich den Porsche meiner Träume kosten, bevor es überhaupt auf der Welt ist, aber was soll's.

Mit dem aufgeklappten Laptop in der Hand geselle ich mich wieder zu meiner Liebsten auf die Couch. „Guck."

Sie guckt, liest und ich kann sehen, wie Erleichterung sich auf ihren Zügen ausbreitet. Beim Preis runzelt auch sie die Stirn – wie ich diese Frau liebe. „Das klingt toll, aber auch ziemlich teuer, oder?"

„Egal", sage ich im Brustton der Überzeugung. „Das ist sicher für dich und den Kleinen und außerdem aussagekräftig. Das machen wir. Kannst gleich einen Termin für ausmachen."

Überglücklich schmiegt sie sich kurz an mich, gibt mir einen Kuss und geht dann auf die Suche nach ihrem Handy. „Du bist der Beste."

Ich weiß – und wieder einen Schritt näher an der Privatinsolvenz. Aber egal, denn schließlich kann man Glück und Gesundheit eh nicht mit Geld kaufen. Aber eines steht fest, die aktuelle Playstation oder ein iPhone kann der Kleine sich jetzt schon abschminken.

# An der Käsetheke

Neue Herausforderungen lauern auch wirklich an jeder Ecke, wenn die eigene Frau schwanger ist. Unsäglich. Einfach unsäglich. Einkaufen – ohnehin eine meiner Lieblingsübungen, wird zur Tortur. Diesen Käse mag sie heute, aber morgen nicht, und zum Glück hat sie ja keine Gelüste, aber das geht und das wieder nicht – wie soll da ein Mann durchsteigen? Und dann passiert eben auch gern so was:

„Sie wünschen?"

Die Fachverkäuferin für Molkereiprodukte sieht mich von unter ihren kajalschweren Lidern an, ohne die Miene zu verziehen.

Unentschlossen huscht mein Blick über die etwa 50 Käsesorten aus aller Welt und sucht verzweifelt nach dem einzigen Käse, den ich seit meiner Kindheit kenne: holländischer Gouda. Ich finde ihn nicht auf Anhieb, und sofort macht sich Unruhe in mir breit.

Ich werfe einen unauffälligen Blick über die Schulter und sehe, dass die beste Ehefrau der Welt bereits am Teeregal aufmerksam verschiedene Früchtetees miteinander vergleicht und ich hier auf mich allein gestellt bin.

Also mutig voran, wie schwer kann es sein, zwei, drei Sorten Käse zu kaufen? „Ähm", sage ich, „haben Sie Gouda?"

„Jungen, mittelalt oder alt?"

Und mit der ersten Wahl entlarve ich mich bereits als absoluten Laien. Fieberhaft überlege ich, ob es sich mit Käse wohl wie mit Wein verhält und er im Alter besser wird. Die Verkäuferin starrt mich nur an und wartet demonstrativ.

Ich setze meinen lässigsten Gesichtsausdruck auf und entgegne: „Alt."

Ohne zu zögern greift sie nach einem Laib von dunkelgelber Farbe und beginnt ihn aus der Folie zu schälen. Schon bevor sie die erste Scheibe geschnitten hat, erkenne ich, dass diesen trockenen Hanf bei uns keiner mag. Doch es gibt kein Zurück mehr. „Wie viel?"

„Ähm", sage ich wieder und weil ich es bemerke, fühle ich mich noch etwas dümmer, „so fünf Scheiben."

Sie dreht sich um und entspricht meinem Wunsch.

Während sie an der Schneidemaschine steht, versuche ich meine zweite Wahl besser zu treffen und studiere die Auslage. Da ist sie auch schon, die erwartete Frage: „Sonst noch was?"

„Ja, bitte", entgegne ich selbstsicher und deute auf das Angebot, „ich nehme noch zehn Scheiben von dem Schweizer, den Sie da im Angebot haben."

Die Verkäuferin rührt sich nicht. Sie guckt erst mich an, dann wandert ihr Blick langsam zur besten Ehefrau der Welt. „Ist das ihre Frau?"

Ich bin verwirrt und versuche einen Zusammenhang zwischen dem Fakt, dass ich verheiratet bin, und dem Schnittkäse herzustellen – vergebens. „Ja", sage ich.

„Sie ist schwanger", sagt sie.

„Ja", sage ich, „offensichtlich."

„Dann darf sie den Käse nicht essen", sagt sie.

Es dämmert mir, dass spätestens meine zweite Wahl mich als absoluten Käse-Laien verraten hat. Ich räuspere mich und versuche meine Unwissenheit zu überspielen.

„Ach so, weil …“ Ich hoffe, dass sie schneller einspringt, um mit ihrem fachverkäuferischen Wissen zu punkten, doch die Dame lässt mich hängen. Die Pause, die entsteht, ist so lang, dass klar ist, dass ich absolut nichts zu sagen habe.

Die Molkerei-Fachverkäuferin wirft mir einen mitleidigen Blick zu und erlöst mich schließlich aus meiner Misere. „Weil das Rohmilchkäse ist.“

Ich schaue von ihr zu meiner Frau und wieder zurück.

„Schwangere dürfen nur pasteurisierten Käse.“

„Aha“, mache ich.

„Wollen Sie denn noch was anderes?“, fragt sie wieder.

Zögernd deute ich auf den anderen Angebotskäse. „Was ist mit dem?“ frage ich.

„Rohmilch“, sagt sie.

„Und der italienische Weichkäse da?“

„Auch.“

Langsam tritt mir der Schweiß auf die Stirn. Das entpuppt sich hier als quasi unlösbare Aufgabe, und die Dame hinter dem Tresen beginnt ungeduldig von einem Fuß auf den anderen zu wippen. Hinter mir hat sich eine Schlange gebildet. Ich schlucke.

„Und der Gouda war okay?“, frage ich.

„Ja“, sagt sie.

„Dann nehme ich davon einfach noch 10 Scheiben.“

„Jungen, mittelalt oder alt?“

Ich schlucke. Die Blöße, jetzt einen anderen zu wählen, kann ich mir unmöglich auch noch geben.

„Alt“, antworte ich und schließe die Augen. Wir werden die Woche sicher auch ohne Käse überstehen.

# Die Offenbarung

Seit fast 14 Wochen sind wir glücklich schwanger. Einige Klippen haben wir schon umschifft, andere werden noch kommen – und die meisten ahnen wir noch nicht einmal. Und das ist wahrscheinlich auch gut so. Schon zu diesem frühen Zeitpunkt ist mir klar, dass ein Kind wohl doch ein weit größerer Einschnitt in meinem und unserem Leben sein wird, als ich mir das so in der Trockenübung mal überlegt hatte. Aber nun hilft auch kein Zetern und Zähneklappern, nun heißt es: Augen zu und durch. Wie das klingt. Also so schlimm ist es natürlich gar nicht, denn eigentlich freue ich mich immer noch wie ein Stint – vor allem auf den Moment, wo ich es endlich erzählen darf und damit in den Kreis der Kollegen und Freunde erhoben werde, die immer so wissend lächeln, wenn einer von ihnen anfängt mit irgendwelchen Babygeschichten.

Und auch bei uns ist der Zeitpunkt in unmittelbar greifbare Nähe gerückt, denn die zwölfte Woche ist überstanden, das Kind wächst planmäßig vor sich hin, der Panorama-Test ist mit 99-prozentiger Gewissheit negativ gewesen, also positiv insofern, als dass wir auf ein gesundes Kind hoffen dürfen – und damit steht der Verkündung meiner persönlichen Heilsbotschaft nichts mehr im Weg.

Und das Beste? Ich hatte recht! Wir haben bei dem Panorama-Test einen kleinen Haken zusätzlich gesetzt, und damit wurde bereits Wochen vor dem ersten sichtbaren Beweis via Ultraschall klar, ich werde Vater eines strammen Sohnes. Ich kann es kaum fassen und werde nicht müde, vor meiner Liebsten immer wieder mit meinem triumphalen und unübertroffenen sechsten Sinn zu prahlen. Natürlich versucht sie mir einen Dämpfer zu verpassen, indem sie mir dann entgegnet: „Männer zeugen Jungs, Helden zeugen Mädchen.“ Aber das trifft mich nicht. Gar nicht. Nicht mal ein bisschen. Ich werde Vater, ich bekomme einen Sohn. Wir werden die dicksten Kumpels, das ist nicht mehr aufzuhalten. Meine Zukunft ist hellblau, und ich schwebe auf Wolke sieben wie seit den Anfängen unserer Beziehung nicht mehr. Ich könnte es in die Welt hinausschreien, und nun darf ich es ja schließlich auch …

„Lass es uns zuerst unseren Eltern sagen.“

Das ist natürlich ein unvorhergesehenes Problem.

„Wieso?“, maule ich, „können wir denen nicht einfach eine E-Mail schreiben?“

Sie würdigt mich keines Blickes.

„Am Telefon?“, bettele ich und ernte wieder keinerlei Reaktion.

„Okay, also wie und wann möchtest du sie unseren Eltern übermitteln, die frohe Botschaft?“ Der Sarkasmus trieft aus jedem Wort, und längst ist meine Begeisterung, es endlich erzählen zu dürfen, verpufft.

„Ich finde, wir sollten sie alle zum Kaffee einladen und es ihnen gemeinsam sagen.“ Ehe ich protestieren kann, fügt sie hinzu: „Und deine Schwester auch.“

„Och nö, wieso denn?“ Alles Lamentieren hilft nicht, denn sie ist wild entschlossen. Sie will also unsere Eltern zusammenbringen, die seit unserer Hochzeit kein Wort miteinander gewechselt haben – worüber sollte der erzkonservative Lehrerhaushalt, in dem ich aufgewachsen bin, auch mit ihren liberalen Freidenker-Eltern sprechen (sie führen in zweiter Generation eine unabhängige

Fachbuchhandlung für Philosophen, Philanthropen und was man sonst noch so mit Ph schreibt). Und dazwischen fehlt dann nur noch Neffe Max … nein, das wird auf jeden Fall ein Supergau.

Der letzte Strohhalm einer Hoffnung erhält einen brutalen Knick, als überraschend alle auf Anfrage spontan zusagen und bereits diesen Sonntag zum Kaffeetrinken kommen wollen. Ich kann mein Unglück kaum fassen. Die haben sich doch wirklich alle gegen mich verschworen. Als würden sie es riechen, dass es wichtig ist und es mal wieder gilt, mir meine Freude zu versalzen.

Die beste Ehefrau der Welt hat in ihrer versöhnlichen Art auch noch meinen Lieblingsschokoladenkuchen gebacken. Den wird meine Mutter natürlich nicht essen, wegen des Gluten oder der Laktose – oder vielleicht hat sie neuerdings auch einfach eine Allergie gegen Schokolade. Und ihre Mutter wird ihn wegen der Eier verweigern, die nicht von freilaufenden, glücklichen Hühnern sind, die täglich mit Beethoven beschallt wurden.

Meine Schwester wird ihn nicht essen, weil sie bei dem Balg, das mein Neffe ist, nicht dazu kommt. Max wird dafür mindestens zwei Stücke im gesamten Wohnzimmer verteilen. Mein Vater und mein Schwiegervater werden beide stillschweigend ihren Kaffee trinken, der eine schwarz mit einem Stückchen Zucker, der andere weiß, aber nur, wenn es Kaffeesahne gibt – und keiner von beiden wird auch nur so tun, als wolle er ein Stück Kuchen.

Ich hasse die Vorstellung – und noch mehr, als ich in genau diesem Albtraum plötzlich aufwache.

„Noch jemand Kaffee?“, frage ich, weil mir einfach nichts Gescheiteres einfällt. Niemand geht auf das Angebot ein. Es herrscht angespanntes Schweigen, und mir will mal wieder gar nichts einfallen, was die Situation auflockern könnte. Hilfesuchend blicke ich zur besten Ehefrau der Welt hinüber, die unerwartet blass neben mir sitzt und ihre Serviette im Schoss zerfleddert.

Meine Mutter bricht schließlich das Schweigen: „Und was ist denn nun der Anlass für diese Einladung?“

Sofort geht mir die Hutschnur hoch. Muss denn gleich in ihren ersten Worten wieder der Vorwurf mitschwingen, dass ich mich zu selten melde und eben noch seltener vorbeischaue? Seit ich ausgezogen bin, liegt sie mir damit in den Ohren. Ich will mich gerade aufregen, als meine Liebste mir die Hand auf den Arm legt und mit ihrem süßesten Lächeln den Wind aus den Segeln nimmt. Der Ärger verpufft, als ich in ihr glückliches Gesicht sehe. Ich grinse sie an und wende mich dann dem Tisch zu. „Wir wollen euch was sagen.“

„Heiratet ihr nun doch noch mal ordentlich?“ Warum nur klingt meine Mutter immer so?

„Nein“, knirsche ich. Und versuche gerade noch mal einen Rest Euphorie heraufzubeschwören, als mein Vater mir zuvorkommt.

„Ihr bekommt ein Baby“, konstatiert er nüchtern, als hätte er die Summe einer komplizierten Berechnung an der Tafel abgelesen.

„Ja.“ Was soll ich sonst sagen? Am Tisch herrscht Schweigen. Weshalb schweigen sie denn jetzt alle? Sollte nicht jemand hier mal was sagen? Oder sich freuen?

Ich räuspere mich. „Genau, wir bekommen ein Baby, und ihr werdet alle … ähm, noch mal … Großeltern.“ Auch diese Eröffnung bleibt fruchtlos.

Meine Schwester versucht es zu retten. „Also ich finde es toll, dass du dich doch noch durchgerungen hast, Papa zu werden. Ich wünsche auch echt keiner Frau, dass sie nicht Mutter sein darf.“ Wie gesagt: Sie hat es versucht. Ich lasse mich auch hier auf keine Diskussion ein, und schon gar nicht mit einer Alleinerziehenden, deren Erziehungsstil in „machen lassen“ abgekürzt werden kann.

„Also bislang wissen wir auch nur, dass es gesund ist, und was es wird, werdet ihr dann bei der Geburt erfahren.“ Es klingt vielleicht etwas schroff, aber ich versuche nur, sachlich zu bleiben.

„Ach, ob ich das noch erlebe“, seufzt meine Mutter, und ich höre meine Zähne bis ins Gehirn knirschen.

Wenigstens ihre Mutter lehnt sich schließlich vor und tätschelt ihrer Tochter die Hand – mehr öffentliche Zärtlichkeit, als ich es je in dieser Familie gesehen hätte – und sagt: „Liebes, ich freue mich für euch. Du wirst bestimmt eine tolle Mutter.“

Und das war’s. Mehr Gratulation ist nicht zu erwarten, und für das bisschen sind wir schon dankbar und strahlen uns an.

Also küsse ich meine Liebste und gehe auch zur Tagesordnung über. „Jetzt vielleicht noch jemand Kaffee?“

## Hebammensuche, die Zweite

„Sag mal, hast du jetzt eigentlich schon eine Hebamme?“

Sie sieht von ihrem Kindle auf und zieht eine Schippe. „Nein, nach der Abfuhr hab ich’s irgendwie verdrängt …“, gibt sie zu.

Ich streichle ihren Fuß, der auf meinem Schoß liegt. „Soll ich dir helfen?“

„Würdest du?“ Ihr Gesicht leuchtet auf.

„Klar.“ – Was man sich mit einem Wort so einbrocken kann …

Zwei Tage später komme ich endlich dazu, das erste Mal den Hörer zu einer vernünftigen Tageszeit in die Hand zu nehmen. Zunächst gehe ich die Faltblätter und Visitenkarten durch, die wir beim letzten Besuch bei Dr. Sommer mitgenommen haben. Die Hebammen sind nicht alle bei uns in der Gegend, und ich sortiere sie erst mal nach Distanz im Umkreis von nah nach fern.

Dann fange ich an und rufe die am dichtesten gelegene Nummer an.

„Hallo, Sie sprechen mit der Hebammenpraxis Ernie und Bert und wir sind derzeit im Storcheneinsatz. Bitte hinterlassen Sie Name und Nummer und wir rufen Sie gern zurück.“

Ich tue wie geheißen und versuche die nächste Nummer.

„Guten Tag, Sie haben den Anschluss von Hebamme Susanne erreicht, ich bin bei einem Einsatz, bitte hinterlassen Sie mir Ihren Namen und Ihre Nummer und ich rufe Sie umgehend zurück.“

Und noch mal das Gleiche.

„Hallo, Sie haben die Praxis …“

Ich gucke den Hörer ungläubig an. So viele Kinder werden jetzt gerade in Hamburg auf einmal geboren? Kann ja wohl nicht sein. Ich schüttele den Kopf und hinterlasse meinen Namen ein drittes Mal – und noch weitere fünfzehn Male, ehe ich am Ende meiner Nummern angelangt bin.

Okay, das war jetzt schon mal nicht so ein umwerfender Erfolg.

Da ich noch etwas Zeit vor dem nächsten Meeting habe, google ich mal munter drauflos und finde alsbald eine alphabetische Liste aller Hebammen in und um Hamburgs Norden. Beruhigt speichere ich sie mir als PDF auf dem Desktop. So gewappnet widme ich mich wieder meinem Arbeitstag.

Auf dem Nachhauseweg höre ich wie immer meine Mailbox ab. Acht Anrufe in Abwesenheit!

„Hallo, Sie hatten uns auf Band gesprochen, dass Sie eine Hebamme suchen. Leider haben wir keine Kapazitäten bis Mitte nächsten Jahres. Viel Glück.“

Wow, zumindest schnell mit den Rückrufen sind sie. Ich höre weiter und ernte noch sieben weitere Absagen mit verdächtig ähnlichen Wortlauten.

Mit dieser Art von Komplikation hatte ich nicht gerechnet. Aber von einem Rückschlag will ich noch nicht sprechen, ich habe da schließlich noch dieses Super-PDF auf dem Desktop. Etwas nachdenklich macht mich das Ganze allerdings schon.

Der errechnete Geburtstermin liegt einige Tage vor Weihnachten, nicht so die Zeit des Jahres, wo ich am liebsten Bereitschaft hätte. Im Gegenteil, da macht man halt auch ganz gern schon mal Urlaub. Ein Anflug von Panik macht sich breit, den ich allerdings direkt verdränge.

Zu Hause riecht meine Frau offensichtlich meinen Angstschweiß, denn sie empfängt mich natürlich mit der Frage: „Und, hast du schon etwas wegen einer Hebamme erreicht?“

„Ich hab mal auf ein paar ABs gesprochen, ja …“

„Und?“

„Noch nichts.“

„Was haben sie denn gesagt?“

„Keine Zeit, keine Kapazität, Urlaub.“

„Hm“, macht sie, „und wie viele hast du noch auf der Liste?“

Bei dieser Frage kann ich glänzen. Ich nehme sie in den Arm, küsse sie auf die Schläfe und sage beruhigend: „Mach dir keine Sorgen, ich habe noch sechs Seiten mit Telefonnummern, wir finden schon die richtige Hebamme für dich.“

„Okay“, murmelt sie in meine Schulter. Ich lasse es dabei bewenden.

Am nächsten Morgen nehme ich mir die Liste gleich um neun Uhr zur Brust.

Die erste Dame auf der Liste ist Bea Abel, und sie sitzt fünf Kilometer Luftlinie von uns entfernt. Das ist zwar schon jenseits der Hamburger Stadtgrenze, aber ich hoffe, dass das nicht direkt ein Ausschlusskriterium ist.

Ich habe mir gedanklich schon im Auto den perfekten Satz für die ABs zurechtgelegt und bin völlig überrumpelt, als beim zweiten Klingeln abgehoben wird.

„Abel." Die Stimme klingt bereits viel wacher, als ich es bin.

„Ähm, ja, hallo …", stammele ich und füge dann doch noch meinen Namen hinzu. „Ich bin auf der Suche nach einer Hebamme."

„Ach was", gibt sie munter zurück, „für sich?"

Ich kann ihr nicht folgen, und es entsteht eine Pause.

„War ein Scherz", sagt sie, während bei mir inzwischen der Groschen gefallen ist.

„Ja, natürlich, also für meine Frau." Meine Güte, ich mache ja wieder einen unglaublich eloquenten ersten Eindruck.

„Dachte ich es mir doch. Wann hat Ihre Frau denn Stichtag?" Frau Abel klingt amüsiert, aber nicht unfreundlich.

Ich schüttele den Kopf und versuche mal einen ganzen Satz als Antwort. „Unser Stichtag ist am 10.12. und ich weiß, dass das unglücklich kurzfristig vor Weihnachten liegt. Haben Sie in dieser Zeit noch Kapazitäten?"

„Ach, das ist ja noch so lange hin", lacht sie, und ich halte den Atem an. „Klar, da hab ich noch gar nichts im Kalender stehen. Und meine Kinder sind groß, mir macht es nichts aus, über die Feiertage zu arbeiten."

Bingo! Ich kann mein Glück kaum fassen.

„Frau Abel, Sie retten mir das Leben", platzt es aus mir heraus. Sie lacht ein erfrischendes, tiefes Lachen, und ich folgere aus dem Gesagten und ihrer Stimmlage, dass sie nicht nur meine erste Wahl ist, sondern vielleicht sogar die Beste. Sie klingt ruhig, erfahren und absolut gelassen. „Ist es denn okay, dass wir innerhalb der Hamburger Stadtgrenze wohnen?"

Wieder lacht sie als Antwort. „Na klar, so weit ist es nicht, das ist gar kein Problem."

„Und wie geht es nun weiter?", frage ich.

„Nun sehe ich Ihre Frau, wenn es an den Geburtsvorbereitungskurs geht."

„Und wann ist der?"

„In Ihrem Fall?" Und ich höre sie schmunzeln. „So im Oktober."

„Na, das ist ja noch etwas hin …" Wieder entsteht eine Pause.

„Ja, wenn Sie dann keine Fragen mehr haben?"

„Ähm, nein, also im Moment nicht …"

„Rufen Sie mich einfach an, wenn sich welche ergeben, und sonst kann Ihre Frau sich ja schon mal für den Geburtsvorbereitungskurs anmelden, und dann lerne ich sie im Oktober kennen."

„Okay … super … ähm danke", stammele ich und lege auf.

Das war ja mal entspannt – also sie, nicht ich. Ich lasse das Gespräch noch einmal Revue passieren und schüttele erneut den Kopf über mich selbst. Aber gut – ich habe zwar nicht geglänzt, aber das Ergebnis ist definitiv eine Glanzleistung, und die beste Ehefrau der Welt wird auch zufrieden sein.

## Warum Männer mit schwanger sind

Eine schmerzhafte Erfahrung muss ich beizeiten machen: Auch Männer können schwanger werden. Egal, was Hebammen oder Krankenkassenmitarbeiter denken oder sagen. Sie können und sie werden. Also vielleicht nicht im eigentlichen biologischen Sinne, aber so um Bauch und Hüfte und so. Jedenfalls habe ich schon nach wenigen Wochen die gleiche Gewichtszunahme wie meine Frau erzielt inklusive des gleichen Resultates: Meine Jeans gehen nicht mehr zu.

Nun gut, ich bin ein gestandener Mann und bislang immer so gut in Form geblieben, dass es auf ein paar Kilos mehr oder weniger nicht ankommt, aber bei fünf Kilo ist offensichtlich so eine magische Grenze, wo dann auch mit allem Hängen und Würgen die Jeans einfach nicht mehr mitzieht, sondern durch eine in der nächsten Bundgröße ersetzt werden will.

Ich beuge mich also dem Schicksal und nutze ihren nächsten Einkaufsbummel, um auch mir eine neue Jeans zu kaufen.

Meine Frau wirft nur einen flüchtigen Blick auf das Schild und stellt trocken fest: „Hast du zugenommen? Die ist doch zu groß."

„Nein", grummele ich, nehme ihr die Hose aus der Hand und verberge sie mehr oder weniger unter ihren T-Shirts, „die passt."

Sie hebt die Augenbrauen, sagt aber netterweise nichts mehr dazu.

Ich will eine Retourkutsche bringen, da ich den Arm voller geringelter und gepunkteter T-Shirts in einer Größe habe, die wir normalerweise auch nicht kaufen, aber verkneife mir die dumme Bemerkung gerade noch rechtzeitig. Ja, auch meine Frau wird mittlerweile rund um die Körpermitte. Ich kann nicht umhin, das süß zu finden. Mittlerweile komme ich auch abends viel besser mit meinen Gelmengen hin, wenn ich ihr Bäuchlein eincreme.

Wir gehen weiter, und sie steuert die Umkleidekabinen an. Ich atme ein, ruckele unauffällig mein etwas enges Hosenbund zurecht und nehme davor auf einem Stuhl Platz und habe Zeit für eine kleine Betrachtung der Leute um mich herum. Der Durchschnittsbürger ist doch irgendwie ein Ganzteil dicker als wir, stelle ich beruhigt fest. Dann allerdings fällt mein Blick auf den Spiegel am Ende des kleinen Ganges vor den Umkleiden, und da hängt so ’n Typ auf dem Stuhl mit einem ganz ordentlichen Bauchansatz. Eine Sekunde später fällt es mir wie Schuppen von den Augen: Der Typ da bin ich. Shit. Ich setze mich aufrechter hin und ziehe den Bauch ein. Ja, passt, geht alles noch, sieht sofort wieder ordentlich aus. Ich lasse die Luft entweichen und lümmele mich wieder in den Stuhl.

Wieso habe ich eigentlich zugenommen? Sie ist doch schwanger und hat die ganze Sache mit den Hormonen und Stillreserven und Wasser und was weiß ich, was der Körper da noch so alles für irgendwelche Notfälle anlegt. Aber ich?

Ich grübele so vor mich hin und entwickle folgende Theorien:

Es ist ein Resteproblem! Wenn meine Frau früher einmal am Tag gekocht hat, dann ist mal etwas übrig geblieben und einer von uns beiden hat es den kommenden Tag mittags gegessen oder als Doggybag mit in die Firma genommen. Mittlerweile kochen wir aber nicht mehr nur abends einmal, sondern genau genommen isst sie immer dann, wenn ihr nicht gerade schlecht ist – und das wiederum ist gefühlt alle zwei Stunden. Gut dabei ist, dass sie wenigstens Appetit auf richtiges Essen hat und nicht nur auf Kuchen und Süßigkeiten, aber dreimal am Tag warm essen? Wer kann das schon? Ich schaue an mir herunter: Ich offensichtlich nicht – und schon gar nicht immer aus Tupperdosen nebenbei am Schreibtisch.

Es ist ein Augenmaßproblem! Wenn die beste Ehefrau der Welt dann also wieder einmal eine ihrer Hungerattacken hat und sie für eine Kompanie gekocht oder Brote geschmiert hat, dann kommt erschwerend hinzu, dass ihr Magen von Woche zu Woche kleiner wird. Damit sie sich also nicht überfüllt fühlt, werden die Portionen, die sie isst, immer kleiner – und die Portionen, die für mich bleiben, immer größer. Und ich bin schließlich dazu erzogen worden, meinen Teller leer zu essen. Also tue ich das auch und erzeuge ein hübsches Polster für den Winter.

Es ist purer Neid! Je mehr Bauch die Frau entwickelt, desto mehr Aufmerksamkeit bekommt sie. Wildfremde Frauen auf der Straße stürzen auf sie zu, legen ihr unaufgefordert die Hände an den Bauch und erkundigen sich nach dem Geschlecht des Kindes. Andere Schwangere nicken ihr wie einer alten Freundin zu. In der Bahn bietet man ihr Sitzplätze an, und gefühlt ist jeder netter zu ihr. Da fühlt Mann sich leicht ausgeschlossen. Tja, und um dieser Solidarität unter Bäuchen auch anzugehören, isst Mann eben mehr … Allerdings hat mir noch nie jemand den Bauch gestreichelt oder mich angelächelt, weil ich eine

Wampe habe … Irgendwie ticken wir Männer da anders. Aber dick werden wir trotzdem.

Ein anderer werdender Vater schleppt seiner schon ziemlich bebauchten Frau einen Haufen Klamotten in die Umkleide und lässt sich dann ebenfalls schwerfällig auf einen Stuhl fallen. Ich folge seinem Blick in den Spiegel, sehe, wie er seinen Bauch einzieht, sich gerade aufsetzt, offensichtlich befindet, dass es schon noch passt und die Spannung wieder entweichen lässt. Unsere Blicke begegnen sich im Spiegel. Stummes Erkennen. Ich nicke ihm zu und springe dann auf, denn meine Liebste ist mit der Anprobe fertig. Wir nehmen die geringelten T-Shirts. Und gibt es eigentlich auch Umstandshosen für den Herrn?

## Und was ist Ihrer Frau bei der Geburt wichtig?

„Sag mal, wo bist du eigentlich auf die Welt gekommen?"

Ich blicke von meinem Brötchen auf. Dass ihr immer am frühen Morgen solche absurden Fragen einfallen.

„Wie, das weißt du doch, in Hamburg?!", erwidere ich.

„Nein, das meinte ich nicht. Ich wollte wissen, in welchem Krankenhaus du geboren wurdest."

„Ach so, in Rahlstedt, glaube ich ...", antworte ich vorsichtig. Ich habe wirklich keine Ahnung.

„Hm", macht sie.

„Und du?", frage ich der Höflichkeit halber zurück.

„In Volksdorf."

Damit ist für mich das Gespräch zu Ende, denn ich erkenne weder Raum noch Richtung für eine Fortsetzung. Ich widme mich also wieder dem Brötchen und habe gerade einen großen Bissen genommen, als sie fragt: „Und wo soll ich entbinden? Was meinst du?"

Ich verschlucke mich prompt, huste und versuche mit einem Schluck Kaffe die Sache zu retten. „Keine Ahnung", würge ich mit Tränen in den Augen heraus.

Sie guckt mich streng an und fährt dann mehr oder weniger ungerührt fort: „Ich hab schon mal geschaut. Von der Entfernung her machen für uns ja ohnehin nur Langenhorn oder Volksdorf Sinn. Alle anderen Kliniken sind einfach zu weit weg, und wenn wir dann womöglich im Berufsverkehr losmüssen ..." Sie wirft mir einen vielsagenden Blick zu, und ich kaue langsamer, um zu verstehen, woraus sie hinaus will, aber es kommt nichts.

Egal, denn sie spricht schon weiter. „Mir ist das Risiko jedenfalls zu groß, mein Kind auf der Straße zu kriegen. Also will ich lieber eine Klinik dichtbei."

Ich nicke, klingt schließlich vollkommen logisch.

„Aber Langenhorn ist mir eigentlich nicht so lieb, da lag mein Vater nach seiner OP so lange auf der Intensivstation, da habe ich schlechte Erinnerungen dran. Da will ich unser Kind nicht auf die Welt bringen."

Wieder nicke ich. Klingt jetzt zwar mehr nach weiblicher Logik, aber sie muss sich schließlich wohlfühlen.

„Also Volksdorf?", folgere ich zielsicher.

Sie nickt.

„Okay", sage ich, und weil das Thema damit ja wohl erledigt sein sollte, nehme ich wieder einen großen Bissen Brötchen.

„Super, denn da ist Mittwoch ein Info-Abend, dann können wir uns vielleicht gleich mal einen Kreißsaal ansehen und so."

Der Hustenanfall ist vorprogrammiert. „Waaf?" mache ich und klinge vermutlich noch viel entsetzter, als es gemeint war, denn sie schaut mich sofort mit weit aufgerissenen Augen an.

„Wie ‚was'?", fragt sie zurück. „Willst du dir nicht die Klinik vorher mal anschauen, wo dein Kind auf die Welt kommen soll?"

Ich schlucke. „Ja, doch schon …"

„Na, siehst du", kontert sie, ohne dass ich hätte angreifen können, „und genau dafür gibt es ja diese Abende, wo man das Team und das Krankenhaus mal kennenlernen kann und alle Fragen beantwortet werden."

„Aha.“ Und damit ist es besiegelt, am Mittwochabend um 19 Uhr sind wir im Krankenhaus in Volksdorf. Nun mag ich auch kein Brötchen mehr.

Und natürlich hat sie den Termin auch nicht vergessen. Also schleppt mich die beste Ehefrau der Welt am Mittwochabend ins Krankenhaus.

Lauter Paare aller Altersklassen – und auf den ersten Blick würde ich sagen, auch sonst ein guter Querschnitt der Gesellschaft. Wir werden etwa 20 Leute, die sich in dem großen Raum einfinden, der schon vom Parkplatz aus mit „Elternzentrum“ ausgeschildert war. Tatsächlich ist es wohl ein Allzweckraum, denn ein großes Holzkreuz im Rücken des Professors verrät eine ganz andere Art der Nutzung. Mir ist es egal. Ich bin aufgeregt.

„Was ist los?“, flüstert meine beste Hälfte mir zu und knufft mich in die Seite.

„Gar nichts.“ Ich verschränke die Arme und setze einen entschlossenen Gesichtsausdruck auf.

Sie legt den Kopf schief und zwinkert mir zu. „Du bist aufgeregt wegen des Kreißsaals.“

Wie immer hat sie mich mühelos durchschaut, aber ich will mir hier in aller Öffentlichkeit keine Blöße geben. „Gar nicht. Vielleicht macht mich der Kaffee nervös.“

Sie nickt wissend und wendet sich wieder in aller Ruhe ihren Broschüren zu.

Natürlich sterbe ich vor Aufregung, wenn ich an den Kreißsaal denke. Vor meinem inneren Auge erscheinen Horrorvisionen, die aus „Rosemaries Baby“ sein könnten, mit weiß gekachelten Räumen unter nackten Neonröhren, die an Schlachthäuser erinnern, in denen alte Metallmonster stehen, auf denen meine Liebste festgeschnallt wird. Überall ist Blut und sie schreit … Mir bricht direkt wieder der kalte Schweiß aus. Neugierig bin ich natürlich trotzdem.

Der Professor eröffnet den Abend, spricht über die Philosophie des Hauses, über das Team, über seine Bemühungen, Frauen zur natürlichen – möglichst chemiefreien – Geburt zu bewegen, und sein Bestreben, ein familien- und stillfreundliches Haus zu führen. Er stellt uns die leitende Hebamme vor, und auch die lobt das Krankenhaus über den grünen Klee.

Ich fühle mich ein bisschen wie auf einer Verkaufsveranstaltung für Küchenutensilien – aber bei näherer Überlegung ist es ja auch nichts anderes. Immer mehr Krankenhäuser sind schließlich zunehmend auch nur Wirtschaftsbetriebe, deren Bilanz am Ende stimmen muss.

Der Professor präsentiert gerade noch eine von ihm kreierte Postkarte mit einem Kind und einem Luftballon, auf dem der Schriftzug „Meinen Geburtstag bestimme ich“ steht. Ich bin schon wieder ausgestiegen und hab mal wieder verpasst, worum es ging.

Als ich mich wieder eingehört habe, referiert er zum Thema Intensivmedizin für das Neugeborene und was dieses Haus eben nicht leisten kann.

„Verstehe ich das richtig“, kommt die Frage aus dem Publikum, „wenn unter oder kurz nach der Geburt irgendetwas mit dem Baby ist, wird es von der Mutter getrennt und direkt ins Kinderkrankenhaus verlegt?“

Der Professor nickt. „Das ist Fakt. Es ist eben einfach die Frage, wie gelassen Sie an die Frage herangehen und ob Sie sich trotzdem für unser Haus entscheiden wollen. Ein Kinderarzt ist auch hier immer zugegen.“

Ich spüre mehr, als dass ich es höre, wie ein Raunen durch die Reihen geht. Diese Information scheint nicht allen geläufig gewesen zu sein. Mir natürlich auch nicht, aber ich habe spontan keine Meinung dazu. Also schiele ich mal zur besten Ehefrau der Welt hinüber, um zu sehen, wie sie die Neuigkeit aufgenommen hat, und sie wirkt entspannt. Also lehne ich mich auch gelassen zurück.

„Mal eine Frage an die Herren in der Runde: Was ist Ihrer Frau denn besonders wichtig bei der Wahl des Krankenhauses zur Entbindung?“

Die Frage des Professors wird spontan mit allerlei ratlosen Gesichtern beantwortet, worauf er es allerdings nicht beruhen lässt. Er deutet auf den ersten Typ zu seiner rechten. „Ja, bitte?“

Der Typ bekommt rote Ohren und zuckt auf seinem Stuhl hin und her, als wäre er von einem Zitteraal getroffen worden. „Ähm … na ja, also … ihm, ich glaube …“

Ich beobachte voller Mitgefühl, wie seine Frau ihn von der Seite ansieht. Sie hat sich sogar demonstrativ etwas von ihm weggelehnt, um ihn besser ansehen zu können, und sieht mitnichten so aus, als würde sie ihn aus seiner Misere erlösen wollen.

„Eine nette Umgebung?“, bringt der arme Tropf schließlich hervor, und alle Männer im Raum atmen aus, erleichtert, dass der Kelch an ihnen vorübergegangen ist. Doch Irrtum, der Professor läuft sich gerade erst warm. Er holt sich systematisch von jedem eine Antwort ab, alle wenig originell und häufig dupliziert, bis sein Finger schließlich auf mich zeigt. „Und Ihrer Frau?“

Ich sehe sie an, und ähnlich den anderen Damen will auch sie offensichtlich sehen, was ich so drauf habe. Also werfe ich mich in die Brust und kontere: „Tradition! Sie ist selbst hier geboren, und das war ein Erfolg.“

Das Publikum lacht, und endlich ist mal wirklich so etwas wie Leichtigkeit in den Raum eingekehrt. Ich verneige mich innerlich für den imaginären Applaus. Ich ernte ein, zwei anerkennende Blicke von den Damen um mich herum, und auch meine scheint mit meiner Performance zufrieden, denn sie nimmt meine Hand und schmiegt sich an mich.

Der Professor nickt mir freundlich zu – ich bin der Held. Für einen Augenblick habe ich sogar den Kreißsaal vergessen.

„Für alle diejenigen, die unsere Klinik noch nicht kennen, hätte ich jetzt gern eine Führung gemacht. Allerdings sind unsere Kreißsäle gerade alle belegt, sodass ich Sie einladen möchte, sich bei einem virtuellen Rundgang alles in Ruhe anzuschauen."

Die beste Nachricht ever! Ich sinke entspannt in meinen Stuhl zurück. Online und in der sicheren Umgebung auf der heimatlichen Couch werde ich mich mit diesem Ort der Tortur bestimmt viel besser auseinandersetzen können.

Die Frauen kommen jetzt in Fahrt, stellen Fragen zu Schmerzmedikationen und Ähnlichem, zu Beschwerden und ab wann sie denn kommen können, um sich anzumelden. Auch das ist mir natürlich neu: Ich muss die Geburt unseres Sohnes anmelden? Nun gut, ich speichere den Termin gedanklich ab. Die beste Ehefrau der Welt stößt mich an. „Was?"

„Schreib unseren Termin bitte in den Kalender", flüstert sie mir zu.

„Wieso?"

Sie wirft mir einen intensiven Blick zu.

„Ich hab mir gemerkt, wann wir uns anmelden sollen", zischele ich zurück. Sie rollt mit den Augen und stößt mich noch mal an. Und noch mal, bis ich endlich das Handy raushole und mir einen Eintrag in den Kalender mache. Als ob ich den nötig hätte …

„Für alle Männer biete ich übrigens einmal im Monat einen speziellen Kurs ‚Geburtsvorbereitung für Väter' an. Die Termine entnehmen Sie unser Homepage, und dann rufen Sie einfach mein Sekretariat an, um sich anzumelden." Er schmunzelt. „Und die Plätze sind heiß begehrt."

Wieder stößt sie mich in die Rippen, und ich zücke direkt das Handy und rufe schon mal die Homepage auf, damit ich auch das nicht vergesse. Sie guckt mir über die Schulter, und dieses Mal ist es an mir, sie anzustubsen.

„Ist ja gut", brumme ich. Sie streicht mir mit dem Finger über die Wange, aber ich bin jetzt mal kurz mucksch.

Mein Blick wandert noch mal durch den Raum, und ich frage mich, wenn es bei den Hebammen schon so schwer war, wie schwer es wohl ist, einen Platz in einer Klinik zur Entbindung zu bekommen? Offensichtlich habe ich die Frage unbewusst laut ausgesprochen, denn ich bemerke, wie der Professor und die Chefhebamme einen Blick wechseln. Ich räuspere mich also und richte mich etwas weiter auf. „Was soll das heißen, das wäre eine Katastrophe? Darf oder kann nicht passieren?"

Der Professor ergreift souverän das Wort. „Es kann durchaus mal sein, dass an einem Tag besonders viele Geburten zusammenkommen, aber grundsätzlich weisen wir niemanden ab, der als Notfall kommt, und wir haben noch alle Babys auf die Welt gebracht."

Was so locker klingen soll, hat doch einen Samen für Konkurrenzgedanken gesät. Verstohlen sehe ich mich um, und auch andere Männer checken wie ich die Lage: Welche Frau ist wie weit, mit welcher stehen wir in direkter Konkurrenz um einen Belegplatz?

Kurze Zeit später beschließt der Prof den Abend, und wir erheben uns. Die Paare um uns herum sehen ganz glücklich aus, allerdings kann ich bei dem einen oder anderen Mann auch eine blasse Nasenspitze erkennen, und in einigen Gesichtern steht grimmige Entschlossenheit. Ob das jetzt nur die Platzfrage betrifft oder die gesamte Geburtenfrage, kann ich nicht sagen.

Meine Frau lächelt mich an. „Und, was denkst du?"

„Dir hat es gefallen, oder?", frage ich zurück. Sie nickt bestimmt.

Ich drücke ihre Hand und halte ihr die Tür auf. „Dann haben wir unsere Klinik gefunden." Mutig füge ich hinzu: „Und wir können ja gleich zu Hause mal den virtuellen Rundgang machen."

„Au ja", ruft sie begeistert. Innerlich den Kopf schüttelnd bin ich dankbar, dass die Frauen die Kinder bekommen.

Später auf der Couch erlebe ich allerdings eine Überraschung. Der Kreißsaal ist alles andere, als was ich mir vorgestellt habe. Ein netter Raum in warmen Farben und weichem Licht mit einem großen Bett, Hockern, Gymnastikmatten und -bällen, mit einem eigenen Nassbereich, wo die Frau auf Wunsch baden kann – oder eben für eine Wassergeburt –, unterlegt mit freundlicher Musik.

„Wow, das sieht ja richtig nett aus“, rutscht es mir heraus.

Meine beste Hälfte lacht auf. „Was hast du denn erwartet?“

„Weiß nicht“, murmele ich ausweichend, „irgendetwas, was mehr nach Krankenhaus aussieht.“

Gerettet. Sie legt ihren Kopf wieder an meinen Arm und drückt mich. „Ich bin ja schon etwas aufgeregt.“

Na, und ich erst.

# Nestbauwahnsinn

Bereits sehr frühzeitig setzt bei der besten Ehefrau der Welt ein besonders schweres Symptom der fortschreitenden Schwangerschaft ein: der böswillige Nestbauwahnsinn.

An keinem Geschäft für Babyausstattung können wir mehr vorbeigehen, ohne wenigstens ein paar Schühchen, Söckchen, Hemdchen oder sonst ein -chen zu kaufen. Schlimmer noch, sie belebt ihre ganzen Leidenschaften aus Kindertagen wieder: stricken, sticken, häkeln – das Herz ihrer Handarbeitslehrerin hätte Purzelbäume geschlagen.

Ein Problem gibt es allerdings: Da wir das Geschlecht noch immer nicht verraten wollen, kann sie sich nie entscheiden, welche Farbe es denn werden soll, und irgendwie liege ich mit meiner Meinung immer grundsätzlich daneben. Es wäre natürlich viel leichter, wenn sie nicht jede neue Errungenschaft in Form von Fotos sofort mit allen Frauen ihrer Umgebung teilen müsste, weil ja alles „sooo süß" ist, und dabei hellblau viel zu verräterisch wäre.

„Wie findest du das?"

Ich gucke. Gucke noch mal und frage: „Was ist das? Ein Gästehandtuch?" Allein der Fakt, dass ich als Mann weiß, dass das selbst gemachte Frottee-Ding, welches sie mir entgegenstreckt, aufgrund von Form und Größe ein Gästehandtuch sein könnte, hätte eine kleine Runde Applaus verdient. Stattdessen ernte ich eine Schippe.

„Nein", murrt sie, „ein Lätzchen." Siehe da, sie hält die Bändchen hoch, und nun erkenne auch ich es: ein Kleckerchen.

„Aha."

„Und wie findest du es nun?“

Verflixt, den ersten Teil des Auftrages hatte ich doch schon wieder verdrängt. Ich beäuge das Ding misstrauisch. „Es ist gelb.“

„Echt jetzt?“

„Sonnengelb?“

„Und mehr fällt dir nicht dazu ein?“ Sie hält es mir so dicht vor die Nase, dass mich die Stickereien, an denen sie offensichtlich noch arbeitet, fast beißen.

„Mit Schmetterlingen“, konstatiere ich. Sie lässt resigniert die Arme fallen.

„Süß“, füge ich schnell hinzu, und weil ich das Wort so hasse, präzisiere ich meine Aussage, „ist ja mehr was für Mädchen mit Rosa und so, oder?“

Jetzt sieht sie mich ehrlich gekränkt an und hält mir den Latz noch einmal vors Gesicht. „Ich hab extra einen grünen und einen blauen und einen rosafarbenen gemacht, damit es für beide geht. Dann können wir es vielleicht später wiederverwenden.“ Sie zwinkert mir übermütig zu. Ehe ich etwas entgegnen kann, schließt sie die Diskussion mit: „Und gelb ist definitiv eine neutrale Farbe.“

Ich ziehe den Kopf ein und mache nur noch einen unbestimmten Laut.

Ähnliche Debatten haben wir, als das Baby-Badetuch mit Tieren bestickt wird, sie eine Wolljacke mit bunten Rüschen behäkelt, und auch bei den ersten Bodys. Es ist wirklich nicht einfach, geschlechtsneutral aussehende Dinge zu kaufen oder zu machen, ohne dass das ganze Kind nachher wie ein Neutrum rüberkommt.

Besser läuft es da mit dem Babybett. Da unsere Einrichtung eher auf Weiß und Naturfarben basiert, ist die

Wahl eines Beistellbettchens leicht: Es ist weiß. Da es auch nur zwei nennenswerte Formen gibt: rechteckig versus Halbmond, und uns beiden die Halbmondvariante albern erscheint, ist auch das schnell geklärt.

„Schon ganz schön eng", bemerke ich, als wir das Beistellbett probeweise mal im Schlafzimmer neben das Ehebett gestellt haben.

Pragmatisch schiebt meine Liebste das Doppelbett etwas in Richtung Fenster, drapiert das kleine Bettchen genau vor ihrem Nachtschrank und öffnet vorsichtig die Schranktür dahinter. Sie geht nicht mehr ganz, aber relativ weit auf. „Ja", gibt sie zu, „aber geht."

Und was nicht passt, wird passend gemacht.

Einmal werfe ich noch die Frage auf, ob es nicht an der Zeit wäre, über eine größere Wohnung nachzudenken.

„Ach, Liebling", beschwichtigt mich die beste Ehefrau der Welt und streicht mir über den Arm, „wenn dann das zweite kommt, ist die neue Wohnung dann womöglich auch gleich wieder zu klein. Wir sollten vielleicht lieber mal darüber nachdenken, ob wir ein Haus kaufen oder gleich ganz neu bauen."

Jetzt hat sie mich wieder abgehängt, und ich stehe nur mit offenem Mund da. Wir haben noch nicht einmal das erste Kind bekommen, und sie spricht schon von der Fussballmannschaft, die ein eigenes Grün und einen Mannschaftsraum braucht?! Da sie aber schon wieder so hinreißend lächelt, verkneife ich mir einen Kommentar. Stattdessen kehre ich zu den wesentlich aktuelleren Fragen zurück: „Okay, aber eine Wickelkommode kriegen wir hier auf keinen Fall rein."

Sie sieht sich um. Zwischen Bett und Schrank kann man kaum noch durchgehen und mit Kinderkommode und Beistelltet ist der Raum voll. Einen Wickelplatz bekommen wir hier auf keinen Fall rein.

Meine Liebste hat eine Eingebung, nimmt mich an der Hand und schleppt mich zielstrebig ins Bad.

„Tada", macht sie und präsentiert die Waschmaschine.

Ich gucke verdutzt und verstehe nicht.

„Na, der Wickelplatz."

„Okay."

„Du klingst nicht überzeugt."

„Brauchst du da nicht alles mögliche Zeug … Windeln, Waschlappen, Babycremes und so was?"

Sie überlegt und fängt dann an, mit den Händen in die Luft zu malen. „Also hier legen wir eine Wickelauflage drauf, damit das Baby es schön bequem hat. Dann machen wir hier an die Wand ein paar Regale, und da können wir dann sowohl einen Vorrat an Windeln und Waschlappen und so weiter lagern. Und hier das, was wir immer aktuell brauchen."

Zufrieden tritt sie einen Schritt zurück und bewundert ihr imaginäres Werk. Ich bin wie immer hin und weg von ihr. „Okay, dann fange ich mal an zu messen und eine Liste zu machen, was wir alles brauchen für dein Projekt." Denn Holz ist schließlich Männersache.

„Super, und ich gucke mal wegen einer Auflage für den Wickelplatz."

Gesagt, getan.

Eine Stunde später habe ich meine Wand vermessen, ein Aufhängesystem für die Regale ausgewählt und eine Zeichnung angefertigt, wie die Wand mit Waschmaschine und vier Regalen wirkt. Höchst zufrieden setze ich mich zu meiner Lieblingsfrau auf die Couch.

Ihre Stirn liegt in Falten, und sie kaut an ihrem Daumennagel. Kein gutes Zeichen. Ich schaue von der Seite auf ihren Bildschirm und entdecke wie erwartet Wickelplatzauflagen in verschiedenen Designs.

„Nichts Hübsches dabei?", erkundige ich mich.

Sie guckt auf und runzelt die Stirn noch etwas mehr. „Doch, schon."

„Aber?"

„Aber sie passen nicht."

„Wieso nicht?"

„Na, die Waschmaschine ist zu schmal. Wickeltischauflagen gibt es genau in einer Standardgröße, und die ist sieben Zentimeter zu breit oder eben zu lang, je nachdem, wie herum du es betrachtest."

„Kann doch nicht angehen." Nun runzle auch ich die Stirn. „Und wenn wir einfach etwas abschneiden?"

Sie schüttelt langsam den Kopf. „Nein, das krieg ich nicht wieder ordentlich zugenäht. Wer weiß, was da drin ist." Dann zuckt sie die Schultern und lacht mich an. „Macht nichts, dann nähe ich eine selbst."

Ich werfe einen zweifelnden Blick auf die kompliziert abgesteppten Modelle auf ihrem Bildschirm. Sie folgt meinem Blick und klappt ihn zu. „Nein, eben nicht so. Ich kaufe einfach einen dickes Stück Schaumstoff und nähe ein Wachstuch drum. Dann kann man das immer abwaschen, und ich kann es genau für die Ecke passend machen."

Sie strahlt, und ich verkneife mir einen Kommentar. Was zum Geier will sie denn noch alles selbst machen und improvisieren? Ich blicke mich unglücklich in der Wohnung um. Diese beengte Gesamtsituation macht mich kirre.

Sie errät meinen Gedanken und legt ihren Kopf an meine Schulter. „Mach dir keinen Kopf, Liebster, die nächsten paar Monate ist der kleine noch hier drin.“ Sie streicht mit der Hand über ihre kleine Kugel. „Dann ist er erst mal ein paar Monate lang nur eine kleine Made, die auf einer Decke in der Ecke der Couch liegt, und bis es dann ans Robben, Krabbeln oder Laufen geht … ach, da haben wir noch so viel Zeit, dann können wir immer noch umziehen.“

Ich seufze. So viel weiblicher Logik kann ich einfach nicht widersprechen. Also küsse ich sie auf das Haar und lege dann meine Wange ab.

Ihr Wort in Gottes Ohr. Hoffentlich hat er gerade auf Empfang geschaltet.

# Von platzenden Luftbläschen und Seepferdchentritten

Wie jeden Abend seit mittlerweile vollen vier Monaten creme ich meiner Liebsten den Bauch ein, als sie plötzlich den Atem anhält.

„Hast du das gemerkt?"

Ich wage nicht, mich zu bewegen, spüre aber gar nichts. Enttäuscht schüttele ich den Kopf. Sie nimmt sanft meine Hand und bewegt sie ein paar Zentimeter weiter auf die Seite ihres Bauches. Dort lässt sie sie – ihre auf meiner – liegen. Ich warte gespannt, doch es passiert gar nichts. Nach einigen Minuten beginnt meine Aufmerksamkeit wieder abzuschweifen. Ich will die Hand wegziehen, aber sie schüttelt energisch den Kopf.

„Warte."

Ich warte, und dann spüre ich es. Ein winzig kleines Plopp, so als wäre ein Bläschen an der Oberfläche eines Glases voll Mineralwasser geplatzt. Eine Erschütterung so minimal, dass sie auf der Richterskala vermutlich negativ verzeichnet würde. Ich gucke sie an.

Sie strahlt. „Hast du es gespürt?"

„Das Plopp?"

„Ja, genau." Sie ist ganz aus dem Häuschen.

Ich nicke und bin eher ernüchtert. „Ist das alles?"

Sie zieht die Augenbrauen hoch und fängt an zu lachen. „Ja, was glaubst du denn, dass ich mehr bekomme?"

Ich bleibe noch eine Weile liegen und versuche Kraft meiner Gedanken meinen Sohn zu einem weiteren Kommunikationsversuch zu animieren, aber es will nichts mehr passieren. Schließlich gebe ich es auf.

„Sei nicht traurig, das Baby schläft bestimmt schon wieder."

Ich bin gar nicht traurig, viel mehr bin ich angefixt. Es ist eins, einen positiven Schwangerschaftstest zu haben oder das Kind auf dem Ultraschall zu sehen, aber jetzt wo ich drüber nachdenke, ist es etwas völlig anderes, dein eigenes Kind so zu spüren. So richtig real.

Völlig geflasht liege ich auf meiner Bettseite und starre in die Dunkelheit. Das war wirklich nur ein winziges Ploppen, das ich gespürt habe, aber so im Nachhinein wird mir klar, dass es meine Welt in den Grundfesten erschüttert hat. Ich habe das erste Mal meinen Sohn gespürt, ich werde Vater – und ab jetzt kann ich es wirklich kaum noch erwarten, dass er auf die Welt kommt.

In der nächsten Woche ist die zweite große Ultraschall-Untersuchung dran. Ich bin sehr gespannt, denn heute wird sich hoffentlich auch das Geschlecht bestätigen. Ja, klar, im Prinzip haben wir ja bereits die Bestätigung. Und auch wenn es in irgendeinem klugen Buch heißt, „man sieht nur mit dem Herzen gut", wäre es mir doch viel lieber, das Ganze mal in Augenschein nehmen zu können.

„Vielleicht, aber auch nur vielleicht kann man so früh schon erkennen, ob es ein Mädchen oder ein Junge wird", versucht meine Liebste meine Erwartung zu relativieren.

Ich bin unerschütterlich: „Ist nur die Frage, ob wir den kleinen Schniedel heute schon sehen oder erst später." Als ob es möglichst laut zu sagen die Realität irgendwie beeinflussen könnte oder würde. Sie schmunzelt milde. Seit ein paar Tagen wettet sie hartnäckig gegen mich, aber ich habe den Verdacht, dass sie das nur macht, um mich zu ärgern, nicht weil sie wirklich glaubt, dass wir ein Mädchen bekommen. Geht das überhaupt noch nach einem 99-Prozent-Ergebnis bei dem Gentest? Ich halte jedenfalls dagegen.

Dr. Sommer ist wie gewohnt auch heute Morgen nur halb bei der Sache. Er fuhrwerkt mit seinen Instrumenten herum und liest die Akte rauf und runter. Dabei hatte die Helferin vorn schon gesagt, dass Urin und Blutdruck völlig unauffällig sind und dass selbst die Gewichtszunahme, über die meine beste Frau zunehmend klagt, völlig im Rahmen ist.

Endlich ist er so weit. „So, dann wollen wir doch mal sehen, ob das Kleine heute in Stimmung ist, uns sein Geschlecht zu verraten. Was denken Sie denn?", fragt er uns.

Meine Frau zuckt schmunzelnd mit den Schultern. „Mir ist es egal."

Ich werfe mich in die Brust. „Ich bin sicher, wir bekommen einen Jungen."

Dr. Sommer wirft einen Blick auf den Bauch meiner Frau und bestätigt: „Also die Bauchform würde zu dieser Diagnose passen."

Prompt fühle ich mich nicht ernst genommen. Raten können wir auch alleine, und an Bauchformen glaube ich nicht. Außerdem, die Gene lügen nicht – aber diesen Insider verrate ich dem Doc natürlich nicht. Also kann es vielleicht mal weitergehen, bitte?

Er lässt sich wie immer Zeit beim Verteilen von Unmengen von Gel, und endlich geht es los. „So, dann wollen wir doch erst mal schauen, wie das Kerlchen so liegt. Ach ja, er übt schon mal die Startposition mit dem Köpfchen nach unten. Das wird sich zwar noch dutzendmal ändern, denn noch hat er ja genug Platz, aber ja, heute hängt er mit dem Kopf nach unten."

Sogar ich als Laie kann erkennen, dass der kleine Mann gerade seine aufgeregten fünf Minuten hat, denn er strampelt wie wild mit den kurzen Beinchen.

„Ein Sturm im Wasserglas", kommentiert Dr. Sommer, „Seepferdchen-Wetthüpfen. Spüren Sie das Kind mittlerweile regelmäßig?"

Meine Frau nickt. „Ja, wenn er so aktiv ist, merke ich das, vor allem abends vor dem Zubettgehen."

„Das ist normal: Wenn Sie zur Ruhe kommen und sich ausstrecken, wird die Plazenta besonders gut durchblutet, und mit mehr Sauerstoff wird das Kleine direkt auch aktiv. So, und dann wollen wir mal sehen, gut liegen tut es …"

In der Sekunde, als der Unterleib des Fötus auf dem Bildschirm erscheint, ist jeder Zweifel über ein Geschlecht weggeblasen. Ehe Dr. Sommer etwas sagen kann, grinse ich meine Frau bereits an. DAS ist so was von nicht zu leugnen.

„Und ja, Sie bekommen eindeutig einen Sohn – und keinen schüchternen." Dr. Sommer zwinkert uns zu. Ich bin versucht, meine Faust in Siegerpose in die Luft zu recken, verkneife es mir allerdings. Stattdessen beuge ich mich nur zur allerbesten Ehefrau der Welt hinunter und küsse sie auf die Stirn.

Sie lächelt mich an. „Zufrieden?"

„So was von."

Auch die restlichen Werte stimmen glücklicherweise alle, und die Entwicklung verläuft absolut positiv und altersgemäß.

Von jetzt an kann ich immer häufiger auch mal Zeuge werden, wie der kleine Felix, denn zumindest ich nenne ihn mittlerweile so, seine Mama mit Tritten traktiert. Ich veralbere sie immer wieder, dass Seepferdchentritte ja wohl nicht so ein Problem sein können, und mit wachsendem Bauch knufft sie mich jedes Mal härter, um es mir heimzuzahlen.

„Müssen wir das jetzt auch schon den Großeltern sagen?“, frage ich und mache ein zutiefst unglückliches Gesicht.

Sie wirft mir einen strengen Blick zu und schüttelt dann den Kopf. „Nein, von mir aus können wir das gern für uns behalten.“ Sie lächelt mir zu. Ich atme erleichtert aus. Eine Weile kann ich meinen Sohn also noch ganz für mich haben – na ja, für uns.

## Ein Cabrio fürs Baby

„Wir sollten sehen, dass wir uns um einen Kinderwagen kümmern."

Ich gucke von meiner Zeitung auf und frage mich, wie ihr solche Sachen immer wieder so nebenbei auffallen, wenn sie sich eigentlich entspannen soll. „Hm."

„Und vor allem einen Kindersitz fürs Auto, denn sonst lassen die uns den Kleinen gar nicht mit nach Hause nehmen aus dem Krankenhaus."

Nun bin ich allerdings doch hellhörig geworden. „Wie bitte? Wieso das denn nicht?"

„Weil die in der Pflicht sind, darauf zu achten, dass du das Kind in einem verkehrssicheren Sitz nach Hause transportierst und nicht etwa auf dem Schoß oder so."

„Aha." Ich überlege immer noch, warum wir dann wohl jetzt schon anfangen müssen, diese Dinge einzukaufen. Autositz, das weiß sogar ich, ist ein Maxicosi, wie kompliziert kann das sein, bitte? Und Kinderwagen? Vier Räder, Wanne …

Sie liest wie immer meine Gedanken. „Na ja, allein die Kinderwagen haben gut und gern mal sechs bis acht Wochen Lieferzeit. Hat meine Freundin gerade erlebt."

Ich ziehe die Augenbrauen hoch und pfeife durch die Zähne. „Okay", sage ich gedehnt.

„Und die Kindersitze fürs Auto sind auch nicht besser. Vor allem wenn man nicht unbedingt das Ausstellungsstück vor Ort haben will."

„Na ja, zumindest ist da die Auswahl nicht so groß."

„Ha", macht sie, „das denkst du."

Liege ich mit meinem gefährlichen Halbwissen etwa schon wieder falsch? Schnell lenke ich von meiner

Fehleinschätzung ab. „Dann lass uns doch Samstag gleich mal losfahren?“

Sie strahlt – hat sie doch wieder ihren Willen bekommen.

Zugegeben, so richtig einsichtig bin ich noch nicht, als wir den Laden betreten – einen wahren Albtraum für jeden erwachsenen Mann und ein Paradies für Frauen und werdende Mütter im Speziellen. Wie schwer kann das sein, bitte?

Doch schon als wir im ersten Stock ankommen, verschlägt es mir den Atem. Der halbe Ausstellungsbereich ist voller Kinderwagen und -karren. Auf 20 Meter reihen sich dahinter auf Wandregalen Autositze dicht an dicht. Mir rutscht das Herz in die Hose, und die Kinnlade fällt mir herunter. Das ist doch wohl nicht wahr.

Spontan demotiviert trotte ich hinter meiner Liebsten her, die sofort systematisch anfängt, Kinderwagen zu inspizieren. Während sie Matratzen abklopft, Farbauswahlen vergleicht, die Stoffe befühlt und Griffe testet, schiele ich vorsichtig nach den Preisen. Auch hier ist die Auswahl beeindruckend: Von 199 bis weit über 1.000 Euro ist für jeden Geldbeutel etwas dabei. Ich schlucke. Ich wollte eigentlich keinen Kinderwagen kaufen, der teurer ist, als mein erstes Auto war. Ich schüttele den Kopf und sehe mich weiter um. Irgendwo in der Mitte des Raumes stolpere ich fast und stelle fest, dass der Boden absichtlich mit allen möglichen Unebenheiten versehen wurde. Hier kann man diese Kinderwagen dann gleich auf Kopfsteinpflaster und Co. ausprobieren. Das wiederum finde ich ja schon ziemlich cool. Viele Modelle kann ich auch schon auf den ersten Blick aussortieren: Die einen sehen total instabil aus, die anderen so albern, als wären sie einer Seifenmittelwerbung der Fünfziger entsprungen. So was kommt mir nicht ins Haus. Aber nach welchen Kriterien sucht man denn so einen Kinderwagen aus?

Unauffällig stelle ich mich zu einem Paar, das sich gerade diesbezüglich von einer Verkäuferin beraten lässt.

„… ist dann Geschmackssache, ob Sie den Fußsack gleich dazunehmen oder erst kaufen, wenn Sie ihn brauchen. In der Wanne wird das Kind über den Winter warm liegen. Hier empfehle ich nur, eine Isomatte unter die Originalmatratze zu kaufen, und bis es dann im Sportaufsatz sitzt, dauert es ja noch etwas."

Die Frau ist eindeutig noch schwangerer, als wir es sind. Aber ich habe zumindest schon die Information ergattert, dass es zwei unterschiedliche Teile gibt, die auf den fahrbaren Untersatz passen. Info gespeichert.

Ich schleiche mich unauffällig zur nächsten Menschenansammlung.

„Wenn Sie natürlich viel mit öffentlichen Verkehrsmitteln unterwegs sind, ist ein langer Radstand besser, und dann werden Sie auch die Netzablage schätzen lernen …"

Fasziniert schlendere ich zu einer dritten Gruppierung.

„Ja, hier kann das Kind schön lange drinliegen, die Wannenlängen variieren tatsächlich von Hersteller zu Hersteller um bis zu sechs Zentimeter …"

Ich bin wieder bei der besten Ehefrau der Welt angekommen, die gerade einen Wagen über die Buckelpiste rollen lässt. „Und?", fragt sie, „was denkst du?"

„Ich brauche mehr Informationen."

Sie legt den Kopf schief.

„Wusstest du, dass diese Modelle unterschiedlich große Wannen haben? Und dass die Radstände variieren und wichtig sind, wenn du den Kinderwagen mit in den Bus nehmen willst?“

Sie guckt mich an und nickt anerkennend. Ich = Held.

„Wir sollten uns erst mal überlegen, wo und wann wir ihn brauchen werden und welche Features wir wollen.“ Ich bin in einem Sonnenschirm hängen geblieben und versuche, das Ding wieder loszuwerden. „Das sollte ich also erst mal recherchieren.“ Sie nickt, und das ohne Widerspruch. Ich bin wirklich ein Held.

In diesem Moment hat uns eine Verkäuferin ins Visier genommen. „Wie kann ich Ihnen helfen?“

„Wir suchen einen Kindersitz“, entgegne ich, sicher, dass das trotz der großen Auswahl das kleinere Drama ist.

„Für welches Alter denn?“, erkundigt sie sich professionell, und ich hebe die Augenbrauen.

„T minus 20 Wochen“, entgegne ich souverän, und sie lächelt.

„Also vom Neugeborenen bis circa 18 Monate.“

Wir nicken und folgen ihr hinüber zu der Wand. Zielstrebig führt sie uns ans rechte Ende, und wie erwartet schrumpft unsere Auswahl sofort massiv zusammen.

„Der Klassiker in diesem Segment ist der Maxicosi.“

Unser Nicken verrät ihr, dass der auch uns ein Begriff ist. Sie stellt einen Sitz vor uns auf den Fußboden.

„Aber es gibt natürlich auch noch andere.“ Sie stellt ein Modell einer anderen Marke daneben, und auf den ersten Blick erkenne ich, dass das zweite Modell irgendwie größer und bequemer aussieht.

„Der sieht bequemer aus“, bemerke ich unsachgemäß.

Die Verkäuferin strahlt mich an. „Das Modell Cloud von Cybex bietet auch noch ein ganz besonderes Plus. Mit einem Adapter können Sie den Kindersitz aus dem Auto direkt auf einem beliebigen Kinderwagenfahrgestell montieren, und wenn Sie dann nur kurz einen Kaffee trinken wollen oder ein paar Besorgungen machen müssen, können Sie mit einem Griff …“ Sie greift hinter dem Kopfteil an einen verborgenen Mechanismus, und der Sitz entfaltet sich wie eine Blüte. „… das Kind in eine für seinen Rücken angenehme Liegeposition bringen. Und …“ Ein weiterer einfacher Handgriff. „... hier ist sogar ein kleines Verdeck, damit Ihr Baby dann auch etwas Ruhe hat.“

„Wow“, rutscht es mir heraus.

Wieder strahlt mich die Verkäuferin an, die anscheinend von dem Teil genauso beeindruckt ist wie ich. „Ja, super, oder? Ist zwar unser teuerstes Modell, aber es bietet definitiv den größtmöglichen Komfort für Ihr Kleines.“

„Aha.“ Da war er also der Haken. Ich interessiere mich also rasch noch für den Maxicosi, der wenn auch nicht viel, aber eben doch günstiger ist, aber da zieht die bald beste Mutter der Welt nicht mit.

„Guck mal“, sagt sie nach einer Weile, „der hat sogar seinen eigenen Seitenaufprallschutz, und das ist ja so praktisch mit dem Adapter, wenn wir nicht immer den Kinderwagen zusätzlich mitnehmen müssen …“ Hundeblick.

„Ja, natürlich“, stimme ich zähneknirschend zu, schließlich werde ich auch der beste Papa der Welt und da spart man doch nicht etwa am Komfort oder der Sicherheit des eigenen Sohnes. Ich seufze.

„Welche Farbe gefällt Ihnen denn?“, fragt die enthusiastische Verkaufshilfe.

Ich zucke unentschlossen die Achseln. „Schwarz?“

„Ach, das ist so unfreundlich“, fällt mir meine Liebste in die Parade. „Was haben Sie denn sonst?“

Wir schauen gemeinsam einen Katalog durch, und auch ich finde die Auswahl der einfachen Stoffe eher duff. Die Premiumstoffe gibt es in leuchtenden Farben, wo uns auf Anhieb eine dunkelrote Kombi gefällt.

„Sportlich“, zwinkert mir meine beste Hälfte zu und weiß, dass sie mich damit schon wieder in der Tasche hat.

„Außerdem sind die natürlich viel besser zu reinigen“, fügt die Verkäuferin noch hinzu – nur für den Fall, dass etwa meine Frau noch nicht überzeugt gewesen wäre.

Ich hebe die Hände und ergebe mich. „Okay, also die Cloud in Premium rot. Und der Kinderwagen?“

„Brauchen Sie da vielleicht auch noch Beratung oder haben Sie schon ein Modell im Blick?“

Ich schüttele den Kopf und ergebe mich in mein Schicksal.

Allerdings muss man sagen, dass sich die junge Frau als wirklich tüchtig entpuppt. Mit einer Reihe gezielter Fragen ermittelt sie so zielstrebig unseren Bedarf, dass ich innerlich den Hut ziehe. Binnen kürzester Zeit hat sie uns ein Modell aus dem mittleren Preissegment herausgesucht.

„Testsieger, Verkaufsliebling, jetzt zum kommenden Winter in sehr gedeckten Farben, dafür aber optimal in Haltbarkeit und Dimensionen. Große Wanne, große Räder und vor allem auch den Korb darunter. Und zu einem sehr vernünftigen Preis.“

Die beste Ehefrau der Welt ist begeistert, und ich habe wie gesagt längst kapituliert.

„Super, oder?"

„Ja, super", murmele ich.

„Vielleicht möchten Sie mal probieren, ob er bei Ihnen ins Auto passt? Das ist ja auch kein ganz unwichtiges Kriterium." Sie zwinkert uns zu.

Ich könnte der Verkäuferin die Füße küssen. In meinem nicht mehr denkfähigen Zustand bin ich ihr für ihren klaren Kopf und die gute Beratung doppelt dankbar – und habe schon fast vergessen, dass sie wahrscheinlich auf die Verkaufsprovision für Ware im Wert von schätzungsweise ihrem Monatsgehalt spekuliert.

Wir nehmen das Teil also mit hinunter, und sogar mit Bauch ist meine beste Hälfte in der Lage, den Kinderwagen allein auseinander- und zusammenzubauen und in den Kofferraum zu verfrachten. Ich gebe zu, dass das ein wichtiges Kaufkriterium ist.

Da wir hier unten allein sind, frage ich sie direkt: „Und was denkst du?"

Sie sieht mich an und schürzt die Lippen. „Ich weiß ja, dass du kein Freund von solchen Spontankäufen bist – schon gar nicht, wenn es um so viel Geld geht und du dich nicht vorher gut informieren konntest, aber mich überzeugen sowohl der Sitz wie auch der Kinderwagen."

Ich kann nur nicken. Sie hat recht, meine Ego würde gern erst noch ein bisschen auf Sicherheit spielen, aber die Beratung war top, und auch wenn relativ hochpreisig, kaufen wir mit diesen beiden Teilen auf jeden Fall auch die entsprechende Qualität.

Ich nehme sie in den Arm und küsse sie. „Weißt du was, lass uns verrückt sein: Wenn wir jetzt schon alles zusammenhaben, wie wir es wollen und uns gefällt, dann lass es uns auch gleich bestellen."

Sie strahlt mich an und küsst mich noch einmal. „Du bist der Beste."

Nein, verrückt – und schon wieder pleite. Aber was ist das schon, wenn man von so einer wundervollen Frau mit solch einem Lächeln belohnt wird.

Wir gehen also wieder rein und bestellen zur großen Freude der Verkäuferin alles, was sie uns so professionell verkauft hat.

Lieferzeit neun bis zwölf Wochen – ein Glück sind wir so früh dran.

# Die letzte Reise

Unser Jahrestag steht vor der Tür, und ich bin dran, etwas zu organisieren. Entgegen meiner Gewohnheit habe ich nicht nur eine vage Idee, sondern bereits seit Wochen alles in trockenen Tüchern.

Je näher der Termin jetzt allerdings rückt und je runder ihr Bauch wird, umso häufiger ertappe ich mich bei der Frage, ob ich nicht vielleicht etwas zu optimistisch geplant habe. Ich will mit ihr für 14 Tage nach Irland fliegen.

Prinzipiell ist reisen in der Schwangerschaft kein Problem. Ich habe mich sorgfältig in diversen Foren informiert, und wenn es der Frau gut geht – was nach wie vor der Fall ist –, ist das zweite Trimester optimal zum Reisen geeignet. Nicht einmal Fliegen sollte ein Problem darstellen. Sollte, hätte, könnte, würde – alles Hörensagen und im Konjunktiv. Ich habe zwar eine leichte Form der Reise geplant und direkt am Flughafen einen Mietwagen gebucht, der uns die grüne Insel in unserem ganz persönlichen Rhythmus näherbringen soll. Allerdings bin ich ja nun auch noch ein Schwangerschaftsanfänger, und was, wenn es meiner Liebsten plötzlich gar nicht mehr gut geht? Was, wenn wir mitten unter Schafen plötzlich einen Arzt brauchen? Ich mache gedanklich einen Vermerk auf meiner To-do-Liste, um auf jeden Fall die Krankenkasse noch zu interviewen, wie unser Schutz in Irland so ist. Gehört das nun eigentlich zur EU oder doch nicht? Je mehr ich nachdenke, desto verwirrter werde ich.

Fast erleichtert stehe ich am Morgen unseres besonderen Tages auf, koche der Liebsten einen Tee, stelle Kekse zurecht und daneben eine Rose und einen

Umschlag mit dem Geschenk drin. Ich drapiere alles auf ein Tablett und trage es hinüber ins Schlafzimmer.

Die beste Ehefrau der Welt stellt sich schlafend, um mir den nötigen Vorsprung zu verschaffen, alles schön zu arrangieren. Sie ist einfach die Beste.

Ich streiche ihr eine Strähne aus der Stirn und gebe ihr einen Kuss auf die Wange. „Guten Morgen, Liebste."

Sie schlägt die Augen auf und lächelt mich an. „Guten Morgen."

Liebevoll betrachtet sie mein kleines Arrangement und rappelt sich im Bett auf. Ich helfe ihr, es sich mit einem Kissen am Kopfende bequem zu machen, und stelle ihr dann das Tablett sachte auf die Knie.

Sie führt die Rose an ihre Nase und schnüffelt daran, ehe sie einen Schluck Tee nimmt und zeremoniell von ihrem Keks abbeißt.

„Nun mach schon", feure ich sie innerlich an, während ich äußerlich nur geduldig lächele. Sie weiß genau, dass sie mich auf die Folter spannt, und nimmt extra langsam die Umschlag. Dreht und wendet ihn, betrachtet ihn von allen Seiten und riecht schließlich daran.

„Nun mach ihn endlich auf."

Sie lacht ihr bezauberndes Lachen, weil sie es wie immer geschafft hat, dass ich ungeduldig werde – und auch ich muss lachen.

Endlich reißt sie den Umschlag auf und liest mein Gedicht, das sie unweigerlich durch ein geschicktes Anagramm auf „Irland" bringen wird. Als es tatsächlich so weit ist, breitet sich ein Lächeln auf ihrem Gesicht aus. „Im Ernst?"

„Ja."

„Du spinnst."

„Wieso? Nicht gut?"

Sie beugt sich vor und küsst mich. „Perfekt, aber du bist doch verrückt, gleich 14 Tage? Normalerweise machen wir doch höchstens ein langes Wochenende."

„Ist das okay?"

„Es ist fantastisch!" Sie jubiliert.

„Auch schwanger?"

„Ach, du Süßer." Über das Tablett hinweg umarmt sie mich. „Du weißt doch, wie sehr ich mich immer auf Irland gefreut habe. Wie herrlich, dass wir das jetzt noch machen, bevor das Baby da ist. Das wird noch mal ein Urlaub nur für uns."

Langsam fange auch ich wieder an, mich über meine Idee zu freuen. Sie sieht völlig entspannt aus, und wenn sie das für gut befindet, dann ich auch.

Also: Irland, wir kommen.

Wenige Tage später bereits geht es los. Das Gepäck bereichert um Vitamintabletten, Stützstrümpfe, Reiserücktritts- und Reisekrankenversicherung inklusive Rückholdienst vom ASB geht es los.

Wir landen in Dublin und starten mit zwei Tagen in der Großstadt. Herrlich. Bis auf den kleinen Ausflug zur Guinnessbrauerei, wo wir zwar nichts verkosten, aber dafür die beste Sicht über die Stadt genießen können, übernehmen wir uns in den ersten Tagen auch nicht.

Die erste längere Fahrt an die Westküste übersteht sie gut, allerdings bemerke ich, wie sie täglich etwas erschöpfter aussieht. Ich fange an, die Tagesplanung anzupassen. Vormittags eine kleine Entdeckungstour, ein leichter Spaziergang und zum Mittag wieder zurück ins Hotel. Ein leichtes Sandwich zum Lunch und dann erst mal eine lange Pause. Widerspruchslos lässt sie mich gewähren und ihren Aufpasser spielen. Immer häufiger kommen wir nachmittags gar nicht mehr los. Mir ist es recht, und wir genießen unsere kuscheligen Nachmittage mit Tee und Keksen.

Die Reise entpuppt sich als das Beste, was uns zu diesem Zeitpunkt passieren kann. Seit Wochen hören wir aus dem Freundeskreis immer wieder: „Genießt die letzten Wochen, bald ist es mit eurer Ruhe vorbei" – und endlich tun wir genau das. Abseits von Arbeit, Verabredungen und sonstigen Terminen haben wir beiden endlich mal wieder Zeit für uns.

Die beste Ehefrau der Welt erblüht. Ich mache so viele Bilder wie nur möglich, und es gelingen mir einige großartige Schnappschüsse, die wir später in unser Album kleben werden.

Sie beschwert sich zwar immer, dass sie aussieht wie ein Wal – und dabei hat sie doch erst zwölf Kilogramm zugenommen –, aber ich finde sie so bezaubernd wie noch nie. Wenn ich nicht bereits Hals über Kopf in sie verliebt wäre und sie ohnehin vor Wochen schon geheiratet hätte, ich würde es alles, ohne darüber nachzudenken, noch einmal machen.

Wir tanken an uns gegenseitig Kraft. Wir schaffen uns die bestmögliche Basis als Eltern.

Die Ruhe vor dem Sturm.

Bereits zwei Wochen später werden wir noch mal ganz anders gefordert: Besuch bei einer alten Schulfreundin mit drei – in Zahlen drei – Mädchen im Alter von zwei, fünf und acht Jahren. Die Wohnung ist schon voll, bevor wir auf der Bildfläche erschienen sind, aber wie jedes Jahr besteht sie darauf, dass wir auch dieses Mal bei ihnen übernachten.

Ich kenne das Chaos ja nun schon eine Weile, und aus der Distanz habe ich so sogar schon eine Schwangerschaft miterlebt, allerdings muss ich gestehen, dass mich die Gesamtsituation heute zum ersten Mal so richtig persönlich tangiert.

Wir sind noch nicht richtig in der Tür, als ich bereits die ersten Farbflecke auf der Hose habe.

„Annie, komm her und wisch dir erst mal die Hände ab … oh nein, oh das tut mir leid, kommt rein, kommt rein.“

Sonja sieht ähnlich gestresst aus wie immer. Sie hat ihr Geologiestudium nur abgeschlossen, um seither im Mutterschutz zu sein. Ihr Mann Sebastian arbeitet in einer Wirtschaftsberatung und ist häufig tagelang auf irgendwelchen Projekten – sprich zu Hause keine Hilfe. An diesem Wochenende ist er aber mal da und lädt mich lässig in sein Büro ein, wo wir uns erst mal in Ruhe einen Espresso gönnen. Im Gegensatz zu ihm habe ich zumindest ein schlechtes Gewissen.

Die Frauen bespaßen derweil die Kinder in der Küche, da die Haushaltshilfe nur unter der Woche da ist. Selbst mit diesem Luxus wirkt das Haus irgendwie chaotisch. Bis zum Abendessen verschanze ich mich hinter Sebastians Bürotür. Er macht das offenbar auch systematisch so. Zumindest bemerke ich den müden Blick seiner Frau, als sie uns zum Essen ruft, und meine wirft mir einen unverhohlen bösen Blick zu. Ich zucke entschuldigend mit den Schultern und deute auf Sebastian. Sie sieht mich im Gegenzug an, als würde ich gleich gelyncht. Früher war sie immer dafür, dass ich Männerfreundschaften mit den Partnern ihrer Freundinnen pflege …

Aber dass die Zeiten sich geändert haben, merke ich auch beim Abendbrot.

„Marie, vorsichtig mit der Milch … Leonie, nicht nur die Wurst essen, auch das Brot … Annie, lass bitte den Brei auf dem Tisch … nein und ein Löffel ist kein Katapult … Marie, nimm deiner Schwester bitte das Messer weg …"

So geht das in einer Tour. Dass Sonja überhaupt noch Stimme hat, grenzt an ein kleines Wunder. Mir fällt auf, dass Sebastian sich durch seine Familie bewegt, als würde er in einer Luftblase leben. Wenn er vom Tisch aufsteht, um etwas aus der Küche zu holen oder uns Tee nachzuschenken, dann bewegen sich die Kinder auf wundersame Weise aus seinem Einzugsbereich. Im Gegensatz zu uns sieht er auf diese Art und Weise auch immer noch makellos aus, während Leonie mir mittlerweile ihre Butterfinger im Ärmel abgewischt hat und meine Liebste schwer mit Annie darum kämpft, wenigstens die Hälfte des Breis in ihren Mund und nicht nur um sie herum zu verteilen.

Sogar mir bleibt nicht verborgen, dass im Hause Bartschik nicht ganz die gleichen Regeln herrschen wie bei uns. Nach dem Essen verabschiedet er sich noch auf ein Bier mit Kumpels, während Sonja den Tisch abräumt.

„Willst du mit?", fragt er an mich gewandt, der ich gerade eines seiner Kinder davon abhalte, sich aus seinem Hochstuhl zu stürzen. Ich sehe kurz zu meiner besten Hälfte hinüber und schüttele dann den Kopf.

Im Bett kuschelt sich meine Liebste an mich. Ich merke, dass sie etwas auf dem Herzen hat, denn sie atmet nicht ruhig und entspannt, so als wolle sie gleich einschlafen. Ich warte, denn aus Erfahrung weiß ich, dann rückt sie am ehesten mit der Sprache raus. Ich muss auch nicht lange warten.

„Furchtbar, oder?"

„Hm."

„Wie er sie so allein lässt, als habe er mit der Familie gar nichts zu tun."

„Hm."

„Ich bin froh, dass du nicht so bist."

Ich grübele noch über das Erlebte. „Sag mal, aber wir wollen doch auf keinen Fall mehr als zwei Kinder, oder?"

Sie lacht nicht, was schon viel heißt, sondern hebt den Kopf und sieht mich ernst an. „Eigentlich nicht."

Ich atme beruhigt aus.

„Aber wenn wir drei bekämen, dann bekämen wir zwei das viel besser hin." Sie kuschelt sich wieder an. Ich ahne, dass das ein Kompliment sein sollte. Allerdings überlege ich auch, ob es dann nicht für mich doch auch die bessere Alternative wäre, mehr Überstunden zu machen und eine Haushälterin einzustellen.

# 3. Trimester

## Alles eine Frage der Technik

Das dritte Trimester ist angebrochen. Die beste Ehefrau der Welt ist ziemlich rund geworden. Wie anfangs befürchtet hat sie seit Feststellung der Schwangerschaft ihre Joggingschuhe in den Schrank verbannt. Nicht einmal mehr ins Fitnessstudio geht sie, sondern nur noch brav zum Schwimmen. Vom Fahrradfahren musste sie sich eher widerwillig verabschieden. Sehr häufig sehe ich mittlerweile gestreifte oder gepunktete T-Shirts, und sie muss auch regelmäßiger mal innehalten und die Füße hochlegen, weil sie spätestens abends etwas dick sind.

Die letzten Anschaffungen stehen an, und endlich, endlich, endlich kommen wir in sicheres Fahrwasser: die Technikfragen. Hier sind meine Talente optimal eingesetzt.

Ich mache erst mal eine umfassende Internetrecherche. Lese mich durch diverse Elternforen und alle verfügbaren Testberichte und lege eine sorgfältige Tabelle an.

Am Ende haben wir eine kleine Auswahl von Flaschenwärmern, allerdings nur ein Babyphone und auch nur eine wirkliche Alternative für ein Fieberthermometer.

Etwas unglücklich präsentiere ich die Ergebnisse meiner Mühen der besten Ehefrau der Welt. Ich bin auf Kritik gefasst und Fragen, die so typisch weiblich logisch sind, dass ich sie unmöglich beantworten kann und dass ihr die Farbauswahl nicht gefällt – aber nichts dergleichen passiert.

Sie schaut sich die Geräte nacheinander sorgfältig an und nickt dann einfach. „Sehr schön, kaufst du die dann bitte gleich?“

Ich starre sie mit offenem Mund an.

„Keine Fragen?“

„Keine Fragen.“

„Wieso nicht?“

Sie lacht. Ich gucke immer noch etwas bedeppert.

„Schatz“, sie gibt mir einen Kuss, „du hast doch eine super Auswahl getroffen.“

Ich bin enttäuscht, und sie sieht es auf den ersten Blick. „Okay“, sie lehnt sich bequem zurück. „Überzeug mich.“

Ich schiebe die Unterlippe vor und kratze mich am Arm. „So macht das keinen Spaß.“

„Ach, komm“, schmeichelt sie, „gib mir die ganzen schmutzigen kleinen Details.“

Ich muss gegen meinen Willen schmunzeln. „Du bist doof.“

„Na, na, na, wer wird denn da schmollen? Ich seh doch, dass du darauf brennst, mir deine Ergebnisse zu präsentieren.“ Sie kitzelt mich und küsst mich auf die Wange.

Ich entziehe mich ihr, lasse mich aber doch breitschlagen. „Okay, aber du darfst erst mal nicht unterbrechen.“

Sie macht eine Bewegung, als würde sie einen Reißverschluss über ihren Mund ziehen.

Mit wenig Begeisterung beginne ich, ihr die Vorteile des Fieberthermometers aufzuzählen. Wie gesagt, alternativlos gut, ein Markenprodukt, preislich okay.

Sie nickt und guckt sehr interessiert. Ich laufe warm.

Als Nächstes steht der Flaschenwärmer auf der Liste. Wie gesagt, hier habe ich zumindest drei Modelle gefunden, und sie lässt mich geduldig alle Features aufzählen bis hin zu den Preisen. Am Ende sehe ich sie erwartungsvoll an und sie nickt zustimmend. „Welchen willst du?“

Sie grinst und deutet auf ihren Mund. Ich rolle mit den Augen und schnaube. Sie lacht, macht noch mal die Reißverschlussbewegung und sagt: „Nummer zwei.“

Ich gucke auf meine Liste. „Den billigen? Weshalb?“

„Na, genau deshalb.“

„Häh?“

Sie beugt sich vor und tätschelt mir den Arm.

„Ist doch egal, die Dinger können alle das Gleiche, und wir werden ihn ja nicht dauernd brauchen. Also, den billigsten.“

„Okay.“ Ich mache einen weiteren Haken auf der Liste. Dann kommt mein Favorit. Babyphones gibt es wie Sand am Meer, aber ich habe nun wirklich den Mercedes ausgesucht. „Es hat eine Funktion, dass du sogar mit dem Baby im Schlafzimmer sprechen kannst, wenn du es im Wohnzimmer gehört hast. Das Teil ist superempfindlich und darüber hinaus auch noch das strahlungsärmste Modell auf dem Markt.“

Sie nickt anerkennend und mit gebührendem Ernst. Ohne das Gesicht zu verziehen, sagt sie dann: „Und bei unserer Wohnung werde ich das Baby auch unmöglich einfach durch die Tür hören, da ich ja ganze zwei Meter von seinem Bett entfernt sitze …“

Ich werfe ihr einen vernichtenden Blick zu. „Und wenn wir umgezogen sind? Oder wenn wir irgendwo zu Gast sind, und wir lassen das Kind im Gästezimmer schlafen und sitzen im Wohnzimmer, und dann?“

Sie nickt ehrlich anerkennend. „Super, dann würde ich sagen, haben wir doch alles, oder?“

„Warte!“ Ich mache eine dramatische Pause und präsentiere das letzte Teil meiner technischen Inventarliste: das Nachtlicht!

Es gibt Modelle, die einfach nur leuchten, Modelle, die einen Sternenhimmel oder Ähnliches produzieren – auf Wunsch sogar mit Musik, welche, die man aufstellt oder eben andere, die direkt in die Steckdose gesteckt werden und von dort aus ihr Licht an die Decke oder Wand projizieren. Als echte Fans gibt es aber auch hier für uns nur eine Alternative: die Raupe Nimmersatt.

Die beste Ehefrau der Welt ist hingerissen und überschlägt sich fast vor Begeisterung.

Ich lege den Kopf schief und lasse sie einen Augenblick gewähren – bevor ich mich dann auf sie stürze und dieses Mal sie durchkitzele.

## Der Einzug des Mini-Menschen wird geplant

Damit so ein kleiner Mensch in unsere vier Wände einziehen kann und vor allem will, bedarf es einer Menge Maßnahmen. Das war mir im Vorweg natürlich auch nicht klar. Da wir zusätzlich auch noch unter Platzmangel leiden, ist bei uns immer auch gleichzeitig eine räumliche Optimierung notwendig.

Das Schlafzimmer ist fertig so weit: Das Beistellbettchen steht neben unserem Ehebett und das Nachtlicht neben der Lampe meiner Frau. Die Kommode ist mit einem ersten bescheidenen Satz Wäsche ausgestattet, Lätzchen, Sabbertücher und ein Teddy warten geduldig auf ihren Einsatz.

Im Wohnzimmer schmückt eine süße Krabbeldecke den Kuscheldeckenstapel, in der Küche reihen sich Fläschchen, Flaschenwärmer und allerlei anderer Kleinkram aneinander … Bleibt das Bad.

Die beste Ehefrau der Welt hat Ernst gemacht und ihr eigenes Modell einer Wickelunterlage erstellt. Das Fluchen gebe ich an dieser Stelle einfach mal nicht wieder, aber es war wohl nicht so einfach wie gedacht, eine Wachstischdecke in einen Bezug zu verwandeln. Wenn ich das so aus dem Augenwinkel richtig mitverfolgt habe, hat erst der Zuschnitt gebockt, dann das Garn versagt und schließlich hat sie mit der Nadel respektive einem Fingerhut zu kämpfen gehabt.

Wohlweislich habe ich mir jeden Kommentar verkniffen und bin in der Entstehungsphase lieber mal einen Abend aushäusig gewesen, sodass ich am Ende, ohne in eine Diskussion verwickelt worden zu sein, meine

Bewunderung aussprechen kann. „Das ist super geworden."

Wir stehen im Bad vor der Waschmaschine und betrachten die dicke Matte. Sie zuckt mit den Schultern und seufzt. „Sieht nicht nach viel aus", räumt sie ein, „aber es war wirklich viel Arbeit, und jetzt passt es wenigstens."

„Du hast das toll gemacht, Liebling, und guck mal, es passt eins a, wie dafür gemacht." Ich ziehe sie an mich und küsse ihre Stirn.

„Hm, und was machen wir jetzt mit den Regalen?"

Ich habe vormittags ein System im Baumarkt gekauft, mit dem ich auch im Wandschrank gute Erfahrungen gemacht habe. „Zwei Schienen, die Winkel und schwups, hast du drei Regale. Dann rufe ich dich gleich, um die Höhen abzustimmen, okay?"

Sie nickt. „Ich mach mir dann zwischendurch einen Tee, bis du fertig bist, ja? Willst du auch was?"

Ich schüttele den Kopf. „Nein, ich mach das erst mal eben kurz fertig."

Aus dem „gleich" und „mal eben kurz" werden unerfreulicherweise über zwei Stunden.

Keine Ahnung, warum das so schwierig ist, aber irgendwie passt das alles nicht, wie es soll. Das Tragesystem für die Wand lässt sich wie geplant montieren – dank Schlagbohrer kein Problem. Als ich die Winkel einhänge, fällt mir schon auf, dass sie hin und her schlackern und nicht richtig einrasten, was mir weniger gefällt.

Ich hoffe, dass sich das Ganze nach dem Auflegen der Bretter stabilisiert, werde allerdings eine Minute später enttäuscht. Ich kann das ganze System von rechts nach links bewegen, und die Bretter liegen so locker auf, dass ein leichter Schlag genügt, damit das Brett herunterfällt. Ich runzele die Stirn. So war das doch nicht gedacht.

Als hätte sie nur auf ihren Einsatz gewartet, steckt genau in diesem Moment die beste Ehefrau der Welt den Kopf durch die Tür. „Und, wie sieht's aus?", erkundigt sie sich.

Ich grunze nur etwas Unverständliches zur Antwort.

Sie stellt sich neben mich und betrachtet das Ganze. Dann berührt sie das untere Regal vorsichtig, und sofort schwanken alle drei hin und her. „Oh."

„Hm."

„Soll das so?"

Ich gucke sie an und ziehe als einzige Antwort die Augenbrauen hoch.

„Okay, also nicht. Wo liegt denn das Problem?"

Ich hasse es, das zugeben zu müssen, aber ich habe keine Ahnung. Sie tritt näher an meine Konstruktion und untersucht den Unterbau der Regale.

„Wir müssen irgendwie machen, dass die Regale fix sind."

„Ich weiß", brummele ich, „ich könnte eine zweite Leiste neben die erste setzen und noch mal einen Satz Winkel kaufen … oder ich binde das Brett irgendwie an die Winkel, damit wenigstens das nicht weg kann …" Ich brabbele weiter mit einer Idee wilder als die nächste, und sie steht nur da und schüttelt immer wieder den Kopf. „Lass uns doch noch mal in den Baumarkt fahren, und wir gucken mal, was man da machen kann?"

Ich gebe mich geschlagen, und wir machen uns direkt auf den Weg. Ich grübele die ganze Zeit vor mich hin, warum zum Geier das System im Wandschrank funktioniert und im Bad nicht.

Im Baumarkt fange ich wieder an, meine äußerst kreativen Ideen auszuleben, und sammele einen ganzen Wagen voller Material zusammen.

Als ich die beste Ehefrau der Welt wiederfinde, bleibt mir der Mund offen stehen. Sie hat sechs Winkel in der Hand und hält sie mir hin.

„Die haben wir schon …"

„Nein, die haben wir noch nicht", entgegnet sie bestimmt und hält sie mir energischer unter die Nase.

Ich nehme einen und betrachte ihn. Dann werfe ich vorsichtig einen Blick auf die, die wieder in meinem Wagen gelandet sind. Der Unterschied ist ein kleines Loch für eine Schraube, mit der man den Winkel von unten am Brett fixieren kann.

Mir fällt es wie Schuppen von den Augen. Ich hatte genau das gleiche Problem im Wandschrank. Da war es allerdings egal, denn wegen der Wände zu beiden Seiten können die Winkel sich nicht mehr bewegen, und deshalb war es egal, dass ich die billigsten genommen hatte … Ich schlage mir mit der Hand vor die Stirn. „Wie im Wandschrank …"

Sie lächelt milde. „Ich weiß." Sie nimmt mich an der Hand, wir lassen meinen Einkaufswagen voller verwirrter Erfinderideen stehen und gehen zur Kasse.

Zu Haus schließe ich das Bad-Projekt wie ursprünglich geplant binnen 15 Minuten ab. Wir räumen gemeinsam die Regale ein und stehen schließlich Arm in Arm vor unserem Werk. Sogar ein Mobile haben wir über dem Wickelplatz installiert.

„Nun kann der kleine Mann kommen." Zufrieden sehe ich sie an.

Sie lächelt und nickt zustimmend. „Ja, nur noch knapp zehn Wochen."

Das klingt noch so lange …

# Nett geht anders

… und ist es doch gar nicht. Auch wenn wir uns mittlerweile hervorragend vorbereitet fühlen – zumindest, was die Ausstattung der Wohnung anbelangt. Aber die Zeit ist wie ein Kaugummi, sie zieht sich zusammen und dehnt sich aus und beides irgendwie immer in den unpassendsten Momenten.

Die beste Ehefrau der Welt macht brav ihren Sport, absolviert ihre Termine beim Frauenarzt und frönt immer noch ihren Handarbeiten. Mittlerweile stapeln sich in der Wohnung kleine Outfits, Mützen, Socken, Handtücher, Lätzchen und mehr, und sie ist einfach nicht zu bremsen.

Der Appetit ist nach wie vor ein ständiger Begleiter, nur die Übelkeit hat nachgelassen, der Blutdruck muckt hin und wieder, aber größere Probleme haben wir glücklicherweise immer noch nicht zu verzeichnen. Ein Glück.

„Willst du noch mal fühlen?"

„Klar." Ich rolle mich rüber und lasse zu, dass sie meine Hand an eine bestimmte Stelle auf ihren Bauch legt. Aber es kommt nichts. Auch nach zehn Minuten nicht. Enttäuscht ziehe ich die Hand schließlich zurück und rolle mich wieder auf den Rücken. „Er mag mich nicht."

„Hör auf zu schmollen. Du weißt genau, dass ich nicht vorher wissen kann, wann er sich bewegt. Ich kann dir immer nur so schnell Bescheid sagen, wie's geht …"

„Ich weiß …"

Ich rolle mich wieder auf die Seite und sehe sie an, wie sie liebevoll ihren Bauch streichelt. Ich strecke den Arm aus und lege meine Hand auf ihre. „Ich möchte ihn nur so gern auch wieder mal spüren."

„Ich weiß." Sie streichelt mir über den Kopf. „Er wird schon noch mal treten, damit du ihn auch wieder spürst. Er ist jetzt so aktiv in letzter Zeit."

„Er tritt ja auch nicht."

„Ach, nein?"

„Nein, er trainiert."

Sie lächelt und streichelt wieder über meine Schläfe. „Na toll, du hast gut reden. Warte nur, bis du merkst, wie viel Kraft er schon hat. Dann wirst du darüber nicht mehr scherzen. Mich tritt er jedenfalls – und nicht zu knapp."

Ich robbe dichter an sie heran und lege meinen Kopf auf ihren Bauch. „Nicht wahr", murmele ich, „mein Kleiner, du kommst ganz nach dem Papa und wirst ein prima Sportler, da muss man früh anfangen mit dem Training. Mach schön weiter so."

Als hätte der kleine Mann mich gehört, wird es plötzlich aktiv unter meiner Wange, und bevor ich etwas sagen kann, erwischt mich ein Tritt direkt an der weichsten Stelle der Schläfe. Mein Kopf schnellt zurück. Nicht wegen der Stärke des Aufpralls, aber weil der Punkt wirklich empfindlich ist.

Meine beste Hälfte lacht auf. „Siehst du, siehst du, sag ich doch, er tritt total doll!" Triumph liegt in ihrer Stimme.

Ich stütze mich auf den Ellenbogen und werfe ihr einen strengen Blick zu. „Er tritt nicht …" Sie rollt mit den Augen und beendet meinen Satz mit mir: „… er trainiert."

Wir müssen beide lachen.

## Reaktionen, die überraschen

Ich fahre nicht oft mit den öffentlichen Verkehrsmitteln. Und noch weniger gern tue ich es.

Die Gründe dafür sind vielfältig: Meistens sind sie voll, der Weg ist voller Umwege, verpasster Anschlüsse und insgesamt langsam, ich hasse die Nähe zu einem Haufen Fremder mit so unendlich vielen unangenehmen Ausdünstungen, von dem Lärmpegel ganz zu schweigen. Allgemein könnte man davon ausgehen, dass egal wo man ist, man immer einem typischen Querschnitt der Bevölkerung begegnet – außer in den öffentlichen Verkehrsmitteln. Die Mischung ist eher speziell – vor allem für meinen Geschmack.

Wir sind also unterwegs und wollen in der Innenstadt noch einmal ein paar Teile einkaufen. Die Bahn ist wie gewöhnlich ziemlich voll, und wir bekommen keinen Platz. Ich will gerade etwas sagen, als meine Frau mich am Arm zurückhält. „Ist schon okay, wir haben es ja nicht weit."

Unmittelbar an dem Türbereich, wo wir stehen geblieben sind, sitzen zwei Jugendliche mit Migrationshintergrund. Sie sind beide in ihre Smartphones vertieft, doch der eine sieht auf, als meine Frau sich an der Stange über seinem Kopf festhält, und stößt sofort seinen Kumpel an. Der hebt nur kurz den Kopf, sieht ebenfalls meine Frau, und beide Jungen springen wortlos auf und machen ihr Platz.

Ich danke ihnen, obwohl ich nicht sicher bin, ob sie mich überhaupt verstanden haben. Das ist ja mal bemerkenswert – Teenager, die nicht nur mit der Nase in Ihren Smartphones hängen, sondern mitdenken. Ich speichere das Ereignis positiv überrascht ab.

Umso trauriger ist das Bild auf dem Rückweg aus der Stadt. Die gleiche Bahnlinie, ein ebenso voller Waggon.

Wir stehen am gleichen Platz an der Tür. Die Vierersitzgruppen an der Tür sind belegt von Männern und Frauen mittleren Alters, ohne erkennbare Gebrechen. Ich beobachte, wie nacheinander jeder der Sitzenden einmal kürzer oder länger aufsieht, und bei den meisten bin ich mir zu einhundert Prozent sicher, dass ihnen der Bauch meiner Liebsten aufgefallen ist. Trotzdem blicken alle einfach weg und bewegen sich null. Eine Frau, die meinen Blick auf sich spürt, schaut sogar noch zweimal zwischen mir und meiner Frau hin und her, bevor sie demonstrativ beiseite blickt.

Ich bin ehrlich schockiert. Sicher, ich bin auch nicht gerade der aufmerksamste Mensch, und bestimmt hätte ich auch in der einen oder anderen Situation zuvorkommender zu Fremden sein können, aber so mutwillig egoistisch? Nein, so verhalte ich mich sicher nicht.

Auch hier bin ich kurz davor, etwas zu sagen, aber dann sind wir auch schon an der Station, wo wir das Auto auf dem Park&Ride-Parkplatz gelassen haben, und ich erspare mir einen Kommentar.

Ich schüttele nur stumm den Kopf und denke an die vielen Male, die ich andere Leute über das schlechte Benehmen von Jugendlichen oder Ausländern habe schimpfen hören. Das hat sich für mich hier ganz anders dargestellt. Es sind genau diese beiden jungen Leute, die offensichtlich Respekt vor einer schwangeren Frau haben. Sie sind höflicher mit ihr umgegangen als die ältere Leute, die vermutlich selbst schon in der Situation waren. Faszinierend.

Aber der Tag ist ohnehin irgendwie gegessen. Auch das Einkaufen macht meiner Frau mit 15 Kilo plus einfach so gar keinen Spaß mehr. Nicht, dass ich mich beklagen würde, ich finde meine Liebste so anziehend wie nie. Ihre Rundungen sind alle knackig und ich stehe auf jedes Gramm, das sie zugenommen hat. Für sie hingegen scheint es langsam echt beschwerlich zu werden. Sie nimmt zwar für die zwei Stockwerke zu unserer Wohnung immer noch die Treppe, aber es dauert von Tag zu Tag länger. Auch die Runden, die sie im Sportstudio schwimmt, werden weniger, nur ihre drei Kilometer Spaziergang macht sie nach wie vor täglich. Ich bewundere sie für ihre eiserne Haltung zu ihrer Kondition.

Auch jetzt beim Einkaufen ist sie gnadenlos. Sie steht in der Abteilung für Umstandskleidung und reißt grob Teile an sich, schnaubt und hängt sie wutentbrannt wieder weg.

„Guck dir das an …“ Sie hält mir eine Bluse hin, die … wie soll ich es beschreiben … formlos wirkt. Ich gucke und sage lieber nichts. Sie hat schon die nächste Bluse in der Hand. „Ein Sack und noch ein Sack.“

Auch das nächste T-Shirt findet keine Gnade vor ihren Augen. „Und das? Das ist ja wohl ein Zelt!“

Ich schweige hartnäckig, denn was soll ich dazu sagen? Einen Scherz machen, dass es für mindestens eine Familie reicht? Lieber nicht.

Sie lässt verzweifelt die Hände sinken und wirft mir einen traurigen Blick zu. „Furchtbar.“

Ich nehme sie in den Arm. „Nein, Liebes, das sind nur Klamotten. Lass dich doch nicht so ärgern. Du siehst so wundervoll aus.“

„Und was soll ich anziehen?“

Ich zucke die Schultern. „Wollen wir mal in der Herrenabteilung schauen?“

Sie schnieft. Mir läuft sofort ein Kribbeln über den Rücken. Hier ist ein Held gefragt. „Was brauchst du denn wirklich, Schatz?“

Sie blickt auf und überlegt. „Ich weiß nicht, aber ich kann doch nicht jeden Tag in Jeans und T-Shirt rumlaufen.“

„Wieso denn nicht? Es ist bequem, du fühlst dich wohl darin und ich finde …“

„… lass mich raten, ich sehe toll darin aus?“

Ich nicke und versuche wenigstens überzeugend zu lächeln, wenn sie mir schon den Wind aus den Segeln genommen hat. „Genau.“

Sie seufzt und schnieft noch einmal. „Egal, dann lass mich die Zelte mal anprobieren …“

„Welches, das für zwei oder für vier Mann?“

Sie wirft mir einen schiefen Blick zu, und ich zucke entschuldigend mit den Schultern – ich konnte es mir einfach nicht verkneifen. Sie boxt mich im Vorbeigehen auf die Schulter und verschwindet mit einigen Blusen in der Umkleide.

# Eine Frage, Herr Professor

Während meine beste Hälfte anfängt, ihrem Geburtsvorbereitungskurs entgegenzufiebern – der terminlich so eben noch vor den errechneten Geburtstermin passt –, bereite ich mich seelisch auf meinen großen Abend vor.

Pünktlich an einem Sonntagabend um 18 Uhr finde ich mich wieder im Elternzentrum ein – Männer-Geburtsvorbereitungskurs beim Professor steht auf dem Programm.

„Ziehen Sie bitte die Schuhe aus", weist mich die nette Dame vom Empfang an. Ich blicke auf meine Straßenschuhe und will mich gerade für meine sauberen Sohlen verbürgen, als ich das Aufgebot an Schuhen neben der Tür sehe. Okay, diskutieren scheint hier überflüssig. Während ich meine Schuhe an der Wand platziere, werfe ich einen unauffälligen Blick in den Raum.

Überall liegen Matten an den Seiten, aber für uns ist wohl der Stuhlkreis vorgesehen. Der Kurs ist ausgebucht und ich anscheinend der Letzte, denn mit mir sind nun alle 16 Stühle belegt. Bis auf einen, den für den Professor.

Ich setze mich, und wir versuchen alle möglichst lässig auszusehen – lässig schweigend. Viele junge Typen, später im Pausengespräch dreht sich alles um Fußball. Nicht meine Welt, aber was soll's.

„Spät dran, der Professor", witzelt einer, und wir anderen lachen höflich.

Schließlich kommt er doch noch – der Chef. Abgehetzt. Ihm ist noch eine komplizierte Geburt dazwischengekommen, aber nun ist alles gut, Mutter und Kind sind wohl auf.

Ich hänge an seinen Lippen – während sich vor meinem inneren Auge blutige Szenen abspielen. Ich fühle mich an einen Splatter aus meiner Jugend erinnert. Unvermittelt muss ich grinsen, werde aber sofort wieder ernst, als ich merke, dass der Herr im weißen Kittel ausgerechnet mich ansieht. Ich hüstele und mache ein ernstes Gesicht.

Ich verstehe schon, hier geht es um ernste Sachen. Verstohlen sehe ich mich um, und den anderen geht es nicht anders. Von Neugierde, Faszination, Freude bis hin zu Ratlosigkeit ist alles auf den Gesichtern zu lesen – inklusive einem Hauch von Angst?!

„Es ist ein großer Schritt vom Erzeuger zum Vater."

Gemurmelte Zustimmung.

„Und Ihre Frau wird auch nie wieder dieselbe sein wie vor Schwangerschaft und Geburt."

Geht es nur mir so, oder ist das wirklich überhaupt keine gute Nachricht?

„Das heißt aber nicht, dass Sie jetzt in falsch verstandenes Heldentum verfallen müssen."

Unruhiges Stühlerücken. Der Chef beugt sich auf seinem Sitz vor und sieht jeden in der Runde an.

„Die größte und realste Angst Ihrer Frau wird es sein, dass sie sich unter der Geburt nicht nur auf sich und das Baby konzentrieren kann, sondern sich auch noch um Sie Sorgen machen muss. Das darf auf keinen Fall passieren."

Verhaltenes Lachen, unsicheres Hüsteln, Schweigen.

Der Professor wird noch eine Spur eindringlicher: „Ihr Job ist es, zu unterstützen, nicht mehr, aber auch nicht weniger. Also halten Sie die Füße still und tun Sie, was man Ihnen sagt."

Einer meldet sich zurückhaltend und fragt ganz leise: „Aber beim Hebammenkurs hatte man uns gesagt ..."

Der Chef schüttelt den Kopf und lächelt. „Vergessen Sie es." Er hebt abwehrend die Hände. „Vergessen Sie alles, was Sie in dieser Art gehört oder gelesen haben. Eine Einzige bestimmt unter der Geburt: Ihre Frau! Und sobald Sie im Krankenhaus sind, übernehmen wir." Er legt die Hand auf seine Brust. „Und Ihre einzige Aufgabe ist es, ruhig zu bleiben. Vor allem, wenn es gegebenenfalls zu einer echten Krise kommt und wir vielleicht einen Notkaiserschnitt machen müssen. Halten Sie es einfach aus, dass Sie dann binnen drei Minuten allein im Raum sind und erst mal warten müssen."

Füßescharren. So haben wir uns das vermutlich alle nicht vorgestellt.

„Und woher weiß ich, wann wir ins Krankenhaus müssen?", kommt eine Frage, aber ich kann nicht mehr sagen, wer sie gestellt hat.

„Das sagt Ihnen Ihre Frau." Der Chef lehnt sich zurück und verschränkt die Arme vor der Brust.

„Und was mache ich dann während „dessen"?" Der Frager macht in der Luft Tüddelchen mit den Fingern.

„Nichts. Ihre Frau und die Hebamme sind das Kernteam. Sie machen nur, was eine von beiden Ihnen sagt."

Langsam tauen die Jungs auf, und es kommen immer mehr Fragen von allen Seiten.

„Und was mache ich, wenn das Baby schreit?"

Der Chef bricht spontan in schallendes Gelächter aus. „Das kann ich Ihnen auch nicht sagen. Da müssen Sie dann schon mal schauen, was Ihrem Sprössling so quer sitzen könnte.“ Er zwinkert dem Mann zu. „Und ansonsten fragen Sie einfach Ihre Frau.“

Das ist sowieso seine Standardantwort auf alles: Das sagt Ihnen Ihre Frau.

Er warnt uns noch, dass wir auf jeden Fall schön am Kopfende bleiben. „Eine Geburt ist auch so schon traumatisch genug, da müssen Sie wirklich nicht alles auch noch näher miterleben, glauben Sie mir. Bei manchen Männern hinterlässt das ein Trauma fürs Leben.“

Ich schlucke und merke, dass mein Hals ganz trocken ist. Der Typ links von mir ist da härter gesotten. „Und was ist mit dem Sex, wann geht das wieder?“

Wieder lacht der Chef und hebt die Hände.

Unisono antworten wir alle im Chor. „Das sagt Ihnen Ihre Frau.“

So eingenordet beschließt der Professor den Abend, indem er uns noch einmal einschwört. Ruhe bewahren, im Hintergrund bleiben, Aktion nur auf Ansage und am allerwichtigsten: einfach mal die Fresse halten.

Das sollte ja wohl jeder hinbekommen …

Beim Schuheanziehen denke ich noch mal darüber nach, was meine größte Angst bei der Sache eigentlich ist. Dass die beste Ehefrau der Welt das hinbekommen wird, daran besteht für mich nicht der geringste Zweifel.

Mehr Sorgen mache ich mir ehrlich gesagt, dass ich mich bis auf die Knochen blamiere und im Kreißsaal umfalle. Ich hab ja verstanden, dass es meine Aufgabe sein wird, mich zu „schützen“ und rechtzeitig zu gehen, aber die Blöße geb ich mir auf keinen Fall – das schwöre ich mir zumindest heute Abend.

## Elende Bürokratie – Antragswahnsinn!

Je näher der große Tag rückt, umso unheimlicher werden bestimmte Dinge. Seit Tagen frage ich mich immer wieder, wann meine Liebste endlich ihre Kliniktasche packen wird, aber sie will einfach nicht.

Dabei hat Dr. Sommer ihr bei ihrem letzten Besuch ans Herz gelegt, etwas kürzer zu treten, weil der Muttermund das offenbar auch bereits tut. Also sich verkürzen, meine ich. Ich bin vor Aufregung fast aus den Latschen gekippt, sie hingegen hat sich nur Schulter zuckend einen Tee gekocht und ist auf die Couch verschwunden.

„Was soll schon passieren? Ich fühle mich hervorragend, dem Baby geht's gut, wir sind jenseits der 24. Woche, alles wird gut."

Sie klingt völlig tiefenentspannt, und ich bin fix und fertig.

„Da ich jetzt wirklich noch nicht packen will, wollen wir stattdessen mal die Anträge zusammen durchgehen?"

„Anträge?"

„Ja, Anträge für die unterschiedlichen Stellen?"

„Was für Anträge für welche Stellen?" Ich verstehe nur Bahnhof.

Sie seufzt und setzt sich auf. „Liebling, wir bekommen ein Kind."

Ich gucke sie streng an, aber sie macht keinen Scherz, sondern meint das offenbar ernst. Ich verstehe die Ansage trotzdem nicht. „Weiß ich doch …"

„Na ja, und wenn der kleine Erdenbürger auf der Welt ist, dann müssen wir uns um eine ganze Menge Sachen kümmern: Geburtsurkunde, Pass, Krankenversicherung, Kindergeld …"

Mir schwant Böses. „Okay, und was davon soll ich übernehmen?"

Sie lächelt mir milde zu – ich fühle mich gemobbt, denn so würde sie auch einem Schwachkopf zulächeln, der den Schuss nicht gehört hat. „Alles."

„Alles, wieso das denn?", jaumele ich, denn sie weiß genau, wie ich zu solchen bürokratischen Sachen stehe.

Ihr Lächeln wird noch etwas milder, und ich weiß nicht, was ich mehr hasse, dass ich mir schon wieder so blöd vorkomme oder dass sie mir diesen ganzen Papierkram aufhalst. Ich knurre vor mich hin.

„Weil ich zu dem Zeitpunkt im Wochenbett liegen werde nach der Geburt deines Sohnes."

Sie hat den Joker gezogen. Damit toppt sie natürlich alles. Ich rolle mit den Augen und werfe mich neben sie auf die Couch. „Okay, also was muss ich machen?"

Die eigentlich beste Ehefrau der Welt hat es heute auf Streit abgesehen, sie struwwelt mir durch die Haare. Ich knurre lauter.

Sie lacht. „Gib mir bitte den Ordner, den ich auf den Esstisch gelegt habe."

Widerwillig stemme ich mich hoch, schlurfe zum Tisch und komme mit dem Ordner zurück. Sie schlägt ihn auf, und ich lese auf dem weißen Deckblatt: Der bürokratische Babyfahrplan.

Eigentlich sieht das nach etwas aus, was eher ich als sie ausarbeiten würde, aber ich will meine Bewunderung noch nicht so durchblicken lassen.

Sie legt den Finger auf die Reiter. „Ich habe dir alles chronologisch sortiert, damit du nicht noch einmal anfangen musst zu recherchieren."

Ich nicke und versuche nicht zu interessiert zu gucken. Es gibt ein halbes Dutzend Reiter, und ich frage mich, ob da am Ende auch schon die Anmeldung für die Uni dabei ist.

„Erstens." Theatralisch leckt sie ihren Zeigefinger an und blättert den ersten Reiter auf, auf dem „Standesamt" steht. „Für die Geburtsurkunde brauchen wir auf jeden Fall die Geburtsbescheinung der Klinik. Die haben wir logischerweise noch nicht. Deshalb habe ich dir hier einen Post-it dran gemacht." Sie zeigt auf den kleinen Zettel, der über das Blatt hinausragt und auf dem quer am Rand „Geburtsbescheinigung fehlt" steht. Ich nicke.

„Hier ist der Antrag, den auch du noch unterschreiben musst." Ein rotes Fähnchen markiert meine fehlende Unterschrift. Ich will aufstehen und einen Kuli holen, doch sie hält mich zurück. „Unterschreiben kannst du später, lass mich das erst mal alles durchgehen, da fehlen noch mehr Unterschriften."

Ich lasse mich wieder in den Sitz sinken und schaue jetzt doch etwas aufmerksamer. Sie fährt fort und geht mit mir die Mappe durch, die hinter dem Antrag eingeordnet ist. „Ein frankierter Rückumschlag, Bargeld für vier Urkunden, Kopien unserer Personalausweise, Geburts- und Eheurkunden."

Konsterniert schüttele ich den Kopf. „Wir müssen unsere Geburt nachweisen, um die Geburt unseres Sohnes anmelden zu können?"

Sie wirft mir einen schiefen Blick zu und zuckt mit den Schultern. „Ja, verstehe ich auch nicht, aber das wird angefordert. Also willst du sinnlos diskutieren oder kann ich weitermachen?"

Das bürokratische Zeug stresst also nicht nur mich. Ich hebe sofort beschwichtigend die Hände und lasse sie fortfahren.

„Mit diesem Teil musst du binnen einer Woche zum Standesamt – es sei denn, die Klinik macht das für uns."

„Okay …" Traue mich nicht nachzufragen. Da waren zwar zwei Optionen, aber sie macht jetzt gerade nicht den Eindruck, als wolle sie diese weiter erläutern. Wenn sie so drauf ist, lässt man sie besser machen, so viel steht fest.

Ich beäuge die nächsten Seiten und stelle fest, dass da noch jede Menge Post-its und Fähnchen kommen. Na, das kann ja heiter werden.

„Ob wir einen Kinderpass brauchen, können wir später entscheiden. Dafür brauchen wir nämlich auf jeden Fall auch die Geburtsurkunde und ein Foto – biometrisch natürlich."

Ich nicke wieder nur und frage mich, wozu das Neugeborene einen Pass braucht.

„Auf jeden Fall muss der Kindergeldantrag auch gleich abgeschickt werden, denn die Bearbeitung dauert wohl meist etwas."

„Hm", mache ich und folge ihr durch den dritten Reiter: Antrag (ein weiteres Unterschriftenfähnchen), Geburtsurkunde (wieder ein Post-it) und ein weiterer Klebezettel mit dem Vermerk: Steuer-ID. „Lass mich raten, du brauchst noch meine Steuer-ID."

Sie zwinkert mir zu. „Bingo."

Ich ringe mich auch zu einem Grinsen durch.

„Nächster Punkt: Krankenversicherung." Auch hier das gleiche Bild, und ich nicke die Unterlagen mit ihren Fähnchen und Post-its nur ab. „Achte nur bitte drauf, dass du die richtigen Geburtsurkunden an die entsprechenden Ämter schickst, die sind gekennzeichnet."

Ich schnaube. Das auch noch. Wie lästig können solche Sachen sein? Die beste Ehefrau der Welt ignoriert mich und macht weiter. „Der Antrag auf Elterngeld ist etwas umfangreicher …"

„Stopp", ich runzle die Stirn und hab die Hände gehoben. „Ich denke, du machst Elternzeit und bleibst beim Kind?"

Sie wirft mir einen amüsierten Blick zu. „Ja, für zwölf Monate schon", bestätigt sie und ich atme erleichtert auf, „aber ich denke, du wolltest auch zwei machen?"

Shit, da war doch was. Wir hatten drüber gesprochen, ich erinnere mich vage. Jetzt wo ich den Haufen Papier sehe, bin ich versucht, es mir anders zu überlegen. Aber irgendwie bin ich ja auch neugierig auf den Zwerg, und zwei Monate mehr Urlaub … „Okay, bring it on."

„Also, hier ist der Antrag, den müssen wir bis drei Monate nach der Geburt einreichen. Dazu kommt wieder eine Geburtsurkunde … genau, die Extraausfertigung für den Elterngeldantrag, dann die Bescheinigungen der Krankenkasse und des Arbeitgebers, Kopie von Vorder- und Rückseite des Personalausweises – hab ich schon gemacht, unsere Meldebescheinigung, der ausgefüllte Vordruck ‚Erklärung zum Einkommen', unsere Steuerbescheide vom letzten Jahr, und dann brauche ich von dir noch Kopien der Lohn- und Gehaltsnachweise der letzten 14 Monate …"

„Was?" Mein Protest wird sofort mit einem bösen Blick niedergestreckt. Ich hab den Kopf eingezogen und brummele vor mich hin.

Sie seufzt und verdreht die Augen. „Schon gut. Beim Elterngeld musst du mir nur die Kopien fertig machen und einen Schrieb an deinen Arbeitgeber, wann du die Elternzeit nehmen willst, den Rest kann ich machen, das hat ja wie gesagt Zeit."

„Super." Ich nicke energisch und grinse sie an. Um Zustimmung heischend kuschele ich mich an sie und lasse sie sogar noch mal meine Haare zerzausen.

„Und das war's auch schon." Sie blättert alle Seiten wieder zurück und schließt den Deckel des Ordners.

Ich schlucke, als ich darüber nachdenke, dass ich das nächste Mal, wenn ich das Ding öffne, allein davorsitzen werde. Schnell verdränge ich den Gedanken. Sie guckt mich erwartungsvoll an.

„Ich schaff das schon", sage ich hastig.

„Ich weiß", entgegnet sie und sieht noch nicht zufrieden aus.

Schnell füge ich hinzu: „Hast du super gemacht, danke für die ganze Vorarbeit. Ist ein toller … ähm … bürokratischer Baby-Ordner geworden." Offenbar klinge ich nicht überzeugend genug, denn sie fühlt sich berufen, meine Frisur endgültig zu ruinieren.

## Kann ich sonst noch was für dich tun?

Wenn noch einer geglaubt hat, dass das letzte Trimester einer Schwangerschaft nur für die werdende Mutter anstrengend wird, den kann ich hiermit eines Besseren belehren. Mehr noch: An dieser Stelle möchte ich einmal mit Nachdruck darauf verweisen, dass es für den dazugehörigen Papa in spe kein Stück leichter ist.

Auch wenn man nicht wie der Göttergatte von Fräulein Katzenberger dazu verdonnert wird, die Intimbehaarung der Liebsten zu trimmen, kommen da doch Aufgaben auf einen zu, die mir vorher nicht im Traum eingefallen wären.

Klar, dass man mehr Taschen trägt, in Jacken hilft und auch, dass sie die eine oder andere Massage mehr braucht, hatte ich mir gedacht. Hätte mir allerdings vorher jemand verraten, dass ich jetzt nicht mehr nur den Nacken, sondern auch Füße, Beine, Kopf und Hände massieren darf, hätte ich vielleicht doch zwischendurch noch mal ’nen Kurs belegt.

Aber wozu gibt es Youtube.

Kleider zumachen kann ich, mit Stiefeln und Reißverschlüssen komme ich klar, aber Schuhe mit Schleifen? Rückwärts? Keine Ahnung, wie andere Leute das bei ihren Kindern machen. Ich bin jedenfalls fest davon überzeugt, dass mein Gehirn für derlei Akrobatik nicht geschaffen ist. Ich kann mir ja schließlich nicht einmal vor dem Spiegel einen Schlips binden, weil mich der Anblick immer irritiert und ablenkt – ich weiß wirklich nicht, wie die beste Ehefrau der Welt das immer hinbekommt.

Eines Abends kommt sie mir dann allerdings mit der Krönung: „Liebling?“

„Hm.“ Ich liege schon halb weggedöst auf der Couch.

„Liebling!“

Da sie diesen energischen Ton gewählt hat, schieße ich sofort hoch. „Geht es etwa los?“

Sie lächelt milde, wie so oft in letzter Zeit.

„Die Fingernägel habe ich fertig, aber jetzt brauche ich deine Hilfe.“

Ich gucke sie an und verstehe nur Bahnhof. Ich setzte mich auf und betrachte sie fragend.

Sie hält mir unaufgefordert die Nagelschere hin. Ich nehme sie entgegen, allerdings ohne eine weitere Regung zu zeigen. Da ich keine Anstalten mache, rutscht sie auf der Couch zurecht und hält mir die Füße hin. Mit einem süßen Blick fügt sie hinzu: „Du müsstest mir bitte die Fußnägel schneiden.“

Meine Augen weiten sich vor Entsetzen. „Ich soll was?“

Sie schiebt die Unterlippe vor und schmollt. „Du brauchst gar nicht so schockiert zu gucken. Meine Füße sind ganz frisch gewaschen. Ich hab schließlich gerade geduscht.“

Ich schüttele den Schock von mir ab und stottere: „Nein … also …ähm … nein, das meine ich nicht … Also nicht direkt.“

Sie legt den Kopf schief und zieht eine Augenbraue hoch. Ich ringe um eine Antwort und gebe schließlich zu: „Ich kann das nicht, nachher schneid ich dich noch.“

Kleinlaut blicke ich auf die Schere in meiner Hand. „Kriegst du das wirklich nicht mehr allein hin?“

Sie löst sich von der Rückenlehne und lehnt sich demonstrativ mit ausgestreckten Armen nach vorn. Der Bauch liegt auf ihren Oberschenkeln und verhindert bereits ab der Aufrechten, dass ihre Hände weiter als bis zu ihren Knien kommen. Sie hebt entschuldigend Schultern und Hände. „Nein, keine Chance."

„Okay …", ich sehe sie unglücklich an, „ich will dir echt nicht wehtun."

Ermutigend lächelt sie mich an. „Das wird schon, du kannst das."

„Wenn du meinst …", ich fange an, mit der Schere in der einen, ihrem Fuß in der anderen Hand, herumzuhantieren, wie ich mich am besten organisiere.

Ich drehe mich nach rechts, rutsche nach links, nehme erst den einen, dann den anderen Fuß auf den Schoss, verbiege die Zehen …

„Autsch", ruft sie demonstrativ, ohne dass die Schere auch nur in die Nähe ihres Fußes gekommen wäre. Ich werfe ihr einen vorwurfsvollen Blick zu. Sie lacht. „Wie wäre es, wenn du dich quasi neben mich setzt, dann ist es fast, als würdest du an deinem eigenen Fuß Nägel schneiden, das ist vielleicht leichter?"

Ich durchdenke ihren Vorschlag und setze mich schließlich halb neben sie. Ihren Fuß unter meinen Arm geklemmt, setze ich mutig die Schere am kleinen Zeh an.

Auf meiner Stirn steht Schweiß, und ich muss schlucken. Es hilft nichts. Ich setze wieder ab. „Ich kann das wirklich nicht", jammere ich.

„Okay, ich hab noch einen Alternativvorschlag für dich."

Ich blicke sie über die Schulter an. „Du gehst doch besser zur Pediküre?"

„Quatsch", sie gibt mir eine leichte Kopfnuss.

„Nimm einfach den Nagelknipser, damit kannst du mir quasi gar nicht wehtun.“ Sie deutet mit dem Kinn auf das Nagelnecessaire vor uns auf dem Wohnzimmertisch.

„Gute Idee.“ Ich bin erleichtert, das klingt machbar, denn mit dem kann ich eindeutig besser umgehen. Also tausche ich das Werkzeug und schreite noch einmal zur Tat.

Tatsächlich komme ich in dieser Position und mit dem Klipper besser klar und bin am Ende ziemlich beeindruckt von mir selbst.

Die beste Ehefrau der Welt schaut sich aus der Ferne ihre Fußnägel an und nickt zustimmend. „Das sieht doch sehr gut aus. Keine Haken irgendwo, mit denen ich die Strümpfe kaputtmachen könnte.“

Ich werfe ihr einen gespielt beleidigten Blick zu und schüttele den Kopf. Sie lächelt, lehnt sich wieder zurück und schließt die Augen. „Dann“, sie seufzt genießerisch, „kannst du sie ja jetzt lackieren.“

„Was?“

Sie lacht, und ich sehe den Schalk in ihren Augen, als sie sie wieder aufschlägt. „Nur ein Scherz.“

Ich deute an, mich auf sie stürzen zu wollen.

Sie deutet nur auf ihre mittlerweile recht beachtliche Kugel und und hebt dann abwehrend die Hände. „Nicht, das Baby …“

Aber ich kenne keine Gnade und kitzele sie trotzdem durch.

## Geburtsvorbereitung – und was du nie über eine Geburt wissen wolltest

Ich dachte, ich hätte schon alles erfahren, was ich für eine Geburt brauche – schließlich habe ich den super Vater-Geburtsvorbereitungskurs hinter mir. Dann allerdings kommen wir in dieses Elternzentrum und treffen das erste Mal unsere liebe Bea.

Bea ist super – eine nicht mehr ganz junge, nicht ganz schlanke Frau mit einem runden Gesicht, das irgendwie immer lacht, und wilden blonden Locken, die sie irgendwie an ihrem Hinterkopf zusammenhält.

Alle müssen die Schuhe ausziehen – das kenne ich ja bereits – und sollen es sich anschließend auf dem Boden auf Kissen und Polstern bequem machen. Die beste Ehefrau der Welt guckt etwas gequält. Mit dem mittlerweile ziemlich runden Bauch ist Auf-dem-Boden-Sitzen nicht mehr so einfach wie noch vor einigen Wochen. Wir bekommen mit einem festen Meditationshocker und einem Rückenpolster eine vertretbare Alternative.

Die anderen Paare sind so von–bis: von ziemlich jung bis tatsächlich noch älter als wir, von „Arsch lecken, wird schon" bis „o Gott, o Gott, worauf haben wir uns da bloß eingelassen". Einige sitzen ganz isoliert in irgendeiner Ecke und versuchen betont für sich zu bleiben. Frage mich kurzzeitig, welche Gründe es für die Distanz geben könnte. Sind wir zu uncool? Pah, regt sich sofort mein Ego, bei denen ist das überbehütete Kind dann ja auch quasi vorprogrammiert. Andere sind dabei, jetzt schon lautstark über alternative Methoden der Reinheitserziehung zu diskutieren und Rezepte für den ersten Brei zu tauschen. Von denen halte ich mich auch fern, da reicht mir meine Schwester.

Wir haben uns einen Platz neben einem Paar gesucht, das wohl etwas jünger ist als wir, aber irgendwie normal aussieht.

Endlich geht es los – mit einer Vorstellungsrunde. Finde ich zwar langweilig, ist aber egal, weil ich sowieso nichts zu sagen habe. Die Frauen übernehmen das Ruder. Bea ist gut drauf – wie ich noch lernen werde, keine Ausnahme bei ihr.

„Hallo meine Lieben, und schon geht es mit großen Schritten dem Ende eurer Schwangerschaft zu, nicht wahr?“ Sie blickt lachend in die Runde und holt sich eifriges Nicken aus leuchtenden Gesichtern mit roten Wangen ab.

„Dann wollen wir mal.“ Sie reibt sich die Hände und zückt einen großen Ordner. Fleißig beginnt sie, große laminierte Zeichnungen in die Runde zu reichen. „Gebt einfach mal weiter, sind alle identisch.“

Ich werfe einen Blick auf die Bilder und fühle mich sofort an den Aufklärungsunterricht der sechsten Klasse erinnert. Da liegt ein Baby kopfüber im Querschnitt des Beckens seiner Mutter.

„Das kennt ihr ja sicher alle noch aus dem Biologieunterricht, nicht wahr?“, schmunzelt Bea und holt sich wieder ein fleißiges Nicken ab. „Dann will ich euch mal in die schmutzigen kleinen Details einweihen.“

Sie zwinkert uns aufmunternd zu und zückt aus einer Ikea-Tüte eine Babypuppe. Sie legt sie sich professionell in den Arm und beginnt sie zu wiegen, während sie uns Tiffy vorstellt.

„Tiffy übt jetzt mal die Geburt mit euch.“ Wieder greift sie in die Tüte und  holt einen Beckenknochen heraus. Ich runzele die Stirn, denn das Ding sieht je nach Perspektive aus wie ein Haifischgebiss oder als wäre es einem Kleckbild des Rorschachtests entsprungen.

Bea schiebt beherzt Tiffys Kopf in Position, und schon kann die „Geburt“ beginnen. Die kleine Tiffy windet sich durch die Knochenstruktur und erblickt das Licht der Welt.

Es gibt Postionen für „so läuft es gut“, „so etwas weniger“ und „so wird es ein Sternenkind“. Dann kommt der blutige Teil, wenn's „gar nicht gut läuft“ und ein Notkaiserschnitt gemacht werden muss. Zum Glück bin ich vorbereitet, denn wenn ich mir die Gesichter der Jungs um mich herum so anschaue, sehe ich ziemlich viel Angst und Entsetzen. Ich schmunzele und lehne mich entspannt gegen meine Liebste. Die wirkt auch recht locker.

Weiter geht es mit den ganzen unangenehmen Nebenerscheinungen, die uns bis zur Geburt und währenddessen noch so heimsuchen können.

„Woran vergiftet man sich denn bei einer Schwangerschaftsvergiftung?“

„Wie viel Fruchtwasser ist denn in der Blase?“

„Was kann man tun, damit es schneller geht?“

Es kommen eine Menge neuer Fragen, und einige werden sehr viel bildlicher beantwortet, als mir lieb ist. Dieses ganze „eine Geburt ist lang, schmutzig und feucht“ hatte uns der Prof irgendwie vorenthalten. Bei ihm klang das alles etwas – wie soll ich sagen – sauberer. Auch ich muss hin und wieder schlucken. Meine Frau ist ruhig und konzentriert, aber einige der Damen um uns herum sehen auch etwas besorgt aus, und insgesamt ist es ziemlich ruhig geworden. Und mit diesen blutigen Gedanken werden wir entlassen – in die Ungewissheit der letzten Wochen.

Die nächsten Abende mit Bea, zu denen wir als Männer immer noch zugelassen sind, verlaufen nach einem ähnlichen Schema: Zuckerbrot und Peitsche.

Wir Männer werden ganz schön mit rangenommen: Massagen im Sitzen und Liegen, die verschiedenen Positionen unter der Geburt – großer Gott, wer hat sich denn diese gymnastischen Höchstleistungen ausgedacht? Die beste Ehefrau der Welt rollt mit den Augen und hängt sich wie befohlen an mich.

„Gut so?"

Bea macht die Runde und lobt unsere Hingabe. „Ihr macht das super."

Die beste Ehefrau der Welt und ich sehen uns an und kichern unterdrückt.

„Niemals kann ich in der Postion ein Kind bekommen", flüstert sie.

„Ich auch nicht, eher bekomme ich einen Bandscheibenvorfall …"

Wir probieren noch ein paar Positionen, und am Ende hat die Frau die ihrer Wahl gefunden: den Geburtshocker.

Ich beäuge das mondscheibenförmige Teil und fühle mich an eine verformte Klobrille erinnert. „Und du bist sicher, dass du dich darauf wohlfühlst?"

Sie nickt energisch. „Ja, das macht total viel Sinn. Die Schwerkraft hilft mir, und ich kann mich gut über dem Bauch zusammenrollen, um nach unten zu drücken." Sie macht es mir vor, und ich finde ihre Performance sehr überzeugend.

„Okay."

Was ist nur aus der guten alten Position im Sitzen mit den angezogenen Knien geworden? Oder hab ich da echt was verpasst?

„Nein, die ist gar nicht gut“, erklärt Bea uns. „In der Position habt ihr nicht genug Kraft, um zu pressen. Aber ihr werdet das unter der Geburt herausfinden, was am besten für euch ist.“

Ich sehe mich um: Frauen hängen an Seilen, hocken auf Gymnastikbällen, stützen sich in der Luft sitzend mit dem Rücken an einer Säule ab … das sieht insgesamt alles andere als gemütlich aus. Wie soll man da auch noch in der Lage sein, sich auf den Geburtsvorgang zu konzentrieren?

Aber das ist noch nicht das Schlimmste. Nach den umkomfortablen Positionen, all den Schauergeschichten über die eigentliche Geburt, den verwirrenden Infos über das, was Mann eben so tun kann und darf oder eben nicht, bleibt die Frage: Warum heißt das denn nun eigentlich Hechelkurs und wann wird hier endlich gehechelt?

Heute wohl noch nicht. Stattdessen holt Bea mal wieder ein paar laminierte Karten heraus. Zunächst bin ich mäßig interessiert, denn heute hat meine Liebste es schwer, eine gute Position zu finden. Schließlich legt sie sich auf die Seite mit dem Kopf auf meinem Oberschenkel. Ich lehne mich an die Wand und massiere ihren Schulternackenbereich.

Es gibt nur vier Karten für zwölf Paare, also legen wir sie in die Mitte und beugen uns alle gemeinsam darüber. Es sind Katzen darauf abgebildet, Wildkatzen – Tiger, um genau zu sein. Ich gucke gespannt Bea an. Sie lässt die Bilder kurz wirken und eröffnet dann: „Sprechen wir über Wehen.“

Es wird ruhig, das Scharren und Positionssuchen hören auf. Sie blickt ausnahmsweise mal ernst in die Runde. „Damit klären wir dann auch gleich mal die Frage, wann es Zeit wird, ins Krankenhaus zu fahren."

Wenn das überhaupt möglich ist, wird es noch etwas stiller.

Gefühlt hält der Raum den Atem an, denn wir alle wissen, hier geht es um eine wirklich grundlegende Frage – denn niemand will sich zum Idioten machen, indem er zu früh in der Klinik ankommt.

„Grundsätzlich ist es kein Verbrechen, rechtzeitig in die Klinik zu fahren."

Ja, das muss sie jetzt sagen, albern sieht es in jedem Fall aus, wieder nach Hause geschickt zu werden oder noch mal um den Block.

„Gerade beim ersten Kind kommt das gern vor."

Nein, schwöre ich mir, das wird uns nicht passieren. Meine Liebste liest einmal mehr meine Gedanken, wendet sich hoch zu mir und lächelt mich an. Dann zwinkert sie mir zu: „Wir machen das schon." Ich lächle sie an und nicke.

Inzwischen fährt Bea unbeirrt fort: „Damit ihr nicht zu früh fahrt, sprechen wir heute über Schmerzen."

Wir hängen alle an ihren Lippen. Sie nimmt die Karte und hält das Chart vor ihrer Brust hoch. „Hier", sie deutet auf den Anfang, wo eine Babyraubkatze mit einem Ball in den Vorderpfoten spielt, „das sind die Babytigerwehen. Da merkt ihr, dass es losgeht, aber das ist nun wirklich noch kein Grund, in Aufregung zu verfallen."

„Wie lange dauert die Phase?", will jemand wissen.

Bea zuckt mit den Schultern. „Das ist total unterschiedlich. Beim ersten Kind kann es Stunden dauern, bis die Wehen irgendwie muttermundwirksam werden."

Wow, das ist ja mal ernüchternd. Ich sehe die beste Ehefrau der Welt sich in Schmerzen krümmen und winden, und mich beschleicht ein beklommenes Gefühl.

„Wenn die Wehen dann stärker werden", ihr Finger wandert die Kurve hinauf, „nennen wir sie mal Teenagerwehen, wird es unangenehmer. Dafür werden wir uns nächstes Mal die richtigen Atemtechniken erarbeiten."

Ha, da kommt dann also endlich das Hecheln!

„Ihr werdet dieses Phase gut veratmen können. Vielleicht hilft es euch, euch ein wenig zu bewegen, ein Spaziergang oder auch ein Bad können helfen." Sie blickt in die Runde. „Zu diesem Zeitpunkt ist es eine gute Idee, die Kliniktasche zu schnappen und gegebenenfalls ein Taxi zu rufen. Wer hat seine Tasche bereits gepackt?"

Klar, die Hand des Streberpärchens – die distanzierten Schweiger – schießt sofort in die Höhe, aber ansonsten meldet sich zögernd nur knapp die Hälfte. Bea nickt. „Das ist okay, erinnert mich dran, dass ich euch nachher noch eine Liste mitgebe, was ihr alles definitiv einpacken solltet, dann könnt ihr eure Taschen überprüfen oder eben gleich nach der Liste packen."

Sie schaut wieder kopfüber auf den Zettel vor ihrer Brust, und ihr Finger wandert bis kurz vor die Spitze der Kurve. „Hier sind die Wehen dann Tigermamawehen, und es wird wirklich unangenehm. Darauf müsst ihr euch einstellen. Eine Geburt ist kein Zuckerschlecken. Hier kommt ihr an den Punkt, wo ihr sie vielleicht verflucht. Das ist in Ordnung, das ist normal. Machen wir uns nichts vor, das gehört dazu. Eine Geburt ist das Archaischste, was es gibt, hier wird ein Leben geboren – unter Einsatz eines anderen.“ Sie blickt ernst in die Runde, und ich muss hart schlucken. Ihr Finger erreicht den Höhepunkt der Kurve.

„Und das hier ist der Gipfel. Hier sind die Tigerwehen ausgewachsen –und das tut einfach nur weh!“ Sie lässt ihre Worte kurz wirken und fährt dann fort: „Das ist gut so, dass dieser Moment der kürzeste ist. Das sind die sogenannten Presswehen, jetzt kommt das Kind. Jetzt heißt es vertrauen, loslassen, vertraut eurem Körper, vertraut eurem Kind und lasst es kommen. Atmet aus, lasst es geschehen. Und in kürzester Zeit ist euer Baby auf der Welt und ihr könnt den kleinen Menschen – eure Tochter, euren Sohn, in die Arme nehmen.“

Sie schweigt.

Ich habe aufgehört, den Nacken meiner Liebsten zu massieren. Sie hält den Atem an.

Und da explodiert wieder Beas unglaublich ansteckendes Lächeln auf ihrem Gesicht. „Ihr schafft das!“

Meine Liebste und elf weitere Frauen lassen in einem kleinen Seufzer ihre Anspannung entweichen. Noch nie war uns allen die Geburt so ernst, so nah, so real. Ich schlucke und schüttele mich innerlich – wenn ich es man bloß schon hinter mir hätte.

Beim für mich letzten Termin werden die Männer alle eingeladen, sich hinter ihre Frauen auf den Boden zu setzen, die Hände auf dem Bauch, damit die ganze Familie eine Einheit bildet.

„Die Geburt ist Teamwork“, erläutert Bea, „in erster Linie zwischen Mutter und Kind, meist auch zwischen Mutter und Hebamme, aber wenn ihr“, und sie wendet sich mit einem intensiven Blick an die Männer im Raum,

„euch entschließt, dabei zu sein, eben auch zwischen euch und der Mutter.“

Brav lausche ich ihren Worten.

„Heute üben wir das Atmen und Tönen.“ Aller Augen sind auf Bea gerichtet. „Das Hecheln.“ Na endlich! Was dann allerdings kommt und um mich herum fleißig geübt wird, übersteigt dann doch etwas meine Vorstellungskraft.

Da wird in alle möglichen Winkeln und Ecken des Bauches und Beckenbodens geatmet und getönt. Teilweise klingt es wie bei einem Froschkonzert. Ich sehe mich vorsichtig um und erwische sogar einige Männer dabei, wie sie ihre offensichtlichen heftigen imaginären Schmerzen „wegtönen“, stöhnen und brummen. Heute schräg gegenüber sitzt mir der andere Typ, den ich beim ersten Mal für ganz okay befunden habe, und sieht sich ähnlich schockiert um wie ich. Fast unmerklich grinsen wir uns an und zucken mit den Schultern.

Ich lehne mich vor und raune meiner Liebsten ins Ohr. „Willst du nicht auch mal ein bisschen lauter tönen … ?“

Sie knufft mich mit dem Ellbogen in den Bauch. „Schon klar, dass du wieder nicht ernst sein kannst.“

Gerade setze ich zu einer Rechtfertigung an, als sie sich mit dem Kopf gegen meine Schulter sinken lässt und zurückflüstert. „Ist schon etwas albern, oder? Ich glaub, das muss ich jetzt auch nicht so dringend üben. Wenn mir unter der Geburt nach brüllen ist, werde ich das einfach tun.“

Ich kichere. „Ich bin sehr gespannt.“

Mit einem Schlag wieder ernst, entgegnet sie: „Ich auch.“

Auch mir wird klar, wie dicht wir vor diesem Moment stehen und was das für eine Zerreißprobe werden wird.

Bekomme schon wieder Bammel. Bevor ich mich allerdings in den Gedanken hineinsteigern kann, ertönt Beas Stimme: „So, und nun tönen wir noch einmal gemeinsam ein richtig schönes ‚Ah' und lassen dabei den Muttermund weit werden."

Und wir tönen – und endlich spüre auch ich meinen Muttermund.

## Wie machen das die anderen?

Nach einem der nächsten Abende bei Bea kommt die beste Ehefrau der Welt ziemlich echauffiert nach Hause. Heftig wirft sie die Tür ins Schloss und entledigt sich laut schnaubend ihrer Jacke und Schuhe.

Ich gehe in Gedanken die Liste der Dinge durch, die ich so über den Tag verbockt haben könnte, die mir zu dieser späten Stunde auf die Füße fallen könnten, aber mir will nichts einfallen, was ihre offensichtlich mehr als gedämpfte Stimmung erklären würde. Also warte ich vorsorglich in sicherer Distanz – verschanzt hinter meinem Kindle auf der Couch.

Sie kommt schließlich herein und wirft sich mit einem lauten Ächzen neben mich auf das Sofa.

„Alles klar?“, frage ich, und sie wirft mir einen Blick zu, der eindeutig „Nein“ heißt. Das ist einer der Momente, wo ich weiß, dass ich nur das Falsche sagen oder fragen kann. Also tue ich das einzig Bewährte: Ich nehme sie in den Arm, damit sie mein ahnungsloses Gesicht nicht sieht, und warte.

Binnen Sekunden bricht es aus ihr heraus. „Manche Leute haben echt so eine Vollmeise.“

Sicherlich hat sie damit vollkommen recht, aber es gibt mir keinerlei Hinweis auf die Ursache ihrer Verstimmung. Ich nicke bedächtig und behalte das Pokerface auf. „Hm.“

„Da haben wir über das Pro und Contra von Impfungen sprechen wollen, und alle“, sie betont das Wort, „wirklich alle waren gegen mich.“

„Aha“, mache ich. Das animiert sie nicht zum Weitersprechen, also muss ich mich doch mit einer Frage vorwagen, um die Situation besser einschätzen zu können. „Und wogegen genau waren alle?"

„Na ja, wir sind uns doch einig, dass wir das Kind so spät wie möglich impfen lassen wollen, damit das Immunsystem sich erst mal etwas festigen kann …"

Sind wir? Mir bricht der Schweiß aus allen Poren. Ist mir da etwa wieder ein Gespräch entgangen? Habe ich Konsens geheuchelt, weil ich mal wieder nicht zugehört habe? Egal, jetzt heißt es, sich auf jeden Fall auf die richtige Seite zu stellen – meine Meinung hin oder her. „Natürlich."

„… und die hätten mich fast gesteinigt, als ich das gesagt habe!"

„Und die sind?"

„Na, diese Mütter!"

Ich schweige und versuche mir die Situation vorzustellen, wie diese zwölf Frauen – mit Bea natürlich 13 – im Kreis sitzen und auf meiner armen Liebsten herumhacken. „Das kann ich mir ja gar nicht vorstellen …"

Sie fährt aus meinem Arm hoch und wirft mir einen vernichtenden Blick zu, aus dem ich lese: „Auch du, mein Sohn Brutus?"

Ich hebe sofort beschwichtigend die Hände. „Ich meine … ähm … das ist doch ganz valide, was du … ähm … wir uns da überlegt haben, warum sollten die denn …"

„Ja, das würde man meinen, aber die sind über mich hergefallen wie eine Horde Hyänen und haben echt so getan, als wäre ich die letzte Mutter und würde unserem Kind sonst was antun, wenn ich es nicht binnen acht Wochen neun Mal gegen jeden Mist impfen ließe!" Empört wirft sie sich in Pose und deklamiert: „Du sollst dein Kind impfen, du sollst nicht zweifeln an der Pharmaindustrie und ihren wirtschaftlichen Interessen! Ha!“

Beschwichtigend lege ich ihr die Hand auf den Arm. „Ist doch egal, Liebes. Den Haufen siehst du in zwei Wochen nicht mehr wieder, und wir machen das, wie wir das für richtig halten.“

Zumindest damit scheine ich wieder einigermaßen in Gnade zu fallen. Sie wirft mir ein mildes Lächeln zu, das allerdings nicht von Dauer ist.

„Und als sei das nicht genug, ging es dann gleich mit der Betreuungsfrage weiter.“

Ich verkneife mir ein Augenrollen. Frauen. Kann man doch echt nicht alleinlassen. Kaum sind davon mehrere auf einem Haufen und dann auch noch so hormonschwanger wie meine, und der Dritte Weltkrieg steht kurz vor dem Ausbruch.

„Hm“, mache ich und lasse sie ihren Frust herauslassen.

„Da sollte man doch meinen, dass eine Mutter sich nichts mehr wünscht, als mit ihrem Kind zusammenzusein, und dass es vielleicht wenigstens unter Frauen etwas zählt, wenn man die persönlichen Ziele und die eigene Karriere hinter dem Kind zurückstellt, aber nein!“ Sie klatscht energisch in die Hände. „Nein, da machen sie dich noch quasi zum Buhmann, wenn du offen aussprichst, dass du zu Hause bleiben willst in den ersten drei Jahren – zum Wohle des Kindes.“ Sie verschränkt empört die Arme und lässt sich resigniert in die Rückenlehne fallen.

Ehe ich etwas sagen kann, fährt sie schon wieder hoch und fort: „Sogar Bea ist mir in den Rücken gefallen. Von wegen ‚das Kind müsse auch sozialisiert werden unter

Gleichaltrigen'. Pah!" Wieder klatscht sie – was ist das bloß für ein neuer nerviger Tick?

„Als ob es nicht viel wichtiger wäre, dass das kleine Wesen erst mal nur bedingungslos unterstützt wird und Halt erfährt, um sich dann nach und nach in der Welt zu behaupten. Was sollen denn die kleinen Würmer, die noch gar nicht miteinander interagieren, in einer gemeinsamen Einrichtung? Von den Erzieherinnen unbeachtet nebeneinander dahinvegetieren?"

Jetzt ist sie richtig sauer, und ich muss dringend einschreiten. „Liebes, ist doch okay, wir machen das, wie wir es für richtig halten. Und ich bin sicher, die sind nur neidisch. Vielleicht können die es sich nicht aussuchen und müssen wieder arbeiten, und nun reden sie es sich schön. So ist der Mensch nun einmal …"

Sie legt den Kopf schief, und ich sehe, wie sich ihre Augenschlitze wieder etwas weiten. Anscheinend habe ich auch hier den richtigen Ton getroffen. Ich streiche ihr über den Rücken. „Soll ich dir mal einen Tee machen?", biete ich an, um sie endlich etwas runterzuholen.

„Ja, bitte."

Ich springe auf und gehe hinüber in die Küche. Aber ehe ich den Wasserkocher befüllen kann, höre ich schon wieder ihre aufgeregte Stimme.

„Und der Höhepunkt des Abends: die Erziehungsfrage."

Ich zucke merklich zusammen und schließe die Augen. Es ist also noch nicht vorbei. Glücklicherweise kann sie mich um die Ecke am Spülbecken stehend nicht sehen.

„Ach ja", gebe ich also so leicht wie möglich zurück, „was gab's denn da zu streiten?"

Ich erwarte einen erneuten Ausbruch und bin ziemlich verdutzt, als sie plötzlich anfängt zu lachen. „Ach, du hast recht, es ist einfach zu albern."

Ich bereite die Teetasse vor und trete in ihr Sichtfeld an der Grenze zwischen Wohnzimmer und Küche, bis das Wasser hinter mir kocht.

„Ist doch eh alles Ansichtssache", bestärke ich sie.

Sie schüttelt lächelnd den Kopf und lässt sich endlich wirklich entspannt in die Kissen sinken. „Und vor allem, warum müssen wir vor der Geburt schon diskutieren, wie viel Taschengeld unser Sohn mit auf seine erste Klassenreise bekommen soll?"

Jetzt muss auch ich lachen. „Im Ernst, über solche Absurditäten habt ihr euch 'nen Kopf gemacht?"

Sie nickt.

„Und was hat das mit Geburtsvorbereitung zu tun, bitte?"

Sie lacht auf. „Keine Ahnung, aber es kurbelt auf jeden Fall den Blutdruck an." Wir lachen beide. Das Wasser kocht, und ich wende mich um, allerdings nicht ohne vorher zu bemerken: „Und ist doch auch völlig klar, unser Sohn kriegt definitiv am meisten Taschengeld mit!"

Sie pfeffert mir ein Kissen von der Couch hinterher.

## Vorwehen – und wann wird's ernst?

„Uh." Die beste Ehefrau der Welt ist unvermittelt auf der Treppe stehen geblieben und atmet tief durch.

„Geht es los?" Ich bin sofort an ihre Seite gesprungen, stütze ihren Ellbogen und gehe gedanklich schon die nächsten Stunden durch.

Aber sie schüttelt den Kopf. „Nein, ist schon okay." Noch mal presst sie die Lippen zusammen und atmet tief aus. „Ich denke, es ist nur eine Vorwehe."

Ich runzele die Stirn. „Ganz sicher? Oder ist es eine Babytigerwehe?"

Sie wirft mir einen schiefes Lächeln zu, richtet sich wieder gerade auf und schüttelt noch mal energischer den Kopf. „Nein, es ist wirklich nichts und auch schon wieder vorbei."

Wir steigen die letzten Stufen hoch, und sie lässt sich im Wartebereich vor dem Kreißsaal auf die Couch fallen.

„Soll ich den Termin lieber absagen?", frage ich.

„Quatsch, nun sind wir doch schon da."

„Na gut." Ich lasse mich neben sie fallen. Wieder verzieht sie das Gesicht.

„Was, etwa schon wieder?" Ich bin vor Aufregung aufgesprungen und sehe sie verwirrt an, weil sie lacht.

„Nein, du hast auf meiner Hand gesessen."

Ich rolle mit den Augen und muss dann wider Willen doch auch schmunzeln, als ich mich wieder hinsetze – vorsichtig, um ihr nicht erneut wehzutun.

Eine junge Frau in rosa Krankenhausbekleidung läuft an uns vorbei und ruft uns mehr oder weniger über die Schulter zu: „Sind Sie zur Entbindung oder Anmeldung hier?"

„Anmeldung!“, rufen wir wie aus einem Mund, weil sie schon fast hinter der nächsten Zwischentür verschwunden ist.

Sie steckt den Kopf noch einmal durch den Rahmen und lächelt uns zu. „Na, dann folgen Sie mir mal, bitte.“

Ich bin sofort auf den Füßen und helfe meiner Liebsten, bei der alles mittlerweile sehr viel länger dauert.

So schnell wir können, eilen wir der jungen Frau hinterher.

„Hebamme Jasmin“, stellt sie sich vor und lässt uns in ein winziges Gesprächszimmer. Wir quetschen uns auf die beiden Stühle vor dem winzigen Schreibtisch, und sie öffnet eine unbeschriftete Aktenmappe.

„Dann wollen wir mal.“ Sie holt aus diversen Schubfächern ein halbes Dutzend Bögen Papier und beginnt eifrig zu schreiben.

„Name, Geburtsdatum, Adresse?“

Wir antworten ordnungsgemäß und so schnell wie können.

„Voraussichtlicher Geburtstermin, besondere Wünsche, Vorerkrankungen?“

Ich bewundere das Tempo, in dem sie a) Informationen abfragen, b) verarbeiten und c) festhalten kann. Und ich halte mich mit Bedacht zurück, diesem Match – anders kann man diesen verbalen Austausch zwischen den beiden Frauen nicht bezeichnen – ist einfach nichts hinzuzufügen.

„Prima.“ Gefühlt haben wir uns gerade erst gesetzt, als sie ihren Kugelschreiber klicken lässt und die Mappe schließt. Sie lächelt uns noch einmal auf diese herzliche Art zu und fragt: „Haben Sie noch Fragen?“

Ich blicke meine Liebste an und sie mich. Ich zucke nur mit den Schultern und sie antwortet: „Nein, im Moment nicht.“

„Na, dann.“ Hebamme Jasmin erhebt sich und schüttelt uns die Hände.

„Dann sehen wir uns in ein paar Wochen zur Entbindung. Haben Sie eine schöne Zeit bis dahin.“

Wir bedanken uns und sind ratzfatz wieder auf der Straße.

„Na, da war ja mal flott“, stelle ich fest, als wir wieder im Auto sitzen.

„Ja, nicht wahr, und sie war so kompetent, obwohl sie so jung ist, nicht wahr? Ist doch super, dass sie uns auch gleich mal auf diese Vitamin-K-Sache hingewiesen hat.“

„Hm“, mache ich und versuche mir nicht anmerken zu lassen, dass ich da offensichtlich schon wieder einige Informationen nicht aufgenommen habe.

„Und auch, dass sie schon mal die nächsten Schritte durchgegangen ist in den Tagen nach der Geburt.“

„Ja, klasse.“ Oh Mann, habe ich gepennt.

„Und hoffentlich klappt das mit dem Familienzimmer …“

Ah, das haben die beiden eben auch besprochen? Wenigstens weiß ich da, worum es geht – „Urlaub ankündigen für nach der Geburt“ mache ich eine mentale Notiz, denn das ist mir die letzten Tage noch durchgerutscht bei all der Hektik, die in der Firma schon wieder herrscht.

„Also bist du zufrieden?“

„Ja“, sie nickt, „jetzt kann es losgehen.“

Ich blicke sie an und nehme ihre augenscheinliche Zufriedenheit zur Kenntnis. In meinem Kopf hingegen geht eine kleine Sirene an: Auf der mentalen Liste stehen doch noch ein paar weitere Punkte, jetzt muss ich mich wirklich ranhalten – obwohl, wir haben doch noch so viele Wochen. Irgendwo zwischen Ruhe und Panik drehe ich den Schlüssel in der Zündung.

„Und geht es los?“

Ich weiß nicht, wie oft ich diese Frage in den letzten Tagen gestellt habe, aber jedes Mal schüttelt sie nur den Kopf. Und nach wenigen Momenten ist dann auch alles wieder gut. Nur dass ich daraus eine Art Routine entwickeln würde, muss ich verneinen. Mein Körper ist so permanent in Anspannung und steht in den Startblöcken, um zu Hochleistung aufzulaufen.

Auch der Hinweis des Frauenarztes, dass unser Spross bereits seit Ende des sechsten Monats in der Startposition liegt und damit quasi jeden Tag reif zum Schlüpfen ist, trägt nicht gerade zu meiner Entspannung bei.

In der 28. Woche bekommt die weltbeste Ehefrau dann ein paar Tage Ruhe verordnet, damit der kleine Mann nicht viel zu früh rauspurzelt, und wir atmen beide erleichtert auf, als die 36. Woche anbricht – endlich ist wirklich alles gut. Ab jetzt wird der kleine Mann es schaffen, egal wann er sich entscheidet zu kommen.

Bea kommt mittlerweile einmal die Woche zu uns und setzt meiner Liebsten äußerst schmerzhafte Nädelchen in Hände, Füße und Beine. Ich verstehe zwar nichts von Geburtshilfe und auch nicht von Akupunktur, aber weshalb muss eigentlich alles wehtun, was mit dem Zwerg zu tun hat? Ich leide still mit und bemühe mich, nicht wieder mangels Kreislauf ungünstig aufzufallen.

In einem dieser Momente diagnostiziert auch sie: „So tief, wie dein Bauch jetzt schon sitzt, ja, der Kleine kommt auf jeden Fall früher."

Wir lächeln uns an. Ihre Aufregung ist ansteckend.

„Das ist spannend, nicht wahr? Aber vergesst nicht, noch habt ihr die meiste Ruhe und beste Zeit für euch. Macht was draus." Wir nicken brav, und ich verabrede mich schon mal mental zum Kino mit meinem liebsten Eheweib.

Natürlich verstehe ich, dass wir die Zeit noch ausnutzen sollten, aber ganz ehrlich, nun warten wir schon so lange, da ist es ja wohl auch verständlich, dass wir wollen, dass es langsam losgeht, oder?

## Schlafen wird eindeutig überbewertet

„Schläfst du schon?"

„Was?" Schlaftrunken schieße ich in die Höhe, reibe mir die Augen und versuche mich im Dunkeln zu orientieren. „Geht es etwa los?"

„Was?", fragt sie zurück, und ich sehe ihre schemenhafte Gestalt neben mir den Kopf schütteln.

Sie seufzt. „Nein, aber ich kann nicht schlafen."

Mein Kopf läuft noch nicht ganz rund und ich gähne. „Und wieso nicht?"

„Weiß nicht."

Ich bin schon wieder am Einschlafen, als sie nachsetzt: „Ich wüsste auch gern, woran es liegt."

„Hm", mache ich und versuche die perfekte Position auf dem Kopfkissen wiederzufinden, die ich eben hatte. Offensichtlich war das nicht das, was meine geliebte Frau sich von mir gewünscht hat. Ich höre sie in der Dunkelheit neben mir schnauben, schwer atmen und sich von einer Seite auf die andere werfen. An Schlaf ist für mich eindeutig nicht mehr zu denken. Ich kapituliere und schalte meine Nachttischlampe ein. Mein Blick wandert auf den Wecker: 23.54 Uhr. Ich sehe zu ihr rüber und ernte einen düsteren Blick von ihr. Jetzt schnell was Nettes sagen: „Soll ich dir vielleicht den Rücken massieren?"

„Würdest du das tun?" Sofort ist das Strahlen in ihre Stimme zurückgekehrt.

Also massiere ich. Erst ihren Rücken, dann den Nacken, dann Schultern, Kopf und Hände und schließlich sogar die Füße. Nach einer gefühlten Ewigkeit sinkt sie seufzend mit einem seligen Lächeln in ihre Kissen zurück.

Ich traue mich nicht, noch mal auf die Uhr zu sehen. Stattdessen schenke ich meiner süßesten Ehefrau ein hingebungsvolles Lächeln und höre mich fragen: „Kann ich sonst noch was für dich tun, Liebste?“

„Holst du mir noch was zu trinken?“

Innerlich schlage ich mir mit der flachen Hand vor die Stirn. „Idiot.“

„Was hast du gesagt?“

Habe ich das etwa laut gesagt? „Nichts.“

Ich beeile mich, in die Küche zu gelangen. Auf dem Weg fällt mir ein, dass ich nicht weiß, was ich holen soll.

„Schatz“, rufe ich über die Schulter, „was möchtest du trinken?“

„Wasser.“ Ich mache einen Schritt.

„Oder nein, lieber einen Tee.“ Ich mache noch einen Schritt.

„Ach nein, lass mal, Wasser ist gut.“ Ich bleibe im Flur stehen und warte.

„Ach, weißt du was, kannst du mir nicht so ein Basengetränk bringen, bitte?“

Ich verharre noch eine weitere Sekunden und rufe dann zurück: „Ein Basengetränk, kommt sofort.“

Ich erreiche die Küche und höre sie noch einmal: „Nein, ich nehme doch einfach nur das Wasser.“ Ich schließe die Augen.

Die Küchenuhr zeigt 1.35 Uhr. Ich versuche krampfhaft nicht daran zu denken, dass um sechs Uhr mein Wecker klingeln wird. Zurück im Schlafzimmer, trinkt sie bedächtig das dargebotene Glas und schenkt mir ihr hinreißendes Lächeln.

„Danke.“

„So gern, meine Liebste“, erwidere ich, springe ins Bett, rolle mich ein und lösche rasch das Licht. „Schlaf gut.“

„Du auch.“ Ich höre sie atmen, ich höre sie sich wenden, ich höre sie das Kopfkissen und die Bettdecke richten … Ich will nichts mehr hören …

Fest kneife ich die Augen und gefühlt auch die Ohren zu. Doch das Unvermeidliche passiert.

„Schläfst du schon?“

Ich zögere mit der Antwort. Sie stößt mich an. „Schläfst du etwa schon?“

Ich drehe mich zu ihr um. „Ja.“ Und kann wieder diesen düsteren Blick auf mir spüren. „Kannst du immer noch nicht schlafen?“

„Nein.“

Ich schweige beharrlich, obwohl ich weiß, dass sie jetzt und sofort eine Lösung von mir erwartet. „Nein“, schreit es innerlich in mir, „halt die Klappe!“

„Kann ich dir noch irgendwas Gutes tun?“, höre ich mich fragen.

„Nimmst du mich in den Arm und kraulst mir den Nacken?“

Wortlos hebe ich im Dunkeln den Arm und sie kuschelt sich quer über meine Brust. Ich kann ob der fast 80 Kilo kaum atmen, aber sie schnurrt selig. Also beginne ich mechanisch ihren Nacken zu kraulen.

„Ich glaub, das sind die Hormone.“

„Was?“, frage ich und schrecke aus einem Sekundenschlaf hoch, um sofort hektisch weiterzukraulen.

„Ich glaub, ich kann wegen der Hormone nicht schlafen. Als Vorbereitung sozusagen auf die Zeit nach der Geburt.“

„Aha“, mache ich und kraule weiter. „Das geht ja gut los“, denke ich und wage es nicht mehr auf die Uhr zu gucken – sie zeigt 2.19 Uhr.

# Stichtag
# – und das lange Warten auf den kleinen Mann

Der Stichtag kommt, der Stichtag geht. Nicht nur, dass der Sohnemann nicht im Monat vor dem Stichtag gekommen ist oder nicht binnen der zehn Tage, die dem Datum vorauseilten, wo er uns nun wirklich von allen Seiten versprochen worden war, nein, er bequemt sich auch an seinem prophezeiten Geburtstag nicht.

Die Geduld der besten Ehefrau der Welt ist am Ende. „Ich mag nicht mehr." Sie schmollt und liegt halb aufgerichtet mit einem halben Dutzend Kissen im Rücken, weil sie aufrecht nicht mehr sitzen kann bei ihrem Bauchumfang. „Ich fühle mich wie ein gestrandeter Wal."

„Du siehst auch so aus", verkneife ich mir gerade rechtzeitig zu sagen.

„Du hast es doch bald geschafft", entgegne ich stattdessen.

Sie wirft mir einen verzweifelten Blick zu. „Dr. Herbst ist mir so auf die Nerven gegangen heute Morgen."

Ich runzele die Stirn. Dr. Herbst? Ach, sie meint eigentlich Dr. Sommer. „Wieso?"

„Ach, wenn ich so früh hinmuss, um ans CTG angeschlossen zu werden, dann schläft der Kleine immer noch. Dann haben die mit ihren komischen Elektroden nie konsistente Herztöne, und Wehen messen sie auch keine." Wieder grummelt sie vor sich hin. „Und dann muss ich da stundenlang sitzen und warten, teilweise sogar zwei Durchläufe machen …" Sie seufzt. „Ach."

Ich überlege. „Und wenn du dir einen späteren Termin geben lässt?"

„Machen die nicht." Sie seufzt noch mal. „Ich mag nicht mehr."

Ich gehe hinüber und reiche ihr einen Tee. „Nun komm, Stichtag ist heute, nun kann es ja wirklich nicht mehr lange dauern, mein Engel."

„Dein Wort in Gottes Ohr."

Zwei Tage später: Same procedure as last year, Miss Sophie? Same procedure as every year, James. Oder um es mit Bill Murrays Worten zu sagen: Und täglich grüßt das Murmeltier.

„Pff, und immer noch nicht der Funke einer Wehe auf dem CTG."

Ich klemme mir den Hörer auf die andere Schulter und versuche nebenbei eine E-Mail zu tippen. „Hm."

„Und ich musste auch wieder zweimal angeschlossen werden."

„Armer Schatz", murmele ich abwesend.

„Ich mag nicht mehr."

„Hm."

„Hab schon mal gegoogelt, man kann da noch so einiges machen, um den Zeitpunkt der Geburt zu beschleunigen …"

„Was? Geht es los?" Ich höre nur Geburt und habe vor Schreck fast den Hörer fallen lassen.

„Nein, sag mal, hörst du mir eigentlich zu?"

„Ja." In diesem Moment ist das nicht einmal gelogen.

„Ich rufe jetzt Bea an. Auf keinen Fall gehe ich in zwei Tagen wieder in die Praxis, um mich noch mal nerven zu lassen." Sie klingt energisch. „Die haben meinen Bauch geschüttelt heute Morgen."

„Was?“ Bilder von Frauen, die meinen kleinen Wal hin und her schütteln, laufen vor meinem inneren Auge ab.

„Ja, wirklich, die Helferin hat meinen Bauch von beiden Seiten genommen und dann richtig hin- und hergeschüttelt, als wollten sie ihn abreißen“, sie ist richtig beleidigt.

„Wozu?“ Ich verstehe den Vorgang noch nicht.

„Um deinen Sohn zu wecken, weil seine Herztöne wieder so schwach waren. Und dann konnte ich ihnen gerade noch ausreden, mich direkt ins Krankenhaus zu schicken.“

„Ja, aber wieso denn, du hast doch gesagt, du hast noch gar keine Wehen?“

„Nein, genau, habe ich auch nicht, aber die machen mich verrückt, dass mit dem Baby irgendwas nicht stimmt, weil er schlief.“

„Und was, wenn wirklich irgendwas …“

„Quatsch“, fällt sie mir ins Wort. „Um sechs Uhr, als du aufgestanden bist, war alles in Ordnung, da habe ich ihn ganz normal gespürt.“

„Okay.“ Hundertprozentig überzeugt bin ich nicht, aber sie klingt sich ihrer Sache sehr sicher.

„Also ich rufe jetzt Bea an und dann soll sie endlich was tun …“

„Okay, aber mach keinen Quatsch und ruf mich an, wenn du mich brauchst.“ Ich habe einen Geistesblitz. „Nein, besser noch, du wartest mit irrwitzigen Maßnahmen, bis ich zu Hause bin.“

„Ist gut.“

Meiner Eingebung folgend hake ich nach: „Versprich es!“

„Jaja, ich verspreche es.“

Drei Stunden später habe ich sie wieder am Telefon.

„Bea war da."

„Und?"

„Sie hat mich noch mal akupunktiert, und stell dir vor, es hat fast nicht mehr wehgetan. Sie sagte, das sei ein gutes Zeichen." Ihre längere Pause macht deutlich, dass sie nicht der Meinung ist. „Und ich hab Globuli bekommen, damit es jetzt endlich losgeht."

„Und merkst du schon etwas?"

„Nein", gibt sie zu.

„Schade."

„Einen Trumpf habe ich noch."

„Und der wäre?"

„Sie hat mir das Rezept für einen Wehen-Cocktail gegeben."

Den letzten Teil betont sie, als hätte sie einen geheimen Hexentrunk anvertraut bekommen. Ich schmunzele, weil ich sie vor mir sehe, wie sie sich freut wie ein Kater, der an der Sahne genascht hat.

„Sehr schön, und was ist das für ein Gift? Ist das auch sicher ungefährlich für das Baby?"

„Ja, völlig. Bea hat gesagt, dass, da ich über dem Termin bin, ich jetzt zu solchen Mitteln greifen darf."

„Aber kannst du damit bitte warten, bis ich nach Hause komme?"

Es entsteht eine kleine Pause, und ich ahne das Schlimmste. „Oder hast du das Zeug etwa schon getrunken – und was ist da überhaupt drin?"

„Ach, ist ganz harmlos", betont sie und kichert. „Ein bisschen Prosecco, Nektarinensaft und Rizinusöl. Ist gar nicht so ekelig, wie es klingt."

Doch, es klingt absolut widerlich, erklärt aber das Gekichere. „Und nun?“

„Nun müssen wir abwarten.“

„Na, das ist ja mal was ganz Neues …“

„Ja, aber ich hoffe trotzdem, dass es jetzt bald losgeht.“

„Okay, aber dann warte damit wenigstens, bis ich nachher da bin.“

Sie lacht herzlich auf. „Okay, dann mach aber nicht so lange.“

Das lasse ich mir ganz sicher nicht zweimal sagen.

## Von der längsten Nacht meines Lebens und dem Wunder, das daraus gebar

Um Punkt 17 Uhr komme ich durch die Tür geschossen. Atemlos suche ich die winzige Wohnung ab, als mir die beste Ehefrau der Welt gelassen aus dem Bad entgegenkommt.

„Und?", frage ich gespannt.

Sie lächelt gequält. „Also eine Darmspülung brauche ich auf jeden Fall keine mehr, sollte das mit der Geburt bald losgehen."

Ich rümpfe die Nase und folge ihr ins Wohnzimmer. „Und merkst du denn schon etwas?"

Sie zuckt mit den Achseln. „Na ja, also klar, ich hab jetzt Bauchweh, aber das ist echt kein Wunder, so wie das durch meine Gedärme tobt." Sie bleibt stehen und atmet durch.

„Bin ich froh, dass ich mich streng an das Rezept und die darin genannten Mengen gehalten habe – möchte gar nicht wissen, was ich sonst für Krämpfe hätte."

„Soll ich mich überhaupt noch ausziehen?", frage ich und blicke an mir herunter.

Sie lächelt mich an. „Ja, sollst du auf jeden Fall, und ich koche uns jetzt auch gleich noch Abendessen."

Schnell entledige ich mich meiner Jacke und Schuhe. Als ich meine Laptoptasche in die Ecke stelle, fällt mir die geschlossene Kliniktasche auf. Siehe da, sie ist also endlich so weit davon überzeugt, dass sie sie zu Ende gepackt hat.

Ich setze mich auf die Couch und beobachte sie sorgfältig, während sie in der Küche zu werkeln beginnt. Zwischendurch hält sie inne, greift sich an den Bauch und atmet tief durch, mehr allerdings nicht. Wann immer ich ihr einen fragenden oder besorgten Blick zuwerfe, lächelt sie mir zu oder zwinkert und macht dann weiter.

Wir essen unser Lieblingspastagericht, und der Gedanke schießt mir durch den Kopf: „Ein letztes Mal als Paar." Fast bleibt mir der Bissen im Halse stecken. Ich äußere den Gedanken aber nicht, sondern bleibe beim Beobachten.

Gegen 20 Uhr ist es nicht zu übersehen, dass die Krämpfe regelmäßig kommen. Ich habe meinen Blick unablässig auf der Uhr und rechne mit. Nein, kein Zweifel, das sind keine einfachen Darmkrämpfe mehr.

„Können wir uns jetzt bitte darauf einigen, dass du offiziell Wehen hast?"

„Hm", macht sie zwischen zusammengepressten Lippen.

„Und wollen wir dann jetzt auch bald mal ins Krankenhaus fahren?"

Sie schüttelt energisch den Kopf. „Nein, dafür ist es definitiv zu früh."

Ich kneife die Augen zusammen und will widersprechen.

„Sind erst Babytigerwehen, denk dran. Und ich will nicht zu früh in die Klinik. Die schicken uns dann nur wieder nach Hause."

„Okay", stimme ich widerwillig zu. Immer dran denken, was der Professor gesagt hat: „Die Frau sagt Ihnen, wann es Zeit ist."

Eine knappe Stunde später sind wir bei einer enger getakteten Regelmäßigkeit angekommen, und ich beginne eine Liste zu führen, wie lang die Wehen sind und in welchen Abständen sie einsetzen.

Ich bin so aufgeregt, dass ich ständig trocken schlucken muss.

„Können wir dann …", ich räuspere mich, „können wir dann jetzt wenigstens mal anrufen und Bescheid sagen, dass wir kommen?"

„Na gut", räumt sie ein, und ich sprinte zum Telefon.

Mir zittern so stark die Finger, dass ich mich vor Aufregung glatt zweimal verwähle.

Die Hebamme am anderen Ende ist die Gelassenheit in Person. „Ihr erstes Kind?"

Ich bejahe.

„Na, dann haben Sie auf jeden Fall noch jede Menge Zeit, aber kommen Sie gern rein, wenn Sie sich sicher sein wollen."

Ich lege auf und will schon die Kliniktasche greifen, als ich sehe, wie die beste Ehefrau der Welt den Kopf schüttelt.

„Was?", frage ich, „sie hat gesagt, dass wir jederzeit kommen können."

„Ja, und dann schicken sie uns zum Spazierengehen …" Sie stemmt die Hände in die Seite. „Nein, wir warten noch. Arghhh." Wieder atmet sie fleißig.

„Soll ich dir beim Tönen helfen?", frage ich und ernte einen bösen Blick.

Ich verziehe mich wieder auf die Couch und zu meiner Messstation.

Eine weitere Stunde vergeht. Die beste Ehefrau der Welt schreitet auf und ab, bleibt zwischendurch immer häufiger stehen und atmet dann mehrfach tief ein und aus. Ich beobachte sie scharf und stelle das anziehende Tempo sowie die proportional ansteigende Dauer der Wehen fest. Um 22.30 Uhr reißt mir der Geduldsfaden.

„Wir fahren jetzt ins Krankenhaus.“

Sie blickt mich an und zum ersten Mal sehe ich nicht nur Trotz und Abwehr, sondern auch einen Hauch von Zweifel in ihrem Blick. „Aber ich will nicht umsonst …“, murmelt sie.

„Ich weiß“, unterbreche ich sie, „aber du hast mittlerweile regelmäßig alle fünf Minuten Wehen, die länger als eine Minute dauern, und das muss jetzt reichen: Wir fahren!“

Ich greife nach dem Telefon und kündige uns endgültig an. Ich überhöre diesen mildgeduldigen Unterton der Hebamme am anderen Ende. Wir bekommen ein Kind – jetzt!

Meine Liebste schleicht unterdessen ohne ein weiteres Widerwort in den Flur und zieht Schuhe und Mantel an. Ich brauche keine zweite Aufforderung und raffe sofort unsere Sachen zusammen, springe in meine Schuhe, schlinge den Schal um den Hals und stehe gespornt und gestiefelt hinter ihr, als sie sich umdreht, um am Türrahmen Halt zu suchen.

„Ja, ich glaube, es sind Teenager, lass uns gehen.“ Und das tun wir.

Am Krankenhaus angekommen ist der Haupteingang geschlossen – anscheinend hat der Pförtner ein dringendes Geschäft zu erledigen, und wir müssen den Umweg über die Notaufnahme machen. Die 200 Meter entpuppen sich als viel weiter als gedacht. Alle paar Meter muss sie stehen bleiben und durchatmen. Ich habe mittlerweile ziemliches Nervenflattern. Die einigermaßen kurze Autofahrt habe ich fehlerlos gemeistert, und mit ziemlichem Stolz möchte ich meine Gelassenheit betonen, mit der ich nichts vergessen habe, sondern ganz im Gegenteil: Mit äußerster Umsicht habe ich den nächsten Parkplatz zum Haupteingang gefunden und wählte den ebenfalls kürzesten Weg ins Gebäude, aber nun läuft das gar nicht wie geplant. Ich zögere, ob ich vorweglaufen und einen Rollstuhl organisieren oder gleich das Personal der Notaufnahme verständigen soll. Großer Gott, wie sollen wir es bloß bis in den vierten Stock schaffen? Bei dem Tempo, in dem wir vorankommen, bekommt sie das Baby noch hier auf dem Bürgersteig. Meine Unruhe wächst, aber sie zeigt sich ungerührt.

„Ich schaffe das."

Wir schleichen weiter voran und gelangen tatsächlich durch die Notaufnahmen bis zum Fahrstuhl. Erleichtert halte ich ihren Ellbogen.

Oben angekommen stehen wir vor verschlossenen Türen.

Ich klingele und nichts passiert. Die beste Ehefrau der Welt hat sich erst auf die Couch im Wartebereich sinken lassen, doch schon einen Augenblick später bittet sie mich, ihr wieder aufzuhelfen. „Ich kann nicht sitzen."

Gemeinsam gehen wir ein paar Schritte auf und ab. Immer noch passiert nichts an der Tür.

„Soll ich noch mal?" Ich deute auf die Klingel.

Sie verneint. „Lass mal, die haben sicher zu tun."

„Und wir nicht, oder was?" Ich sehe sie verzweifelt an. Ratlos blicke ich wieder zur Tür, als auf der anderen Seite des Ganges die Zwischentür zur Gynäkologie aufgeht und eine Schwester in Grün erscheint. Sie sieht meine schwer atmende Frau und folgert richtig. „Haben Sie schon geklingelt?"

Wir nicken.

„Na, dann kommen Sie mal einfach mit rein." Sie hält uns die Tür auf und lächelt uns aufmunternd zu.

Das lassen wir uns nicht noch mal sagen.

Drinnen werden wir erst einen Moment auf dem Gang geparkt, ehe eine Hebamme kommt. „Ihr Erstes?"

Wieder nicken wir. Wieder dieses milde, geduldige Lächeln. Mich kribbelt es überall.

„Na, kommen Sie, ich habe Platz im Kreißsaal zwei. Da können Sie sich im Vorraum schon gleich mal hinlegen, und dann machen wir noch mal ein CTG."

Obwohl sie dabei ist, eine Wehe zu veratmen, sehe ich, dass meine Liebste mit den Augen rollt. Wir tun wie geheißen. Und warten.

Mein Geduldsfaden spannt sich immer mehr, und ich bewundere meine Frau, die einfach nur auf und ab geht und atmet – sie weigert sich noch immer zu tönen.

Die Hebamme kommt und untersucht sie – und bekommt plötzlich ziemlich runde Augen. „Sieh an, Ihr Muttermund ist ja schon fünf Zentimeter weit geöffnet."

Erleichterung macht sich auf dem Gesicht meines Herzblattes breit. Wir sind nicht zu früh, und uns wird niemand mehr irgendwohin schicken. Mir schwillt das Herz vor Stolz, sie ist so tapfer, und ich das Genie, das sich zum richtigen Zeitpunkt durchgesetzt hat.

Das CTG erweist sich als unergiebig, und ich verstehe, was meine Frau an diesen Geräten so zu bemängeln hat. Da sitzen die Elektroden falsch, dann ist das Papier alle, dann misst es gar nichts oder zeichnet nichts auf, es ist zum Verzweifeln. Aber die beste Ehefrau der Welt lächelt mir tapfer zu. „Es ist alles okay, ich weiß es, es geht ihm gut."

Ich nicke und schlucke trocken. Wenn sie das sagt … Plötzlich guckt sie richtig schockiert. „Und ich glaube, meine Fruchtblase ist gerade geplatzt.“

Unleugbar! Sie liegt in einer Lache aus Schleim, Blut und dem, was vermutlich Fruchtwasser ist. Unglücklich blickt sie zu mir und ich zur Hebamme, die gerade hereingekommen ist, um das CTG abzulesen.

„Alles in bester Ordnung“, sagt letztere. „Sie können sich gleich umziehen, aber bitte bleiben Sie noch etwas liegen, das war noch nicht sehr aussagekräftig.“

„Aber auf der Seite kann ich die Wehen nicht veratmen“, merkt meine wundervoll starke Frau an.

„Ich helfe dir!“ Ich springe an ihre Seite, greife über Kreuz ihre Unterarme und lasse es sie bei mir gleichtun. Ihr Griff bricht mir fast die Elle, aber ich verziehe keine Miene, sondern unterstütze sie nach Kräften bei der Atmung. Sie ist so unglaublich tapfer, und meine Bewunderung wächst von Minute zu Minute.

Nach einer Weile wird sie endlich vom CTG und der Liege erlöst – immer noch ohne nennenswerte Wehenauswertung oder Erkenntnisse über den Gesundheitszustand des Babys. Die Hebamme ist nicht glücklich, aber meine Liebste überzeugt, dass alles in Ordnung ist.

Wir sehen uns im eigentlichen Kreißsaal um: ein großes Bett, ruhige Farben, alles wie erwartet, ein Seil, ein Sitzball, Matten … aber kein Hocker. Mir bricht sofort der kalte Schweiß aus. War es nicht der, den sie sich für ihre Geburt gewünscht hatte? Wortlos sehe ich sie an. Ihr scheint der Mangel nicht aufzufallen.

Geduldig folgt sie den Anweisungen und Vorschlägen der Hebamme, probiert den Ball, versucht sich hinzuknien und muss doch alles ablehnen.

„Das geht so nicht", sie wirft mir einen flehenden Blick zu, „können wir bitte einfach auf und ab gehen?"

Ich sehe die Hebamme an, und sie nickt.

„Na klar, machen Sie, was Ihnen guttut. Sorgen Sie nur dafür, dass sie genug trinkt."

Ich nicke und stütze meine Frau, die sich mühsam zwischen den Wehen die Füße vertritt.

„Bleiben Sie tapfer, das kann schon noch ein Weilchen dauern." Mit diesen Worten verlässt sie uns wieder, nebenan laufen zeitgleich zwei weitere Geburten. Wie geheißen fülle ich regelmäßig Wasser in meine Liebste – leider ist es jedoch eiskalt und führt nach kurzer Zeit dazu, dass meine arme Liebste es inklusive unseres Abendessens wieder von sich geben muss. Weiter geht's auf und ab.

Es geht auf zwei Uhr zu, als sie nicht mehr kann. „Das tut jetzt wirklich weh, sie muss noch mal kommen, bitte."

Sofort stürze ich los und zitiere die Hebamme wieder zu uns. Sie kommt, und mit diesem noch immer betont geduldigen und zugegeben etwas gelangweilten Blick kommt sie zu einer weiteren Untersuchung und muss zugeben: „Tatsache, der Muttermund ist jetzt acht Zentimeter weit offen, das läuft doch gut. Aber noch nicht pressen, so weit sind wir noch nicht. Und …" Ihre Augenbrauen ziehen sich zusammen. „… das Kind liegt nicht in der Geburtsposition. Es muss aus dem Kanal gerutscht sein."

Wir werfen uns einen verzweifelten Blick zu. Aber da lächelt die gute Hebamme schon wieder ihr aufmunterndstes Lächeln. „Machen Sie sich keine Sorgen, das ist nicht schlimm. Gehen Sie noch etwas, ziehen Sie die Knie bei jedem Schritt außen hoch, dann rutscht das Kleine ganz flott wieder dahin, wo es hingehört." Mit diesen Worten entschwindet sie wieder, und wir üben den Storchengang.

Meine Nerven liegen blank. Innerlich bin ich wund, müde und so aufgeregt, dass ich kaum glauben kann, wie viel Durchhaltevermögen meine Frau beweist.

Gefühlt nach der dritten Tour durch den Raum bleibt sie allerdings unvermittelt wie angewurzelt stehen, presst die zitternden Knie zusammen und stöhnt durch zusammengebissene Zähne. „Ich kann es nicht mehr halten."

„Was, was soll das heißen?"

„Das Kind will raus, ich kann es nicht mehr halten. Ich muss jetzt pressen, bitte, bitte hol schnell die Hebamme noch mal."

Es ist mir egal, ob es zu früh ist oder ob ich mich lächerlich mache, ich stürze hinaus und fange die Hebamme auf dem Flur ab. Sie blickt sich einmal kurz um, und da offensichtlich nichts Dringenderes vor ihr liegt, folgt sie mir noch einmal. Ein „das kann ja noch gar nicht sein" steht in ihrem Gesicht, aber auch das ist mir egal.

Wieder im Zimmer untersucht sie meine wundervolle, wunderschöne, starke Frau, die gefühlt von einer Wehe in die nächste fällt.

„Oh", sagt die Hebamme, und ich zucke zusammen. Mein Blick flattert zwischen ihr und meiner Frau hin und her. Was soll denn das heißen? Ist jetzt etwa doch irgendetwas nicht in Ordnung? Ist das jetzt einer von diesen Momenten, wo dann plötzlich … Ich wage nicht, den Gedanken zu Ende zu denken. Ich hänge an ihren

Lippen, die plötzlich ein bisschen überrascht, aber eindeutig lächeln. „Ich glaub, da hole ich mal schnell die Ärztin.“

Meine Knie werden weich. Alles habe ich überstanden: Erbrechen, Blut, Schleim, aber diese Worte drohen mir den Boden unter den Füßen wegzuziehen. Ich halte den Atem an.

„Ich kann das Köpfchen schon sehen.“ Sie lächelt meiner Frau aufmunternd zu, die mit angezogenen Knien auf dem Bett sitzt — exakt so, wie sie niemals, niemals und unter keinen Umständen hätte gebären wollen.

Während die Hebamme also hinauseilt, um eine Ärztin zu suchen, stelle ich mich an das Kopfende, nehme ihre Hand und blicke ihr fest in die Augen. „Kann ich noch irgendetwas tun? Möchtest du dich anders hinsetzen oder so?“

Sie schüttelt den Kopf und versucht mir ein Lächeln zu schenken.

„Nein, ist schon okay, ich will nur noch, dass es vorbeigeht …“ Matt sinkt sie zurück und atmet schwer unter der nächsten Wehe. Gänzlich lautlos kommen Hebamme und Ärztin wieder herein, setzen sich zu Füßen meiner Frau, und die Hebamme sucht Augenkontakt zu ihr. Sie nicken sich zu.

„Wenn die nächste Presswehe kommt, dann gehen Sie einfach mit. Pressen Sie.“

Das lässt sie sich nicht zweimal sagen, und bereits Sekunden später geht es los. Und zwar so richtig – und endlich wird auch mir klar, was Bea mit ihrer Tönerei hatte. Mit Atmen ist jetzt nicht mehr, da heißt es nur noch mit einem einzigen lauten Klagelaut den Schmerz und das Kind gehen zu lassen. Ich stehe dumm dämlich daneben, sehe hilflos zu, wie es meine beste Ehefrau schier zerreißt, und lasse zu, dass sie mir gefühlt fast jeden Knochen im und um den Daumen bricht. Ich würde alles tun, könnte ich ihr nur irgendetwas von der Last abnehmen, die sie gerade irgendwie ja auch für mich mit erträgt.

Meine Lippen an ihrem Ohr flüstere ich unablässig in die kurze Pause vor der nächsten Wehe. „Du machst das so toll, Liebes, du bist fantastisch, du machst das einfach großartig. Du schaffst das, du schaffst das, du machst das so toll …“

Ich bin nicht sicher, ob sie ein Wort hört von dem, was ich sage, ehe sie wieder laut losstöhnt. Das zweite Mal Pressen scheint mehr Resultat zu zeigen als das erste.

„Sehen Sie, da kommt das Köpfchen ja schon, durchhalten, Sie machen das ganz prima.“

Erschöpft fällt sie zurück und wirft mir einen flehenden Blick zu. „Ich kann nicht mehr“, wimmert sie, und ich spüre, wie ihr Knie an meinem Oberarm vor Anstrengung zittert.

Das ist er! Als würden gleichzeitig Fanfaren und Feuerwerk in meinem Kopf gezündet und ein riesiges Banner vor meinem inneren Auge ausgerollt, auf dem steht: Der Moment deines Lebens – jetzt bloß nicht versagen! Und ich weiß, ich weiß es einfach, dass es noch nie und vielleicht auch nie wieder so wichtig war oder sein wird, dass ich stark bin für jemanden. Ich – der Fels in der Brandung. Und ehe irgendeine andere innere Stimme sich gegen meinen Anflug von Heldenmut erheben kann, höre ich mich sagen: „Wir schaffen das.“

Sie hängt an meinen Lippen, ich kann sehen, dass sie mir glauben will.

Ich nicke fest entschlossen, lehne mich leicht gegen ihr Bein, sodass sich das Zittern beruhigt, und umschließe ihre Hand fest. „Halt dich fest, und ich geb dir Kraft."

Die nächste Wehe kommt, und ich bin nicht sicher, ob sie meine letzten Worte gehört hat. Sie hat den Blick fest zwischen ihre Beine gerichtet, stöhnt, ächzt und presst und – ich höre ein kleines Platsch, so als wäre ein nasser Badeschwamm auf dem Fußboden gelandet, aber nein, es ist unser Sohn. Ein kleiner schleimiger Haufen, der auf dem Bettlaken auf dem Bauch liegt. Hebamme und Ärztin lächeln und sehen absolut tiefenentspannt aus. Ich will lieber gar nicht daran denken, wie ich aussehe.

Der Klumpen rührt sich nicht und sagt auch nichts. Sofort setzt mein Herzschlag einen Moment aus. Sollte er nicht …

„Sie dürfen ihn gern aufnehmen und sich auf den Bauch legen."

Meine Frau, die vor Erschöpfung zurückgesackt ist, rappelt sich mühsam hoch und greift beherzt zu, als die Hebamme ihr die kleine Nacktschnecke reicht.

Er schreit nicht. Keinen Mucks hat er gemacht. Er nuckelt nur ein bisschen an seiner Unterlippe und na ja, ich gehe davon aus, dass er atmet. Ich muss mich jedenfalls schnell dran erinnern, denn vor Spannung hatte ich die Luft angehalten.

Ich beobachte gespannt, wie sich das Wesen auf ihren Bauch ergießt und aussieht, als wolle es dort zerfließen. Doch dann stemmt der kleine Kerl in bester Froschmanier die Beinchen an und macht einen Satz hinauf Richtung Brust. Und schwups folgt ein zweiter Anlauf und er landet bei seiner Mama unter dem Kinn.

Seine Mama, mein Sohn – die Worte überwältigen mich, als sie mit dem Bild vor mir verschmelzen. Selig kuschelt sich dieser kleine Kerl, ohne einmal zu jammern, bei seiner Mama an, und sie sieht mich mit tränenglitzernden Augen an. Vor lauter Rührung werde auch ich prompt schwach. Die Anspannung schwindet mit einem Schlag, und wir liegen uns in den Armen. Auch mein Gesicht ist feucht – ihre oder meine Tränen, mir ist es egal.

In dieser Sekunde ist mir einfach alles egal. Ich bin glücklich, so vollkommen, allumfassend und einfach nur glücklich. Fasziniert betrachte ich dieses kleine Wesen, seine kleinen Finger, Füßchen, diesen winzigen kleinen Körper, alles so zerbrechlich – aber doch hoffentlich heil. Von diesem Zeitpunkt an werde ich für diesen kleinen Menschen verantwortlich sein – bis dass der Tod uns scheidet. Ich sehe meine Liebste an, und gleich fließt mein Herz noch einmal über. Familie. Wir sind eine richtige Familie, und der Begriff bläst sich bis zur Unendlichkeit in mir auf. In mir ist so viel Gefühl auf einmal: Dankbarkeit, dass wir es tatsächlich geschafft haben, dass alles gut gegangen ist, dass sie jetzt so glücklich und wunderschön lächelt, dass der kleine Felix so friedlich auf ihr schläft, Liebe für diese beiden Menschen, für die ich sterben würde – und ich spüre die Verantwortung. Mit einem Schlag trifft mich die Erkenntnis, wie es meinen Eltern mit mir und Millionen Eltern auf der ganzen Welt geht. Ich begreife, warum man irgendwie immer „das Kind“ bleibt, ob sieben, 17 oder 70. Es ist erschreckend, es ist wundervoll, es ist ein Phänomen und es ist einfach nur einmalig.

Ich nehme die beiden großartigsten Geschenke meines Lebens in den Arm. Küsse die fantastische Frau, mit der ich dieses Wunder erleben darf, und streichle ganz behutsam über den kleinen Kopf unseres Sohnes.

„Hallo Felix", flüstere ich und meine Stimme bricht. Der Kleine schlägt wie selbstverständlich ein Auge auf und sieht mich direkt an. Nase an Nase liegen wir an Mamas Schulter und ich weiß: Er hat die Stimme seines Paps erkannt – meine Stimme. Noch eine Woge Zuneigung trifft mich so hart, dass ich dieses Mal keinen Zweifel mehr habe – es sind meine Tränen.

## Endlich Vater – der Tag danach

Genau genommen ist der Tag danach schon, ehe wir überhaupt in unserem Familienzimmer angekommen sind, aber hey, wer wird denn so kleinlich sein, nur weil der Sohnemann eben morgens um 3.28 Uhr auf die Welt gekommen ist. Zumindest kurz nicken wir beide ein, ehe um acht Uhr die erste Ärztin vorbeikommt, um nach uns dreien zu sehen. Also natürlich nicht wirklich nach mir, sondern nach meiner Familie. Meine Familie. Das Wort klingt immer noch so ungewohnt und doch so perfekt. Denn genau das sind wir, eine richtige kleine Familie.

Ich stehe neben dem Bett der besten Ehefrau der Welt und betrachte neidisch den Wurm, der schon wieder oder auch immer noch friedlich auf ihrer Brust schläft.

„Aber, Liebes, ich muss ihn dann auch mal nehmen, damit er sich auch an mich gewöhnt", bettele ich.

Sie wirft mir einen süßen Blick zu, den ich nur als belustigt bezeichnen kann, und entgegnet: „Nun lass ihn mal noch etwas schlafen. Wenn er nachher wach ist und versucht hat zu trinken, kannst du ihn ja gern nehmen. Papa", fügt sie hinzu. Vor Stolz wird mir schon wieder ganz warm ums Herz. Er ist so niedlich. Sind alle Neugeborenen so niedlich, oder sind das nur die Folgen der ganzen Hormone, die letzte Nacht mein System überschwemmt haben?

Auch das ist mir letztendlich egal. Ich bin mir sicher: Wir haben das süßeste Baby der Welt. Verzückt sitze ich da und starre ihn an.

Er räkelt sich und kräuselt sein winziges Näschen, dann gähnt er.

„Er ist wach", rufe ich verzückt.

„Schhhh“, macht die ab sofort beste Mama der Welt und wirft mir einen bösen Blick zu.

„Kann ich ihn jetzt auch haben – bittteeee“, bettele ich.

Sie schmunzelt und knöpft ihr Nachthemd einen Knopf weiter auf. Behutsam streicht sie über den kleinen, nackten Wurm. „Dann machen Sie sich mal obenrum frei, Papa.“

Ich springe auf mein Bett und reiße mir im gleichen Zug das T-Shirt vom Leib, zerre die Decke zurecht und strecke ihr aufgeregt die Arme entgegen.

Sie lacht und steht langsam auf. Sie fasst den Winzling mit beiden Händen und reicht ihn mir. Ich weiß nicht, wie ich ihn am besten anfassen soll, alles an ihm ist so zart, so dünn, so klein. Er hat sich direkt auf meiner Brust wieder in seiner Lieblingsposition zusammengerollt und schläft schon wieder. Knie und Arme unter dem Körper angezogen, das Köpfchen zur Seite gewandt liegt er da, und ich kann mit einer Hand seinen halben Körper verstecken. Mit unendlicher Vorsicht bedecke ich ihn mit der Decke und lege schützend meine Arme um das winzige Ding, das sich in blindem Vertrauen an mich schmiegt.

Ich wage kaum zu atmen und bete, dass mein Herz, das mir bis zum Hals schlägt, ihn nicht weckt. Die beste Ehefrau der Welt hat sich zu mir auf die Bettkante gesetzt und beobachtet mich. Ich blicke sie an, unsicher, ob ich etwas falsch gemacht habe. Sie erkennt meinen Zweifel sofort und glättet meine Sorgenfalte mit ihren sanften Fingern. Dann küsst sie mich auf die Schläfe und zieht sich in ihr Bett zurück. Binnen Sekunden ist sie eingeschlafen.

Ich hingegen liege reglos da und lausche auf den gleichmäßigen Atem meines Sohnes. Was für ein erfülltes Sein. Vor Aufregung wage ich nicht ein Auge zuzutun. Ich bin jetzt verantwortlich. Mit jedem Mal, wo der Atem des Kleinen auch nur ein wenig aus dem Takt gerät, stockt meiner. Ich frage mich ernsthaft, ob ich je wieder in der Lage sein werde zu schlafen, wenn der Kleine im gleichen Raum ist.

Gestern Nacht hat sich mein Leben komplett auf den Kopf gestellt. Ich frage mich, was ich eigentlich für eine Vorstellung gehabt habe vom Vatersein, diese jedenfalls nicht, und ich bin einfach nur fasziniert.

Plötzlich kommt mir ein ganz anderer Gedanke und trübt die Euphorie:

Sorge mischt sich ein, die Sorge, dass etwas mit ihm nicht stimmen könnte, dass er vielleicht nicht so perfekt ist, wie er gerade aussieht. Dass wir zu irgendeinem Zeitpunkt, wo er uns braucht, versagen. Was, wenn wir nicht mitbekommen, wenn er krank ist, oder was, wenn er unglücklich ist und uns am Ende für den Rest seines Lebens hasst? Was wenn … in meinem Kopf laufen die Gedanken Amok. Was, wenn ich einfach ein grauenhafter Vater bin? Meine Selbstzweifel quälen und zermürben mich, während der Kleine friedlich schlummert.

Als meine Liebste zwei Stunden später aus ihrem Schlaf erwacht, sind mir die unteren Extremitäten eingeschlafen, mein Nacken ist ein einziger Knoten und meine Blase ist kurz vor dem Platzen. Und ich bin mir sicher, der größte Looser auf Gottes schöner Erde zu sein – aber ich habe mich nicht bewegt. Sie räkelt sich und dreht sich auf die Seite. Fast ohne den Kopf zu wenden, werfe ich einen Blick zu ihr hinüber.

Wieder einmal durchschaut sie mich auf den ersten Blick. Sie robbt zu mir hinüber und streichelt mein Gesicht.

„Du bist ein wundervoller Papa." Sie küsst mich, und sofort ist die Welt wieder ein bisschen besser. „Musst du aufs Klo?"

Ich nicke, und mir tritt Wasser in die Augen. Sie nimmt mir Felix ab und lässt ihn sich auf ihrer Brust wieder zusammenrollen. Als ich von der Toilette wiederkomme, legt sie ihn gerade an. Behutsam setze ich mich auf meinen Bettrand und schaue ihr voller Bewunderung zu.

Sanft bettet sie ihn anschließend in seinen kleinen Servierwagen.

„Und nun?", frage ich, „soll ich ihn wieder nehmen?" Ich will nicht, dass er in der Plastikschale liegt, die sieht nicht kuschelig aus.

Sie lächelt mich an und schlüpft in ihren Morgenmantel. „Gleich, Lieblingspapa, du kannst gleich mit dem Powerbonding weitermachen, aber erst mal muss der Kleine gewickelt werden."

„Oh, jetzt schon?" Ich blicke sie unsicher an, und ihr Lächeln wird breiter.

„Na ja, ja, er steckt schließlich schon über sechs Stunden in dieser, ich glaube, es wird Zeit."

„Okay." Ich folge ihr den Gang hinunter zum Wickelplatz. Es ist unglaublich, woher nimmt sie bloß diese Energie? Mir selbst sind die Knie ja noch etwas wabbelig, aber ich lasse mir natürlich nichts anmerken. Unauffällig drücke ich mich im Hintergrund herum und versuche unsichtbar zu sein. Auf keinen Fall will ich hier irgendetwas machen müssen – und schon gar nicht als Erster. Meine bessere Hälfte hält sich ebenfalls bedächtig zurück.

Eine Schwester kommt uns sofort zu Hilfe. „Das erste Mal?"

Wir nicken. Beherzt nimmt sie den kleinen Schreihals auf, der das viele Licht und die Schale gar nicht toll findet und entsprechend laut protestiert.

Sie zeigt uns mit geübten Handgriffen, worauf wir achten müssen, wie wir den noch nicht abgeheilten Bauchnabel pflegen und wie man den kleinen Zwerg schnell sauber und fertig hat.

„Sollen wir ihn dann auch anziehen?"

Wir blicken uns an und zucken mit den Achseln.

Sie kommt uns zu Hilfe. „Oder nehmen Sie ihn lieber wieder auf die Brust, damit er Ihre Haut spürt?"

Eifrig nicken wir beide.

Sie lächelt uns aufmunternd zu. „Dann kommen Sie nachher noch mal zur Untersuchung beim Kinderarzt, und dann sind Sie auch schon durch für heute."

Wir fühlen uns wie die Könige, diese erste Aufgabe bewältigt zu haben – okay, zugegeben, wir haben nichts gemacht, aber wir sind trotzdem stolz.

Abwechselnd verbringen wir die nächsten Stunden mit dem Kleinen auf der Brust, wachend, schlafend, hoffend und voller Vorfreude auf alles, was da noch kommt.

Am nächsten Morgen werden auch meine letzten Zweifel für den Anfang ausgeräumt. Die Vorsorgeuntersuchung U2 verläuft ohne Auffälligkeiten, wir starten mit den besten Voraussetzungen in diesen neuen Lebensabschnitt – zu dritt, als Familie.

Nachher geht's nach Haus, und dann kann es so richtig losgehen – das Abenteuer Vatersein. Und plötzlich kann ich's kaum noch erwarten!

# Inhalt

ISBN 978-3-7529-8404-0
9 783752 984040
www.epubli.de